Occupational Therapy and Older People

エビデンスに基づく
高齢者の作業療法

ICF（国際生活機能分類）の適応と活用

編著
アニタ・アトウォル／アン・マッキンタイア

監修者
金子 唯史

訳者
吉水 淳子

Acknowledgements
To our families, friends, colleagues and students. To our parents for begin such inspirational role models.

Occupational therapy and older people / edited by Anita Atwal and Anne Mcintyre. - 2nd ed.

This edition first published 2013 © 2013 Blackwell Publishing Ltd
Blackwell Publishing was acquired by John Wiley & Sons in February 2007. Blackwell's publishing program has been merged with Wiley's global Scientific, Technical and Medical business to form Wiley-Blackwell.

All Rights Reserved. Authorised translation from the English language edition published by John Scott Wiley & Sons Limited. Responsibility for the accuracy of the translation rests solely with GAIABOOKS Inc. and is not the responsibility of John Wiley & Sons Limited. No part of this book may be reproduced in any form without the written permission of the original copyright holder, John Wiley & Sons Limited.

Registered Office
John Wiley & Sons, Ltd, The Atrium, Southern Gate, Chichester, West Sussex, PO 19 8SQ, UK
Editorial Offices
9600 Garsington Road, Oxford, OX4 2DQ, UK
The Atrium, Southern Gate, Chichester, West Sussex, PO 19 8SQ, UK
111 River Street, Hoboken, NJ 07030-5774, USA

For details of our global editorial offices, for customer services and for information about how to apply for permission to reuse the copyright material in this book please see our website at
www.wiley.com/wiley-blackwell.

The right of the author to be identified as the author of this work has been asserted in accordance with the UK Copyright, Designs and Patents Act 1988.

All rights reserved. No part of this publication may be reproduced, stored in a retrieval system, or transmitted, in any form or by any means, electronic, mechanical, photocopying, recording or otherwise, except as permitted by the UK Copyright, Designs and Patents Act 1988, without the prior permission of the publisher.

Designations used by companies to distinguish their products are often claimed as trademarks. All brand names and product names used in this book are trade names, service marks, trademarks or registered trademarks of their respective owners. The publisher is not associated with any product or vendor mentioned in this book.

The contents of this work are intended to further general scientific research, understanding, and discussion only and are not intended and should not be relied upon as recommending or promoting a specific method, diagnosis, or treatment by health science practitioners for any particular patient. The publisher and the author make no representations or warranties with respect to the accuracy or completeness of the contents of this work and specifically disclaim all warranties, including without limitation any implied warranties of fitness for a particular purpose. In view of ongoing research, equipment modifications, changes in governmental regulations, and the constant flow of information relating to the use of medicines, equipment, and devices, the reader is urged to review and evaluate the information provided in the package insert or instructions for each medicine, equipment, or device for, among other things, any changes in the instructions or indication of usage and for added warnings and precautions. Readers should consult with a specialist where appropriate. The fact that an organization or Website is referred to in this work as a citation and/or a potential source of further information does not mean that the author or the publisher endorses the information the organization or Website may provide or recommendations it may make. Further, readers should be aware that Internet Websites listed in this work may have changed or disappeared between when this work was written and when it is read. No warranty may be created or extended by any promotional statements for this work. Neither the publisher nor the author shall be liable for any damages arising herefrom.

Cover image: Vaclav Volrab, under license of Shutterstock.com

監修者序文

　本書はイギリスにて2005年に第一版が発表され、2013年に最新のエビデンスが追加された第二版が発表された。本書を知った契機として、神奈川県立保健福祉大学准教授である友利幸之介氏から紹介された海外論文を通読した際、末尾で著者が本書を絶賛していた。そのため興味本位で購入したことから始まった。

　本書の優れた特徴は、最新のエビデンスに基づく論文を多用しながら老化理論への理解、作業療法の役割を論説している点である。また疫学調査やRCTの紹介だけでなく、わかりやすいケーススタディを取り入れ、知識と臨床の架け橋を創るような配慮がなされている点も素晴らしい。今年横浜で開催されたWFOT2014では「作業療法とエビデンス」に関連する講演などは議論の中心にあるように思えた。本書はそのトレンドを掴む内容であり、イギリスとの文化の相違は多少あるものの日本にも十分通ずる内容である。また、日本にはまだ伝わっていない有用な評価ツールやアイデアも掲載されていることは日本の作業療法士にとって有益といえる。

　もう一つ優れた特徴は、ICF概念をベースに各領域、疾患における作業療法士の役割を述べている点である。ICFは我々作業療法士にとっては身近であると同時に、作業療法概念と融合させクライエントへの適応を迫られる。本書のようにICFから作業療法介入を深く掘り下げて行く展開は斬新で、知的好奇心が生まれるストーリー展開ではないだろうか。

　私は本書の原文を精読し、点と点の知識がつながっていく感覚を覚え、作業療法士の可能性を飛躍させるイメージを抱いた。同時に本書を日本に紹介できれば、日本の作業療法士、さらにはクライエントに貢献できるのでは？という心境に至った。幸いご縁のあったガイアブックス社の配慮により本書の翻訳に携われる機会を得た。素晴らしい翻訳を遂行してくれた吉水淳子氏のサポート役として、監修者として、作業療法士として原書と比較しながらチェックさせて頂き、大変貴重な経験を得ることができた。

　本書が、エビデンスに基づく最善の介入へのきっかけ、クライエント中心の作業療法を遂行する上での一端を担えれば幸いである。

金子　唯史

目 次

第1章 序 論 1
- 本書の活用法 2
- 作業療法の実践の課題 3
  - エビデンス・ベースの提供 4
- ICFと作業療法 7
- 枠組みとしてのICFの活用 9
- 高齢者に関わるようになった理由 11

第2章 老化の視点 16
- 老年期とは？ 16
- 個人因子と老年期 17
- 老化理論 19
- 生物学的な老化理論 19
- 有病状態の圧縮理論 20
- 心理社会的な老化理論 21
- 生物心理社会的な老化理論 22
- 障害を有する人の老年期 24
- 高齢者と作業的公正 25
  - リスクを取ること 26
- 作業的移行 27
  - 退職 27
  - 超高齢期 27
  - 虚弱 29
  - 終末期 29
- サクセスフル・エイジングと作業的公正 30

第3章 高齢者の社会的状況 38
- 年齢差別―態度、価値観、先入観、固定観念 39
- 異文化間の視点 39
- 高齢者の社会的ネットワーク 41
- 社会的支援の種類 43
- 支援ネットワークの類型 45
  - この研究に注目する理由 45
- 高齢者の社会的状況の成員としてのペット 46
- 社会的支援のリソースとしての医療専門職 47
- 社会的状況の機能不全 47
- 社会的状況、健康、寿命 48
- 社会的状況と意味のある作業 50
- 作業療法士にとっての意味 51

第4章 作業療法の実践に関する政策とその意味 59
- 世界的な視点 59

国際的状況 62
　　イギリスの社会政策 63
　　　　年齢差別の根絶、保護 64
　　　　ヒト中心のケア、パーソナライゼーション 64
　　　　中間期ケア、パートナーシップ 65
　　　　総合病院のケア、生産性 65
　　協働的実践 67
　　結　論 68

第5章　健康状態とアクティブ・エイジング　73
　　双極性障害　メラニー・マンリー 74
　　がん　レイチェル・ベントレー 77
　　慢性閉塞性肺疾患　クリスティーナ・リチャーズ 80
　　冠動脈心疾患　カースティー・タッターソール 82
　　認知症と高齢者　アリソン・ウォーレン 84
　　うつ病　アリス・マッケンジー 87
　　骨折と骨粗鬆症　アンナ・L・プラット 89
　　学習障害　アリソン・リリーホワイト 91
　　筋骨格疾患、関節炎　メアリー・グラント 93
　　パーキンソン病　アン・マッキンタイア 95
　　統合失調症　ジャクリーン・ローソン 99
　　脳卒中　テレーズ・ジャクソン 102
　　高齢者の転倒　アン・マッキンタイア 105

第6章　身体の老化―心身機能・身体構造：第1部　120
　　神経系 122
　　末梢神経系（PNS） 125
　　音声と発話 126
　　精神機能 126
　　全般的精神機能 127
　　　　意識と睡眠 127
　　　　見当識 129
　　　　知的機能 129
　　　　活力、動機づけ、人格、気質 129
　　個別的精神機能 129
　　　　注　意 130
　　　　記　憶 131
　　　　精神運動機能と処理速度 133
　　　　実行機能 133
　　　　情　動 134
　　　　知　覚 134
　　　　言　語 134
　　感覚系の構造と機能 135
　　　　触　覚 135
　　　　痛　み 135
　　　　目と視覚機能 136
　　　　耳と聴覚機能 137
　　　　バランス 138

第7章　身体の老化—心身機能・身体構造：第2部　146
身体系(構造、機能)における重要な生理学的変化　147
外皮系　151
他の身体系の加齢変化による影響　151
外皮系の疾患　152
実践で考慮すべき問題　152
予防／アセスメントと介入
心血管系　153
他の身体系の加齢変化による影響　154
心血管系の疾患　154
実践で考慮すべき問題　155
呼吸器系　157
他の身体系の加齢変化による影響　158
呼吸器系の疾患　158
実践で考慮すべき問題　159
免疫系　159
他の身体系の加齢変化による影響　160
免疫系の疾患　161
実践で考慮すべき問題　162
神経筋骨格系　163
他の身体系の加齢変化による影響　164
神経筋骨格系の疾患　165
実践で考慮すべき問題　165
消化器系　167
摂取と消化　167
排泄　168
消化器系の疾患　168
実践で考慮すべき問題　168
代謝　169
内分泌系　169
他の身体系の加齢変化による影響　170
内分泌系の疾患　171
実践で考慮すべき問題　172
泌尿生殖器系の構造と機能　172
泌尿器系　172
実践で考慮すべき問題　173
性機能　174
他の身体系の加齢変化による影響　174
実践で考慮すべき問題　175
生理学、ホメオスタシス障害、作業—これらの相互作用により生じる脅威　175
身体的不活動　175
虚弱　176
低栄養、栄養不良、肥満　177
温度調節不全と低体温　178
生理学的健康の増進における作業療法士の役割　179

第8章　作業とサクセスフル・エイジング—活動と参加　185
学習と知識の応用　188
学習と知識の応用の定義　188

目的をもった感覚的経験	188
基礎的学習	189
知識の応用	189
一般的な課題と要求	189
単一課題および複数課題の遂行	189
日課の遂行	192
ストレスとその他の心理的要求への対処	192
コミュニケーション	193
運動・移動	194
姿勢の保持	195
姿勢の変換	196
物の運搬・移動・操作	197
歩行	198
階段を昇ること	198
セルフケア	199
自分の身体を洗うこと(洗体)	200
身体各部の手入れ	200
排泄	200
更衣	201
食べること、飲むこと	201
健康に注意すること	202
家庭生活	205
物品とサービスの入手	206
家事	206
調理	206
家庭用品の管理	207
他者への援助	207
対人関係	208
教育、仕事、雇用	210
コミュニティライフ・社会生活・市民生活	211
レクリエーションとレジャー	211
市民生活と政治活動	212
宗教とスピリチュアリティ／レスリー・ウィルソン	213

第9章　環境の影響、生産品、用具　　224

交通手段と運転	225
運転の適性	226
運転と作業療法	227
臨床的検査／視覚と運転／認知機能／反応時間	
生産品と支援的な用具／アニタ・アトウォル	230
支援的用具のカテゴリー	232
補助用具／発見と反応／予測と介入／支援的用具とインターネット／バーチャルテクノロジーの活用	
視覚障害のための設計および支援的用具／アンソニー・スレーター、サラ・ブキャナン	237
大きく、明るく、はっきりと	238
触覚的および聴覚的手がかり	240
住宅と自宅訪問	240
自然災害と人的災害／マーカス・シヴェルミュラ	243

索引　　251

執筆者一覧

スティーブン・アシュフォード(Stephen Ashford)
PhD, MSc, BSc, MCSP, PGCE

サルフォード大学で理学療法を学び、1993年に理学療法士の資格を取得。神経リハビリテーションのMSc。現在は臨床の理学療法士として働く。ブルネル大学で教えた経験もあり、2001-2003年に神経リハビリテーションのMSc課程のディレクター。リハビリテーション文献に多くの査読論文を発表。書籍や臨床ガイドラインにも寄稿。

アニタ・アトウォル(Anita Atwal)
PhD, MSc, DipCOT, FHEA

1989年にダービー作業療法学校で作業療法士の資格を取得後、急性期病棟、老年科、神経科で幅広く経験を積む。特に急性期病棟の高齢者に関心を持ち、国内外の査読誌に30以上の論文を発表。定期的に国内外の学会で発表を行っている。学生、研究者、臨床医、利用者の支援と能力向上を通じて実践の水準を高めることを目的とするブルネル大学の専門職実践研究のディレクター。

レイチェル・ベントレー(Rachel Bentley)
MSc, BSc

これまでに内科、外科、腫瘍科で作業療法士(ジュニア、シニア)として働く。その後、地域で5年にわたり中間期ケアリハビリテーションや緩和ケアを受けている患者への作業療法を行う。現在は肺疾患ケアチームと緩和ケア専門家チームで働く。

サラ・ブキャナン(Sarah Buchanan)

失明者へ直接サービスを行うイギリスの慈善団体トマス・ポックリン(Thomas Pocklington)のディレクター。学術研究に従事した後、長年にわたりボランティア事業や公的事業で働く。

マーガレット・ギャラファー(Margaret Gallagher)
MA, DipCOT, FHEA

ブルネル大学の講師(作業療法)。同僚教師らのための実習教育指導者(Practice Placement Educators)コースを管理。作業療法士のための専門職間の学習プログラムの責任者。障害児とその家族への作業療法の臨床経験がある。精神保健、学習障害、地域サービス、急性期病棟など幅広い分野でシニアマネージャーをつとめた。研究の関心は実習教育の指導、専門職間の協働。

リンダ・ニャナセカラン（Linda Gnanasekaran）
MSc, BSc, DipCOT, FHEA

23年にわたり高等教育に携わり、学部・大学院で学生、作業療法士、理学療法士の教育を行う。現在、ブルネル大学の作業療法のBSc課程プログラムの責任者。担当科目および研究テーマは生理学、神経学、認知、神経リハビリテーション。特に老化の生理学、虚弱に関心を持っている。教育に従事する前に、神経リハビリテーション、身体障害者の地域サービスで働いた経験がある。

メアリー・グラント（Mary Grant）
MSc, DipCOT

1984年に作業療法士の資格を取得し、臨床で働きながら教育や研究を行う。ブルネル大学とコベントリー大学の講師、現在はノッティンガム大学の研究員。

テレーズ・ジャクソン（Thérèse Jackson）
MSc, DipCOT

グランピアン州のNHS病院の脳卒中専門作業療法士。医療専門職による脳卒中マネジメント・クリニカル・ネットワーク（Allied Health Professions for the Stroke Management Clinical Network）の代表。スコットランド政府の脳卒中諮問委員会の作業療法のアドバイザー。キャリアの大半で脳卒中と神経科学の作業療法に従事。教育の経験も豊富で、国内外のコースで教育を行う。論文の発表、書籍への寄稿も行っている。

ジャクリーン・ローソン（Jacqueline Lawson）
MSc, BSc

作業療法士。回復（recovery）について研究し、リカバリーアートやナラティブプロジェクトなど複数の回復促進プロジェクトに参加。長年にわたり臨床で働き、多くの学会で発表も行っている。

アリソン・リリーホワイト（Alison Lillywhite）
MSc, BSc

主に学習障害者（知的障害者）のためのコミュニティを基盤としたサービスに従事。2009年からケンブリッジシャー州ピーターバラ市の国立健康研究所（NIHR）のCLAHRCの研究員として、学習障害者（特に「チャレンジング行動」を有する障害者、精神症状を有する障害者）のための専門家による地域サービスの設計と提供に関する研究を支援している。臨床の作業療法士の専門的指導も行っている。

キー・ヒーン・リム(Kee Hean Lim)
MSc, DipCOT

ブルネル大学の講師(作業療法)。研究の関心は、精神保健における作業療法、利用者の参加とエンパワーメント、文化的意識、文化能力、「川モデル」の枠組み。共著に『進化する精神保健における作業療法の実践』(Advancing Occupational Therapy Practice in Mental Health Practice)がある。

アリス・マッケンジー(Alice Mackenzie)
MSc, PGCertHE, BSc OT (Can), DipCOT

長年にわたりロンドンとカナダで精神保健および高齢者ケアで作業療法士として働く。2000年からブルネル大学の講師。実習教育、学部1年生の授業を担当。

メラニー・マンリー(Melanie Manley)
BSc OT

作業療法士。精神保健(特に高齢者)の専門技能を有する。

アン・マッキンタイア(Anne McIntyre)
PhD, MSc, PGCertTLHE, DipCOT

1997年よりブルネル大学の講師(作業療法)をつとめ、現在は同大学の作業療法のMSc課程(事前登録)プログラムの責任者。学部・大学院の作業療法と理学療法の授業も担当。これまでに急性期医療、運動障害児の神経学的リハビリテーション、高齢者の地域リハビリテーションに従事。サクセスフル・エイジング、実践でのICFの活用に関心を持っている。認知症の高齢者とその介護者の転倒経験に関する研究で博士号を取得。ブルネル大学エイジング研究所の研究員。

アンナ・L・プラット(Anna L. Pratt)
MSc, PGCertTLHE, DipCOT

作業療法士の資格を取得後、ハンドセラピーを専門的に学ぶ。ハンドセラピストおよび研究員として働き、同分野で広く研究と発表を行っている。現在、ブルネル大学のハンドセラピーのMSc課程プログラムの責任者。

フランシス・レイノルド(Frances Reynolds)
PhD, Dip.Psych.Couns., BSc, AFBPsS, FCOT

ブルネル大学の最上級講師(健康心理学)。1992年に作業療法学科での教育に加わる。修士・博士課程での質的研究プロジェクトの指導に特に関心を持つ。ブルネル大学エイジング研究所の研究員。研究の関心は、クリエイティブな作業の意義、老年期の困難や障害を

抱える人々の肯定的な自己認識、社会的ネットワーク、生活満足度に対してクリエイティブな作業が果たす役割。雑誌（Disability and Rehabilitation, Arts in Psychotherapy, British Journal of Occupational Therapy, Qualitative Health Research）に論文を発表。

クリスティーナ・リチャーズ(Christina Richards)
MSc, BSc (Hons)
身障領域で作業療法士（ジュニア、シニア）として働き、呼吸困難外来の治療に作業療法を取り入れるなど、呼吸器疾患の専門的作業療法も行う。現在は総合病院で作業療法サービスの管理を行っている。

マーカス・シヴェルミュラ(Marcus Sivell-Muller)
M.Phil., PG Dip OT, BA (Hons)
作業療法士。ブルネル大学の元講師。約10年にわたり米中央軍および国際治安支援部隊（ISAF）のアフガニスタン国家建設・法治プロジェクトをプログラム・マネージャーとして支援。海外開発事業における作業療法の推進の第一人者。専門は、広範なエンパワーメントにおける作業理論・プロセスの応用。紛争地域の安定確立・国家発展プロジェクトにおける作業療法士の役割（メンター、アドバイザー）の確立。

アンソニー・スレーター(Anthony Slater)
トマス・ポックリン（Thomas Pocklington）で照明開発のマネージャーをつとめる。失明者のための照明のガイダンス作成の責任者。35年以上にわたり照明の研究開発に従事。照明技術に関する論文を発表し、国内外の技術委員会や規格委員会の委員をつとめる。

カースティー・タッターソール(Kirsty Tattersall)
BSc
内科、整形外科、神経科で作業療法士（ジュニア、シニア）として働く。5年にわたり三次病院の心臓・呼吸器科で専門作業療法士として働き、心疾患患者のリハビリテーションプログラムの創設に参加。現在は救命科と外科で働いている。

スー・バーノン(Sue Vernon)
DipCOT, DSA ADI (Car)
1992年にDSA ADI (Car)の資格を取得し、イギリスで初のOTとADI（自動車運転インストラクター）の2資格を有する作業療法士となる。自ら事業を立ち上げ、現在は特殊な設備の自動車の評価業務を2か所で行う。専門知識と幅広い経験を生かし、複数のトラウマセンターで高度の複雑性トラウマに対し有効なサービスを提供している。

アリソン・ウォーレン（Alison Warren）
MSc, DipCOT, PGCertHE

長年にわたり精神症状を有する高齢者へ作業療法を行う。精神保健におけるカナダ作業遂行測定（COPM）の活用の研究で修士号を取得。さらに認知症や専門職間教育に関する研究も行ってきた。現在、リムリック大学に勤務し、作業療法が提供されていない新分野での作業療法士の実習（role-emerging placement）の研究により博士号の取得をめざしている。2012-2013年に健康研究委員会（HRB: Health Research Board）のフェロー。

ジェニファー・ウェンボーン（Jennifer Wenborn）
PhD, MSc, DipCOT

現在、ユニバーシティ・カレッジ・ロンドンの認知症研究ユニットの臨床研究の研究員（作業療法）。作業療法士として多くの病棟で高齢者と関わってきた。認知症患者とその家族介護者の回想療法の無作為化比較試験に参加。作業療法士協会（COT）の高齢者部会の元議長。

レスリー・ウィルソン（Lesley Wilson）
MSc, DipCOT

作業療法の講師。2007年に作業療法のMSc課程（事前登録）プログラムを開発し、2012年までプログラムの責任者。その前の1998-2005年に作業療法のBSc（Hons）のパートタイム課程のプログラムの責任者。神経性身体障害、小児科、地域、NHS病院および社会福祉課の上級管理などの臨床経験がある。研究の関心は、作業科学、心身の相互作用、スピリチュアリティ、心身の健康と作業との関係。

---

*AFBPsS：英国心理学協会準フェロー／BA（Hons）：優等学士／BSc：理学士／BSc（Hons）：優等理学士／BSc OT：作業療法の理学士／BSc OT（Can）：カナダの作業療法の理学士／DipCOT：作業療法士協会認定／Dip.Psych.Couns.：心理学・カウンセリング認定／DSA ADI（Car）：運転基準庁認定の自動車の運転インストラクター／FCOT：作業療法士協会フェロー／FHEA：高等教育アカデミーフェロー／MA：学術修士／MCSP：英国理学療法協会会員／M.Phil.：哲学修士／MSc：理学修士／PGCE：教育資格課程修了／PGCertHE：高等教育資格課程修了／PGCertTLHE：高等教育学習教授資格課程修了／PG Dip OT：作業療法の準修士／PhD：博士

1 序論

アン・マッキンタイア、アニタ・アトウォル
(Box1.2はジェニファー・ウェンボーン)
Anne McIntyre and Anita Atwal
(with contributions from Jennifer Wenborn)

　本章では、作業療法士が高齢者の作業療法に関心を持つことの正当性を述べるとともに、本書の構成について説明する。高齢者の作業療法の実践における課題を考察し、世界保健機関(WHO)の国際生活機能分類(ICF)(WHO 2001)の実践における活用について簡単に説明する。また執筆者自身が高齢者に関わるようになった理由を振り返って述べる(ウェンボーンはBox1.2で自らの経験を述べる)。執筆者らは自らの初期の態度を誇れるものではないが、高齢者の作業療法への情熱が伝わることを願っている。

　老化は、作業療法士にとっても無視できない。世界の60歳以上の人口は2025年までに12億人、2050年にはこれが倍増し発展途上国の高齢者が8割を占める(WHO 2002)。世界的な高齢者人口の増加の理由についても考察が必要であり、その主な3つの要因は、死亡率の低下、長寿化、出生率の低下である(Beardら 2012)。また、超高齢者(85歳以上の高齢者)は過去25年間で倍増し、今後20年間で倍以上に増えるとの予測も重要である(Wise 2002)。高齢者人口の増加や寿命の延長は、成功ではなく暗い未来と考えられることが多い。これには、老年期を尊厳の低下および依存度の高まりとする見方や、医療と社会的ケアの金銭的負担の増加という経済的関心が関係している。だが、健康な高齢者は、家族、地域、経済全体に重要な貢献をなす貴重な人材(有償であれ無償であれ)とも考えうるのである(WHO 2002)。

　作業療法士が高齢者に提供するサービスは国際的に様々であり、本書の執筆者はそれぞれの視点から意見を述べることをご了承いただきたい。作業療法士が高齢者に提供するサービスは、高齢者の増加というニーズだけでなく、政策(地方または国レベル)によっても決められる。執筆者らは、イギリスで作業療法士として働きながら、公的事業および民間事業のサービスの変化を見てきた。高齢者の医療と社会的ケアは、急性期病棟やリハビリ病棟で治療(身体的、精神的)を必要とする高齢者に公的サービスとして提供されるだけでなく、地域サービスとしても提供される。作業療法士は老人ホームや介護施設でもサービスを提供する。高齢者サービスは、民間事業やボランティア事業によっても提供されるようになっている。したがって、高齢者に関わる作業療法士にとって、現代は刺激的でやりがいのある時代である。

本書の活用法

　第1版では、生物医学的に高齢者の疾患に焦点をあてるのではなく、高齢者の健康と安寧（well-being）の生物学的・心理学的・社会的要素を考察した。これには理由がある。すなわち、多くの高齢者は作業遂行に様々な困難を有し作業療法サービスを受けるが、困難は疾患だけでなく（正常な老化でも困難は生じる）、環境因子や背景因子によっても生じるからである。また、医療と社会的ケアではますます健康増進が重視され、作業療法士も「健康な」高齢者に対する自らの役割を意識するようになっている。

　第2版でも、本書を構成するにあたり、世界保健機関（WHO）の生物心理社会的な健康モデルである国際生活機能分類（ICF）を用いた。またICFのさまざまな領域の諸定義を各章の表題とした（WHO 2001）。

　第2版を執筆した動機は、作業療法士に「アクティブ・エイジング」（active ageing）のアプローチ（WHO 2002）を推進してもらいたいとの願いからである。アクティブ・エイジング（Box1.1参照）は重要なパラダイムシフトであり、「ニーズ」に基づくアプローチ（needs based approach）を「権利」に基づくアプローチ（right based approach）へ転換し、高齢者の権利、コミュニティや政治的プロセスへの持続的参加を支援する（WHO 2002）。

　本書の1章は、執筆者自身が高齢者に関わることになった理由にも触れながら、作業療法士の実践に影響を与える中心的な問題について述べる。2章は、作業科学の視点から老化の一般的な概念と理論を考察する。3, 4, 9章は、社会、文化、環境、経済など他の背景因子を考察する。5章は、高齢者に多く見られる疾患を考察する。作業療法的介入のエビデンス・ベースを紹介し、よく用いられるアウトカム評価にも注目する。6, 7章は、心身機能・身体構造の観点から身体の老化を考察する。8章は、老年期における活動と参加の変化について述べる。

　本書を読まれた読者が、老化の中にある高齢者の強さに目を向け、老年期を人生の喜ばしい時期ととらえ、現代の作業療法の実践の課題に取り組みながら高齢のクライエントのために作業的公正を推進してくださることを願う。

Box1.1　アクティブ・エイジングとは？

　アクティブ・エイジングとは「人々が歳を重ねても生活の質が向上するように、健康、参加、安全の機会を最適化するプロセス」（WHO 2002）である。

　「アクティブ」という言葉は、継続的に社会に参加し、身体的、社会的、精神的安寧の可能性を現実のものとし、同時に援助が必要なときには十分な保護、補償、ケアを受けることができることを指す。これには、社会的、経済的、文化的、精神的、市民的な事柄への継続的な参加が含まれる。

作業療法の実践の課題

　各国により作業療法の政策、課題、サービスの提供は異なるが、作業療法士は、他の専門職（高齢者の代理人として委任されサービスを行使する権利を持つ）、高齢者、その家族に対して、自らの役割の意義および作業療法的介入のエビデンス・ベースを明確に示す必要がある。イギリスでは、公的な医療と社会的ケアのサービスの提供は、国立医療技術評価機構（NICE）と社会的ケア評価機構（SCIE）のガイドラインにより規定されている。NICEのガイドライン（NICE 2008）には作業療法に関する研究も含まれ、作業療法士にとって有用である。このガイドラインは、作業療法と身体活動は高齢者の精神的安寧を増進するとしており、イギリスにおいて作業療法の臨床的介入を支持し推進するものとしてきわめて重要である。

　興味深いことに、作業療法が確立された領域でも、提供される作業療法サービスのエビデンスがほとんどまたは全く存在しないことが多い。例えば、下肢切断の高齢患者の作業療法のシステマティック・レビューで、この作業療法のエビデンスがわずかであることが分かった。それにも関わらず、作業療法士は下肢切断の高齢患者の多職種チームの主要メンバーとなっている（SpiliotopoulouとAtwal 2011）。だが、この現状は危険である。作業療法的介入を支持し費用対効果を裏づけるエビデンスの欠如は、作業療法士がチームから外され、作業療法サービスが縮小される理由となるからである。

Box1.2　高齢者に関わるようになった理由——ジェニファー・ウェンボーン

　1979年に大学の作業療法学科を卒業した時、どの診療科で働くか迷いましたが、「老年科」（geriatrics）では働くまいと思っていました（高齢者専門の診療科と知っていたので）。このため、最初に老人病院（有名病院）に配属された時は不満で、作業療法士は自分の仕事ではないと思い、真剣に退職を考えました。ロンドンの中心の病院で交代制勤務を始めましたが、すぐに経費節減のため病棟が閉鎖になり、「老年スローリハビリテーション科」へ転属となりました。なんと不吉なキャリアのスタートかと思いました。しかし、それから間もなく、時間をかけて患者と関係を築き、治療チームの一員として働くことが楽しくなりました。その後、作業療法士（シニア）や作業療法士長をつとめ、主に高齢者と関わりながら幅広い経験を得ました。NHSの病院で15年働きましたが、人員削減の退職に応じ、その後は再雇用されませんでした。

　その後、作業療法士協会（COT）のコンサルティングを18か月受け、フリーの作業療法士になりました。それからの10年間、様々な仕事をしました。個人の患者のアセスメントと介入、民間病院での作業療法の新サービスの立ち上げ、NHSの病院での退院促進、再保険会社の長期ケア保険のアセスメントサービス、健康増進委員会（CHI: Commission for Health Improvement）での審査業務、保健省の情報サービスのプロジェクト、NHS病院の管理・監督、作業療法士の教育・訓練などです。介護施設で高齢者や重度障害者

に関わる仕事も増え、認知症患者について多くを学び、シーティングや多重感覚刺激などの特殊な技能も習得しました。

　新しいNHSの介護施設で情報提供の仕事をしていたころ、臨床と研究が半々というポストに任命されました。研究が好きで10年前に作業療法の修士号を取得していたので、これを断るわけにはいきませんでした。その後、介護施設の認知症患者への作業療法的介入を無作為化比較試験で検討した研究で博士号を取得しました。現在は、ユニバーシティ・カレッジ・ロンドンにフルタイムで勤務し、作業療法士の技能を生かし認知症患者と家族介護者への非薬理学的介入を検証しています。次の目標は、より多く作業療法に関する研究を行い、作業療法のエビデンス・ベースを増やすことです。

　今では作業療法士の仕事を選んで正解だったと思っています。高齢者に会うことが好きになり、彼らの人生経験や回復力から多くを学んでいます。現場で出会う高齢者は様々な能力とニーズを持っており、複雑に絡み合うこれらをときほぐし、最適な解決策にたどりつくのが楽しいのです。これは、自らの作業療法の技能をフルに活用するクリエイティブな作業です。チームで働くことも楽しいです。チームの中心は高齢者本人とその家族です。幅広く多様な経験を積んだことで、作業療法士が天職となりました。

エビデンス・ベースの提供

　作業療法のエビデンス・ベースを提供する高度な研究が増加していることは喜ばしい。Clarkら(1997, 2001, 2011)、Seultjensら(2004)、Graffら(2006)、Logan (2010)らの研究は全て高齢者を対象としており興味深い（2章で詳細に考察する）。実際、高齢者を対象とした研究の数はこの10-15年で劇的に増えている。これは、健康増進の政策（WHO 1986）の一環として利用者の参加（user involvement）とクライエント中心の実践（client-centered practice）が世界的に強調されるようになったためと考えられる。

　高齢者の研究は容易とされるが、これは浅い認識である。McMurdoら（2005, 2011）によれば、依然として研究からの高齢者の除外は広く見られる。高齢者を除外する理由として次のものがある。

- 同意の取得に時間がかかる(BayerとTadd 2000)
- 他者が研究への参加を止める(Zermanskyら 2005)
- 研究者が高齢者を過度に弱い存在と考える（Department of Health 2001, McMurdoら 2005）
- 認知障害や認知症を有する高齢者の排除が一般化している(Wilkinson 2002)
- 高齢者の健康状態や投薬状況は複雑であり、研究からの脱落、死亡、交絡変数の発生の可能性が高い(McMurdoら 2005, Zermanskyら 2005)
- 家族との協議で丁寧な説明や参加検討期間が必要である（HarrisとDyson 2001, Daviesら 2010）

● 超高齢者のスクリーニングは、疲労、移動、ケア、交通手段の問題から、さらに時間がかかる（McMurdoら 2005, Zermanskyら 2005, Daviesら 2010）

　だが、医療と社会的ケアの研究（特に臨床試験や介入試験）に高齢者を参加させないことには、高齢者の自律性を損ない、科学的な研究成果が蓄積されない危険がある。サービスや介入の必要度と利用度が高い高齢者を健康障害や社会的孤立によって排除することは矛盾している（McMurdoら 2005, 2011）。

　確かに、高齢者が参加する研究ではより多くの時間、計画、技術が必要であり（Owen 2001, McMurdoら 2011）、量的研究であれ質的研究であれ、同意取得のプロセスを熟知し、柔軟に対応する必要がある。HarrisとDyson（2001）、Daviesら（2010）によれば、「ゲートキーパー」（gatekeepers）（信頼されている親しい医療従事者など）や家族を通じて最初に高齢者に接触すると参加率が高まる。また、面談や電話により研究者に直接連絡し情報を得られる場合は参加率が高い（HarrisとDyson 2001, Daviesら 2010）。

　研究デザインが収集データの信頼性に影響することも多い。AtwalとCaldwell（2005）によれば、高齢者は面接インタビューではサービスを批判しない傾向にあるが、より気楽な郵送の質問票は小さな印字や難しい用語のため読んで完成させるのが困難な場合がある。より虚弱な高齢者は、疲労のためインタビューや質問票による調査への参加を継続できない場合もある（Daviesら 2010）。横断研究やマッチド・ペア研究ではサンプル集団の不均一性が、縦断的なコホート研究では参加者の脱落が研究の妨げとなることがある（Matthewsら 2004, McMurdoら 2005）。実際、McMurdoら（2011）によれば、複数の無作為化比較試験のレビューで、高齢の参加者の脱落率は最大で37％、主な脱落理由は認知機能の低下、長期治療のための入院、死亡であることが分かった。

　高齢者が参加する研究は、個人またはフォーカスグループのインタビューによる質的研究が適しているとされる。また、会話の後にセミ・インタビュー（または非構造的インタビュー）を行い、高齢者が自由に自発的に過去の経験を再構成するのを促すことも推奨される（GearingとDant 1990, Montazeriら 1996）。認知症の高齢者の研究でも、質的研究の手法を用い、インタビューのスケジュールを柔軟化（適切な時間に行う）すると成果が上がる。その際、高齢者が前の話題に戻るのを制さず、支援的であるようにし、非言語的信号に注意し、ナラティブを真実として受容する（BondとCorner 2001, Wilkinson 2002, Hubbardら 2003）。

　高齢者の研究で考慮すべき方法論的アドバイスは増えているものの、依然として多くの領域で作業療法の実践を裏づけるエビデンスが不足している。例えば、慢性疾患患者の作業療法や急性期病棟の高齢者への介入のエビデンスは不足している。イギリスでは、急性期病棟で働く作業療法士は増えている。一方、高齢者の作業療法の実践がすでに確立している領域（認知症、脳卒中、転倒、パーキンソン病など）では、作業療法的介入は利用者やクライエ

ントからの評価は高いが、エビデンス・ベースが薄弱である。高齢者の作業療法の領域は広がっている(既存の障害や学習障害を有し老年期を迎えた高齢者、急性期ケアや中間期ケアを受けている高齢者)。これらの領域でも利用者の視点や介入の有効性について研究することが重要である。

　われわれ作業療法士は、いわば研究の消費者として、研究によるエビデンスを必要としている。作業療法士も、論文を批判的に評価し研究のレベルを判定する技能や、研究が実践に与える影響を見きわめる技能を持つ必要がある。特に、量的研究と質的研究の両方の手法を理解することが重要である。また、作業療法サービスの管理者は、エビデンスに基づく作業療法の実践をサポートするインフラの整備を行う必要がある。

　本章の執筆当時、世界的な経済不況の中で、公共部門の財源が削減され、これによりサービスが収縮・合理化されている。したがって、経済的、社会的、科学的、職業的な観点から作業療法士の活動の場の最適化と効率化を考えることは重要である。作業療法士としては、まず高齢者のためにできることを考えなければならない。例えば、急性期病棟の高齢者ケアを考える場合、実践の経験を踏まえ、次のように自問する必要がある。

- 急性期病棟の高齢者の生活の質と作業的公正のために作業療法士ができることは何か
- 急性期病棟の作業療法士の役割は退院の促進や再入院の予防だけか
- 急性期病棟の作業療法は費用対効果に優れているか
- 急性期病棟の作業療法は多組織の多職種チームの他のメンバーがより低いコストで提供しうるか
- 急性期病棟の作業療法士は公正でクライエント中心の作業療法を行うという義務を果たしているか

　これらの問いについて様々な意見があるだろうが、われわれは急性期病棟の高齢者の作業療法に役割があることを信じている。ただ、そこでの作業療法士の役割にはジレンマがあるように思われる。退院計画の作成は重要な仕事だが、作業療法士にとって、これは退院のための実際的な調整よりも重要であろうか？　おそらく、作業療法士は、最適な作業遂行と作業的公正(Occupational justice)のためには、予防やリハビリテーションの介入をより重視しなければならない。同様に、地域で働く作業療法士は、より多くのリハビリテーションを実践に組み込む方法を考え、支援用具や環境適応支援の提供がこれを助けることを実証するエビデンスを強固にしなければならない。この問題は9章で詳しく取り上げる。したがって、作業療法士は、自らが提供するサービスを信頼できる方法で継続的に評価し、作業療法と高齢者に関するエビデンス・ベースを増やすことが重要である。

　新たな刺激的なイノベーションとして、知識移転の活動が広がっている。これは、臨床への応用を行わず象牙の塔にいる学者への批判が多いためである。知識移転は、介護者、研究者、政策決定者がそれぞれの経験、視点、知識を共有し、互いに協力して問題を解決するもの

> **Box1.3　高齢者に関わるようになった理由**——アニタ・アトウォル
>
> 　21歳の時、作業療法士として高齢者に関わるなど思いもしませんでした。大きな教育病院で最初の仕事に就き自活を始めたばかりでした。楽しいことに目が向き、きつい仕事をやりたくないと思っていました。今思えば、理想的な作業療法士ではありませんでした。作業療法は仕事以上のもので、主義(principles)を持つ必要があります。
>
> 　精神領域から初めて身障領域へ移り、急性期の高齢者病棟で働き始めました。病棟を歩きまわりながら、ここは自分の居場所ではないと思いました。病棟は忙しく、あちこちに便器があり、人々があわただしく行き交っていました。ところが、その頃、ローズに会いました。彼女は、ダンス好きで燃えるような赤い髪の70歳の女性で、よくお茶をふるまってくれました。また、病棟の看護師、医師、理学療法士らはいきいきと働き、他者と積極的にかかわっていました。こういったことから仕事が楽しくなったのですが、さらに2人のすばらしい相談員がいました。今考えると、彼らのマネジメントの姿勢が私の高齢者への見方を変えました。彼らは高齢者を大切にし尊厳をもって接していました。高齢者の訴えを聞き、さらに重要なことに職員の言うことにも耳を傾けてくれました。私たち作業療法士は、高齢者のリハビリテーションを行うだけでなく、デイホスピタルで見られる良い変化についての報告も受けていました。相談員たちの態度とリーダーシップに影響され、現場のチームも彼らのエートス(ethos)を取り入れるようになりました。こうして、高齢者と関わることは、やりがいがあり、教えられることが多く、「きつい仕事」ではなく楽しい仕事となりました。自分の技能を生かし、毎日新しいことにチャレンジできるのですから。
>
> 　私からのアドバイスは、できるだけ多くの経験を積み、特に神経科や整形外科など多くの身障領域で働くとよいということです。そうすれば、作業療法の技能が高まり、作業療法士としてのキャリアも開けていきます。

であり、パートナーシップを形成し、情報やアイデアを交換する(ESCR 2010)。これにより、関係組織や臨床医は、研究による新たな知見を受け取り、臨床で実践することが可能になる。知識移転の成功例として、作業療法士協会(COT)の外傷と整形外科部会のメンバーとの協力により、下肢切断患者の作業療法のガイドラインが作成された(Atwalら2011)。この例では、学術的知見と専門技能が融合しガイドラインが作られた。臨床経験の豊富な臨床医は必要な評価技能の訓練を受けてガイドライン作成に携わり、研究者は研究で得たエビデンスを臨床医のためのガイドラインに転化する課題に挑戦した(AtwalとSpiliotopoulou 2011)。

ICFと作業療法

　国際生活機能分類(ICF。Box1.4参照)は、WHOの分類の一つで、英文で作成されている。ICFは、ICD-10(国際疾病分類第10版。診断と疾患の分類)とも関連する一方、生活機能の観点から健康と安寧を考える。

　イギリス、カナダ、アメリカ、オーストラリア、北欧諸国の作業療法関連の協会や団体、また世

界作業療法士連盟（WFOT）はICFを採用している。これはICFが個人と背景の相互関係を考慮しているからである。ICFは、作業療法に特化したモデルではないが、世界の専門家、組織、利用者団体が作成に携わり、世界共通のツールとなっている。また医療と社会的ケアの分類であるだけでなく、経済、教育、輸送の関係当局によっても用いられている。ICFは、その普遍性から、職種間および関係者間のコミュニケーションや介入計画作成の共通基盤または共通言語として有用である。多組織の多職種チームで働く作業療法士は、ICFにより、障害（disability）、機能障害（impairment）、参加（participation）などの問題や概念の理解を共有しうる（TempestとMcIntyre 2006）。

ICFは、身体・個人・背景の相互関係に基づく生物心理社会的な生活機能（functioning）モデルであり、世界の全ての人に適用しうる。ICFのモデルは、世界規模で生活機能や障害のデータを収集・分類する手段として用いられる一方、個人の作業遂行やこれに影響を与える外部因子を検討する枠組みにもなる。したがって、クライエント中心の実践の理念にも適合する。

これまで高齢者の疾患の予後は死亡率に注目して検討されていたが、ICFにより高齢者ができることとできないことのエビデンスを収集できる。これにより、内部因子（健康状態から生じる）と背景因子（生活機能に影響を与える阻害因子（barrier）と促進因子（facilitator））の関連性を検討しうる。ICFによれば、分類内の諸要素は偶発的または階層的に作用するというよりも、相互作用する（図1.1）。例えば、機能障害を有さず活動を制限（limitation）されていない高齢者が、家族や社会の態度により参加を制約（restriction）される場合がある。

ICFのモデルの主な構成要素（components）は、心身機能・身体構造（body functions and structures）、活動（activity）、参加（participation）、背景因子（contextual factors）である環境因子（environmental factors）と個人因子（personal factors）である。これは、作業療法が考える作業遂行モデルにおけるヒト・環境・作業の相互作用と一致する（ChristiansenとBaum 1997）。それぞれの構成要素にはポジティブ因子とネガティブ因子があり、これらを記述し定義する（例えば、心身機能・身体構造のネガティブ因子は機能障害である）。心身機能・身体構造は、個々の器官ではなくシステムとして考察される（機能は複数の身体構造に重複的に存在するため）。活動と参加のネガティブ因子はそれぞれ活動制限、参加制約であり、クライエントの活動と参加の阻害因子や促進因子になりうる背景因子（個人因子、環境因子）が記述される。例えば、地域バスの運行停止は、高齢者が自分で食料品を買いに行く上で阻害因子となるが、パソコンの所有と容易なインターネットアクセスは、毎週食料品をオンラインで注文し指定のスーパーマーケットから配達してもらう上で促進因子となる。

ICFのモデルのそれぞれの構成要素（components）はさらに領域（domains）ごとに細分化され定義される。重要なものとして、セルフケア（self-care）と運動・移動（mobility）の普遍的な定義がなされている。その詳細はBox1.4に記載したICFのウェブサイトで見ることができる。

> **Box1.4　国際生活機能分類(ICF)（WHO 2001)**
> 世界保健機関の国際生活機能分類(ICF)（WHO 2001)の詳細はウェブサイトを参照：
> http://www.who.int/classifications/icf/en/
> 作業療法士協会(COT)によるICFのガイダンス：作業療法におけるICFおよび健康増進のオタワ憲章の活用のCOTガイダンス(2004)

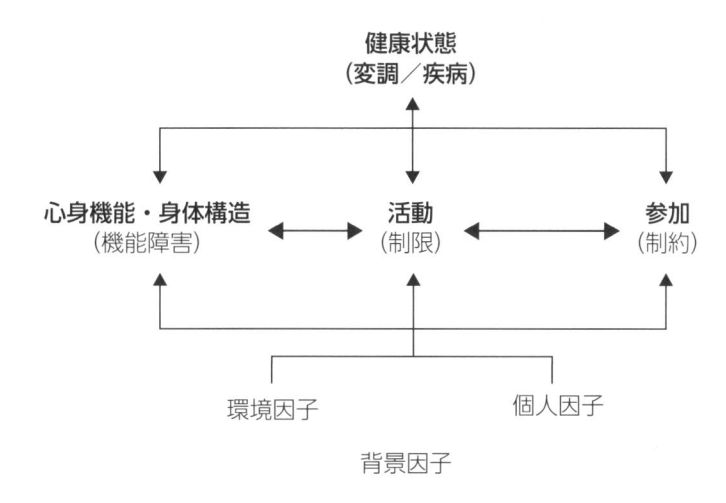

```
                    健康状態
                   (変調／疾病)
                        ↑
         ┌──────────────┼──────────────┐
         ↓              ↓              ↓
   心身機能・身体構造  ←→   活動   ←→     参加
      (機能障害)       (制限)         (制約)
         ↑              ↑              ↑
         └──────┬───────┴───────┬──────┘
                ↓               ↓
             環境因子          個人因子

                     背景因子
```

図1.1　世界保健機関の国際生活機能分類（ICF）（WHO 2001)

枠組みとしてのICFの活用

　次章以下では、高齢者において、心身機能・身体構造の正常な老化および病的変化がどのように背景因子と相互作用し、活動制限および参加制約が生じるのかを明らかにする。Box1.5のミセス・ノバックはその好例であり、作業療法士がどのようにしてICF（WHO 2001）を枠組みとして活用し問題を抽出するか（介入のための情報を得る）が分かる（図1.2）。ICFのコードについてはICFのウェブサイトで分類と定義を参照いただきたい。

　ICFの枠組みは、ミセス・ノバックが抱える問題および潜在的問題を特定するツールとして有用である。作業療法士は、これらの問題をコンセプトとして区別し、活動制限や参加制約が身体の機能障害あるいは環境の阻害因子のいずれにより生じるのかを考察する。作業療法士は、機能障害あるいは環境因子のそれぞれを考察するのに適したアウトカム評価を選択する。ただし、実際には、両タイプのアウトカム評価を用いる必要がある。これに続いて、最も適切な介入を決定する。介入は、作業療法士および所属組織の信念、哲学、理論モデルによっ

第1章　序論

> **Box1.5　ミセス・ノバックの場合**
>
> 　ミセス・ノバックは、母国ポーランドを出て60年になる96歳の女性である。30年前に夫を亡くし、子や近親者はいない。イギリスの小さな町の郊外で2階建ての持ち家で独居している。地元の店まで歩いて行くのが困難になり、家事で疲れやすくなったため、かかりつけのGP（家庭医）を尋ねた。一方、長年、変形性関節症を患っている。
>
> 　GPの診察で、変形性関節症は悪化しておらず、筋力低下、筋肉の萎縮、移動の支障、全身の疲労感は、特定の疾患ではなく正常な老化によるものとされた。
>
> 　ミセス・ノバックは自らの老化を心配していたが、地元の社会福祉課の支援を受けようとしなかった。介護施設への入居を迫られると思っていたからである。ミセス・ノバックは、セルフケアの自立性を有するが、寝室や浴室のある2階へ行くのが困難になりつつある。幸いトイレは1階にある。また、自分で食事を準備できるが、長時間立っていると疲れる。唯一の社会との接点は、地元の教会で毎日行われる礼拝への出席であり、何とか出席を続けている。彼女にとって信仰は大切であり、これも不安の種となっている。

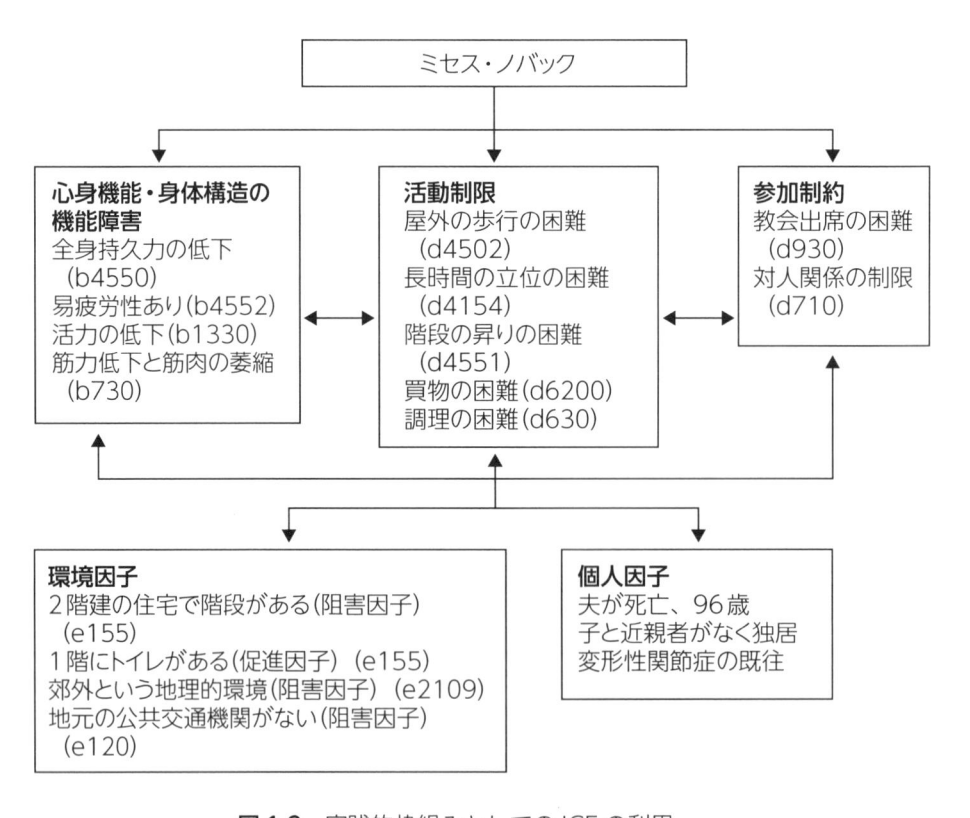

```
                    ミセス・ノバック
        ┌───────────────┼───────────────┐
        ▼               ▼               ▼
┌──────────────┐  ┌──────────────┐  ┌──────────────┐
│心身機能・身体構造│  │  活動制限    │  │  参加制約    │
│の機能障害     │  │屋外の歩行の困難│  │教会出席の困難 │
│全身持久力の低下│◄►│  (d4502)    │◄►│  (d930)     │
│  (b4550)    │  │長時間の立位の困難│  │対人関係の制限 │
│易疲労性あり  │  │  (d4154)    │  │  (d710)     │
│  (b4552)    │  │階段の昇りの困難│  │              │
│活力の低下    │  │  (d4551)    │  │              │
│  (b1330)    │  │買物の困難(d6200)│ │              │
│筋力低下と筋肉 │  │調理の困難(d630)│  │              │
│の萎縮(b730) │  │              │  │              │
└──────┬──────┘  └──────┬──────┘  └──────┬──────┘
       ▲                ▲
       │                │
┌──────┴─────────┐  ┌──┴────────────┐
│環境因子         │  │個人因子        │
│2階建の住宅で階段│  │夫が死亡、96歳  │
│がある(阻害因子) │  │子と近親者がなく│
│  (e155)       │  │独居            │
│1階にトイレがある│  │変形性関節症の既往│
│(促進因子)(e155)│  │                │
│郊外という地理的 │  │                │
│環境(阻害因子)   │  │                │
│  (e2109)      │  │                │
│地元の公共交通機 │  │                │
│関がない(阻害因子)│ │                │
│  (e120)       │  │                │
└───────────────┘  └────────────────┘
```

図 1.2　実践的枠組みとしての ICF の利用

ても決定される。

　ミセス・ノバックの場合、原因となる疾患は存在しないものの、虚弱化が進み、毎日の課題に取り組む能力が低下している。作業療法士は、ミセス・ノバックが96歳であり、生理的機能が低下している可能性を考慮すべきであり、作業遂行の困難を補う代償的アプローチを検討すべきである。この場合、現在の身体機能レベルを維持し、本人にとって重要な作業に必要なエネルギーと能力を節約するのが最良のアプローチである。したがって、作業遂行を改善するため、環境の観点から活動制限および参加制約を考察し（促進因子、阻害因子）、これらに焦点をあててアセスメントと介入を行う。ミセス・ノバックの場合、作業療法士は、不要なエネルギー消費を減らすため台所の改造を本人と話し合い、パーチング（座面の高いスツール）の提供により台所での活動を支援した。また、階段昇降をアセスメントし、手すりの設置により、労力を減らし安全に階段を昇降する能力を高めることができた。ミセス・ノバックの通う教会は、信者が礼拝や行事に出席できるように当番制で送迎を行っており、虚弱や障害を有する信者の毎日の活動（買物など）を支援する地元のコミュニティ組織となりうる。これにより、ミセス・ノバックは、脅威や監視を感じることなく、支援とエンパワーメントを受けることができ、自律性の感覚も損なわれない。

　ICFの活用により、クライエントにとって重要な領域だけでなく、これに関連するサービスの種類も明らかになる。ミセス・ノバックの場合、様々な組織（ボランティア団体、教会、公的事業）のチームが地域サービスを行っている。ICFの活用により、それぞれの役割が明確になり、サービス提供の重複や齟齬が存する領域を特定されうる。重複や齟齬は、役割が明確でないまま多組織の多職種チームが協働することで生じる。また、ICFの活用は、臨床推論（介入の選択、アセスメントの焦点の絞りこみ）を助ける。このような役割の明確化により、クライエントへの2種類のサービス（リハビリテーション的アプローチ（活動の能力への働きかけ）、代償的アプローチ（活動の実行状況への働きかけ））の衝突を避けることができる。

高齢者に関わるようになった理由

　執筆者らは自らの経験を述べたが（Box1.2、Box 1.3、Box 1.6）、三人が同様の経験をしていることは興味深い。いずれも最初は高齢者に関わりたくないと思っていたが、偶然に高齢者の作業療法に携わることになった。また、いずれも多職種チームの仕事を楽しいと感じている。これは高齢者に関わる上で不可欠である。というのも、通常、医療サービスに紹介される高齢者は多くのニーズと問題を抱えているからである。

　おそらく、われわれの当初の態度はめずらしいものではなく、年齢を理由に高齢者をサービスや介入から排除していた当時の医療・社会的ケアで明らかに見られた態度の反映といってよいだろう。このような態度があからさまに表明されることはなくなっている。しかし、依然と

第1章 序論

> **Box1.6　高齢者に関わるようになった理由——アン・マッキンタイア**
>
> 　高齢者に関わる仕事をしたいとずっと思っていたと言いたいところですが、そうではありません。1980年に作業療法士の資格を取得しましたが、高齢者に関わろうとは思っていませんでした。キャリアへの野心があり、作業療法士としての成功には高齢者に関わることは正しい道ではないと分かっていました。精神科領域と身障領域のどちらで働くか決めかね、両分野が分かる最善のものと思い、長年、神経学的リハビリテーションを専門にしてきました。初めて高齢者の作業療法に従事したのは、研究を開始する直前の最後の臨床でした。この職場を選んだのは、子どもの学校に近かったからで、高齢者がクライエントだったからではありません。しかし、そこで私は高齢者の作業療法が好きになりました。そこは、「身体的問題」を有する高齢者のための地域デイホスピタルで、私はサービスの立ち上げを手伝い、熱心で互いに助け合う多職種チームで働きました。それまでは医学的なモデルの中で働いていましたが、そこでは生物心理社会的なモデルが適切であることがすぐに分かりました。
>
> 　高齢者に関わることは、やりがいがあり刺激的でした。というのも、クライエント中心の多角的な介入を行う必要があるからです。個人因子や環境的背景因子はそれぞれ異なるため、同じクライエント（そして介入も）は一人としていません。過去の人生を聞き（第二次世界大戦中の苦闘や喪失、1920-1930年代の子供時代の苦難など）、過去の経験がその人を形成することが分かりました。また、裕福なクライエントでも、ある種の剥奪を受けていることに気づきました。社会的に孤立していることが多く、有給介護者は次々と交代し、関係といえるものを築く機会がほとんどありませんでした。残念ながら、身体的、精神的、経済的な虐待や、心の健康の問題も発生していました。こうして、私は高齢のクライエントの脆弱性に気づきました。一方、デイホスピタルで働くうち、転倒予防に関心を持ち、それが現在まで続いています。博士課程では認知症の高齢者とその介護者の転倒経験を研究しました。その際、再び高齢者の話を聞くことになり、転倒、認知症、老化による結果に対処しながら自律性とアイデンティティを守る彼らの努力を知りました。
>
> 　なぜ高齢者に関わることは楽しいのか？　私の場合、全人的方法を用いて高齢者が最適な健康と安寧を維持できるようにすることにやりがいを感じています。これにより、臨床推論の技能を試され、介入の「引出し」が増え、交渉の技能が磨かれます。私は退屈が嫌いな人間ですが、高齢者に関わる中で退屈を感じることがないのも、楽しさの理由の一つでしょう。

してこれらは臨床で広く存在するにも関わらず隠されているだけではないかと省みることは重要である。

　われわれが熱意をもって高齢者に関わる理由の一つは、作業は社会のあらゆる人々の生活を向上させうるという信念があるためである。三人とも、高齢者の作業療法のやりがいと難しさを楽しんでいる。その中で、自らの技能を向上させるとともに、高齢者の作業的公正を確保するため健康、社会、環境、政治など相互に関連する因子を調整する必要性を強く意識している。

> **まとめ**
>
> 　本章では、本書の構成を説明し、アクティブ・エイジングの概念を紹介した。現代における作業療法士の課題、エビデンス・ベースによる実践の必要性についても述べた。また、高齢者研究の根本的な問題、その解決の可能性について解説した。さらに、WHOのICF（2001）を提示し、作業療法で活用し、臨床推論やサービス提供の助けとすることを提案した。また、執筆者自身が高齢者に関わることになった経緯、当初持っていた偏見がどう変化したか、高齢者に関わることは楽しくやりがいがあり刺激的である理由も述べた。本章は、次章以下を理解する背景となる。本書が、アクティブ・エイジングのアプローチを採用するきっかけとなり、現在および将来の実践で生かされることを願う。われわれの仲間の執筆による次章以下もぜひ楽しんで読んでいただきたい。

参考文献

Atwal, A. and Caldwell, K. (2005) The enigma of satisfaction surveys. *Australian Occupational Therapy Journal* **52(1)**, 10–16.

Atwal, A., McLaughlin, J. and Spiliotopoulou, G. (2011) Occupational therapy with people who have had lower limb amputation: Evidence-based guidelines. College of Occupational Therapists: London.

Atwal, A. and Spiliotopoulou, G. (2011) Knowledge transfer: Developing guidelines for occupational therapists working with people with lower limb amputations. (Editorial), *British Journal of Occupational Therapy* **74(3)**, 109–109.

Bayer, A. and Tadd, W. (2000) Unjustified exclusion of elderly people from studies submitted to research ethics committee for approval: Descriptive study. *BMJ* **321**, 992–993.

Beard, J.R., Biggs, S., Bloom, D.E., Fried, L.P., Hogan, P., Kalache, A. and Olshansky, S.J. (2012) Introduction. In World Economic Forum (ed.) *Global Population Ageing: Peril or promise?* Global Agenda Council on Ageing Society, pp. 4–13.

Bond, J. and Corner, L. (2001) Researching dementia: Are there unique methodological challenges for health services research? *Ageing and Society* **21**, 95–116.

Christiansen, C.H., and Baum, C.M. (1997) *Occupational Therapy: Enabling function and well-being*, 2nd edition. Thorofare, NJ: SLACK.

Clark, F., Azen, S.P., Zemke, R., Jackson, J., Carlson, M., Mandel, D., Hay, J., Josephson, K., Cherry, B., Hessel, C., Palmer, J. and Lipson, L. (1997) Occupational therapy for independent-living older adults: A randomised controlled trial. *Journal of the American Medical Association* **278(16)**, 1321–1326.

Clark, F., Azen, S.P., Carlson, M., Mandel, D., LaBree, L., Hay, J., Zemke, R., Jackson, J. and Lipson, L. (2001) Embedding health-promoting changes into the daily lives of independent-living older adults: Long-term follow-up of occupational therapy intervention. *Journals of Gerontology Series B Psychological and Social Sciences* **56(1)**, 60–63.

Clark, F., Jackson, J., Carlson, M., Chou, C.P., Cherry, B.J., Jordan-Marsh, M., Knight, B.G., Mandel, D., Blanchard, J., Granger, D.A., Wilcox, R.R., Lai, M.Y., White, B., Hay, J., Lam, C., Marterella, A. and Azen, S.P. (2011) Effectiveness of a lifestyle intervention in promoting the well-being of independently living older people: Results of the Well Elderly 2 Randomised Controlled Trial. *J Epidemiological Community Health*, doi:10.1136/jech.2009099754

Davies, K., Collerton, J.C., Jagger, C., Bond, J., Barker, S.A.H., Edwards, J., Hughes, J., Hunt, J.M. and Robinson, L. (2010) Engaging the oldest old in research: Lessons learnt from the Newcastle 85+ study. *BMC Geriatrics* **10**, 64; doi:10.1186/1471-2318-10-64

Department of Health (2001) *National Service Framework for Older People*. London. HMSO.

ESCR (2010) Society Today. Introduction to Knowledge Transfer. Available at http://www.esrc.ac.uk/ESRCInfoCentre/Support/knowledge_transfer/index.aspx

Gearing, B. and Dan, T. (1990) Doing biographical research. In: Peace, S.M. (ed.) *Researching Social Gerontology*. London: Sage Publications, pp. 143–159.

Graff, M.J.L., Vernooij-Dassen, M.J.M., Thijssen, M., Dekker, J., Hoefnagels, W.H.L. and Olde Rikkert, G.M. (2006) Community based occupational therapy for patients with dementia and their care givers: Randomised controlled trial. *BMJ* **333(7580)**, 1196–1199.

Harris, R. and Dyson, E. (2001) Recruitment of frail older people to research: Lessons learnt through experience. *Journal of Advanced Nursing* **36(5)**, 643–651.

Hubbard, G., Downs, M.G. and Tester, S. (2003) Including older people with dementia in research: Challenges and strategies. *Aging and Mental Health* **7(5)**, 351–362.

Logan, P.A., Coupland, C.A., Gladman, J.R.F., Sahota, O., Stoner-Hobbs, V., Robertson, K., Tomlinson, V., Ward, M., Sach, T. and Avery, A.J. (2010) Community falls prevention for people who call an emergency ambulance after a fall: Randomised controlled trial. *BMJ* **340**, c2101, doi:10.1136/bmj.c2102

Matthews, F.E., Chatfield, M., Freeman, C., McCracken, C., Brayne, C. and MRC CFAS (2004) Attrition and bias in the MRC cognitive function and ageing study: An epidemiological investigation. *BMC Public Health* **4**, 12, doi:10.1186/1471-2458-4-12

McMurdo, M.E.T., Witham, M.D. and Gillespie, N.D. (2005) Including older people in clinical research. *BMJ* **331**, 1036–1037.

McMurdo, M., Roberts, H., Parker, S., Wyatt, N., May, H., Goodman, C., Jackson, S., Gladman, J., O'Mahony, S., Ali, K., Dickinson, E., Edison, P. and Dyer, C. (2011) Improving recruitment of older people to research through good practice. *Age and Ageing* **40**, 659–665, doi:10.1093/ageing/afr115

Montazeri, A., Milroy, R., Gillis, C.R. and McEwen, J. (1996) Interviewing cancer patients in a research setting: The role of effective communication. *Supportive Care in Cancer* **4**, 447–454.

National Institute for Health and Clinical Excellence (NICE) (2008) Occupational Therapy Interventions and Physical Activity Interventions to Promote the Mental Wellbeing of Older People in Pprimary Care and Residential Care. London: National Institute for Health and Clinical Excellence. Available at http://www.nice.org.uk/nicemedia/pdf/PH16Guidance.pdf

Owen, S. (2001) The practical, methodological and ethical dilemmas of conducting focus groups with vulnerable clients. *Methodological Issues in Nursing Research* **36(5)**, 652–658.

Spiliotopoulou, G. and Atwal, A. (2011) Is occupational therapy practice for older adults with lower limb amputations evidence-based? A systematic review. *Prosthetics and Orthotics International* **36(1)**, 7–14.

Steultjens, E.M.J., Dekker, J., Bouter, L.M., Jellema, S., Bakker, E.B. and van den Ende, C.H.M. (2004) Occupational therapy for community dwelling elderly people: A systematic review. *Age & Ageing* **33(5)**, 453.

Tempest, S. and McIntyre, A. (2006) Using the ICF to clarify team roles and demonstrate clinical reasoning in stroke rehabilitation. *Disability and Rehabilitation* **28(10)**, 663–667.

Wilkinson, H. (2002) Including people with dementia in research: Methods and motivations. In Wilkinson, H. (ed.) *The Perspectives of People with Dementia: Research methods and motivations*. London: Jessica Kingsley, pp. 9–24.

Wise, J. (2010) Number of "oldest old" has doubled in the past 25 years. *BMJ* **340**, c3057.

World Health Organization (1986) *Ottawa Charter for Health Promotion*. Ottawa, Canada, First International Conference on Health Promotion. Geneva: World Health Organization.

World Health Organization (2001) *The International Classification of Functioning Disability and Health*. Geneva: World Health Organization.

World Health Organization (2002) *Active Ageing. A policy framework*. Geneva: World Health Organization.

Zermansky, A.G., Petty, D.R., Raynor, D.K. and Alldred, D.P. (2005) Including care home residents in clinical research. *BMJ* **331**, 1036–1037.

2 老化の視点
アン・マッキンタイア
(Anne McIntyre)

　老年期をどう理解し認識するかは、作業療法士の治療的アプローチおよびサービス提供に影響を与える。また、専門職としての哲学的信念（作業を通じた健康と安寧の実現）も、作業療法の実践に影響を与える。本章では、老化の概念と理論、個人因子（ICF（WHO 2001）で提示）が老化に与える影響、老年期に生じる移行（退職、虚弱、終末期）、作業的公正の枠組みについて考察する。

老年期とは？

　一般に、老年期は人生の後期あるいはライフサイクルの最終段階とされる。シェークスピアの『お気に召すまま』では、ジェイキスが人生の7つの時期について独白する。その中の最後の2つの時期が老年期に相当するだろう。

「…六番目はいささか変って、突掛け履いたひょろ長の耄碌時代、鼻には目鏡、腰には巾着、大事に取っておいた若い頃の下穿は、萎びた脛には大き過ぎ、男らしかった大声も今では子供の黄色い声に逆戻り、ぴいぴい、ひゅうひゅう震え戦く…さて、最後の幕切れ、波瀾に富める怪しの一代記に締括りを附けるのは、第二の幼年時代、つまり、全き忘却、歯無し、目無し、味無し、何も無し」

（ウイリアム・シェークスピア『お気に召すまま』第二幕第七場，福田恆存訳）

　多くの社会で、いつから人は老年期に入るかは社会的に決められており、文化的前提や政策・法制により規定される。多くの国内外の政策決定機関は、暦年齢により高齢成人を規定し、国連は60歳以上を高齢者とする（WHO 2002）。これに対し、イギリス、アメリカ、オーストラリアなどの先進国は65歳以上を高齢者とし、高齢者サービスの提供の基準とする。これまで、高齢者の年齢は、退職年齢、年金や給付金の受給資格と相関していた。しかし、イギリスでは、今後数十年で、年金受給開始年齢が男女それぞれ66歳および67歳に先延ばしされる。また、「老年期」（old age）という言葉にも賛否があり、「人生の後期」（later life）

とするのがよいという意見もある(HiggsとGilleard 2006)。

個人因子と老年期

　ICF（WHO 2001）は、あらゆる個人因子（年齢、性別、個人的信念、問題対処のスタイルと態度、教育、社会的背景、人生経験（過去と現在）など）が個人の生活機能に寄与するとしている。これらの個人因子は次章以下でも取り上げるが、ここでは特に暦年齢、個人的信念、性別について考える。

　暦年齢による老年期と中年期の境界の決定（例：サービス提供の決定）は単純すぎるとして見直しが求められている。われわれ自身の経験からも、暦年齢と生物学的老化に食い違いがあることが分かる。この食い違いは、研究、政策、サービス提供の領域でも認められつつあり、同時に高齢者の同質性の再検討が課題となっている（Freudeら 2010）。BaltesとBaltes（1990）は老年期の同質性を研究し、老化の程度や型は個人間で大きく異なり、遺伝、環境、疾患により決定されるとしている。

　われわれの観察からも、65歳と85歳では、作業遂行能力や期待されるものが異なることが分かる。このため、研究者もサービス提供者も、暦年齢以外の方法で高齢者をグループに分けるようになっている。ただし、決定や定義の方法は一様ではない。BaltesとSmith（2003）、CartensenとFried（2012）、国家統計局（2012）は、高齢者を前期高齢者と超高齢者の2つに分け、85歳以上を後者に分類する。一方、3つに分ける場合もあり、英保健省（2001）は、老年期に入ったばかりの高齢者、健康な老年と虚弱の移行期にある高齢者、虚弱な高齢者の3つに分ける。アメリカでは、しばしば、60-74歳の前期高齢者、75-89歳の後期高齢者、90歳以上の超高齢者の3つに分ける（Salthouse 2009）。これらの区別を知っておくことは、研究論文などを読む際に役立つ。

　老年期は、政府や諸機関だけでなく、社会や個人によっても規定される。3章では、高齢者差別や年齢差別の観点から、高齢者以外の他者の否定的信念を取り上げる。また、高齢者本人の個人的信念がどのように老年期に対する態度に影響するかを考察する。4章では、老いを「衝撃」（shock）と表現する元校長の女性が紹介されている（Box4.2）。Clarke（2005）によれば、衰えは避けられないと思い込む高齢者は、社会や他者の年齢差別的態度を内面化している。また、Thompson（1992）によれば、老化は生涯にわたるプロセスであり、高齢者の老年期に対する態度は、単一の出来事（例：65歳になった）ではなく、これまでの人生の経験に基づいて決まる。

　一般に、戦後（1949-1961年）生まれで老年期に入ったばかりのベビーブーマーは、自分と社会に大きな期待を持っているとされる。世界の多くの先進国で、ベビーブーマー世代は、社会が大きく変化する時代に誕生し、若者文化を生み出した。彼らは、前の世代より高い教育

を受け、より良好な健康状態で老年期を迎え、より多くの自由になる収入を得ることに慣れている(CartensenとFried 2012, Ehnes 2012)。彼らの多くは、生活の質を維持し、仕事や若々しい身体的・社会的活動を続け、新しいことに挑戦し、ボランティアに取り組み、高齢で弱った親や孫の世話をしたいと願っている。社会的観点から見れば、彼らのような前期高齢者が、肯定的な自信、健康、自立性、社会貢献をできるだけ長く保持し、虚弱化(健康障害や老化により生じる)を先延ばしすることは重要である(DillawayとByrnes 2009, CartensenとFried 2012)。様々な研究で、高齢者の肯定的な自信は、重篤な健康事象へのより良い対処を可能にし(Wurmら 2008)、長寿を促進することが確認されている(Levyら 2002)。また、百寿者(centenarian)の研究では、百寿者は諸活動に意欲的で自制心が強く、生涯を通じて心身の健康を維持している。また、熱意と好奇心を失わず関心を適応・変化させ、死ぬまで目標をもって新たな挑戦を続けることができる(Antoniniら 2008)。

　否定的な自己像を持ち老年期に期待しない高齢者は、新たな障害が生じると、治療可能とは考えず、年齢のせいにし、医療や介入を受けようとしない(Sarkisianら 2001)。健康状態や作業の制限よりも、社会との関わりや作業への従事が、高齢者のリハビリテーションの反応や意欲に大きく影響することが分かっている(Liljaら 2003)。同様に、Cousins (2003)も、過去の否定的経験や機会の欠如が、身体活動に対する消極的態度や意欲の欠如に影響しているとする。したがって、作業療法士は、高齢者において、老年期についての個人的信念、自己観、生活機能の三者の相関関係(生涯を通じた相関関係)を検討しなければならない。特に、高齢者が他者(家族、友人、医療専門職)の年齢差別的な態度を内面化し、衰えは避けられないと思い込んでいる場合にはこれらの検討が必要である。

　高齢者の疾患(心血管疾患、がん、骨粗鬆症、精神疾患)の発症率には性差があるとされるが(WHO 2003)、老化の経験にも性差があることが分かっている。ただ、この性差が心身機能・身体構造の老化の相違によるのか、あるいは環境因子によるのかを判別するのは困難である(Kryspin-Exnerら 2011)。

　また、活動および参加にも性差があり、特にどんな活動から利益を受けるかには性差がある。男女ともレジャー活動から利益を受けるが、女性の方がより多くの利益を受ける。また、女性は社交的なレジャー活動から利益を受けるのに対し、男性は独りでできる趣味や関心から利益を受ける(AgahiとParker 2008)。したがって、高齢者の介入(特に集団セッション)では、個人の嗜好を考慮する必要がある。

　また、世界的に、男女の社会文化的な期待および機会には対照的な相違がある。女性は、生涯を通じて教育、雇用、医療アクセス、法的・経済的・社会的支援においてより多くの制限を受けるが、これは老年期の経験にも影響を与えると考えられる(WHO 2003)。

老化理論

　これまで述べたとおり、作業療法士は、様々な老年期の見方や定義を知るとともに、高齢者の個人的な信念および態度を知る必要がある。一方、作業的公正および最適な健康や安寧の推進を実践するには、なぜどのようにして老化は起こるのかという老化理論を考慮することも重要である。老化を否定しようとする人も多いが、老化は生涯にわたるプロセスであり避けられないことを再認識した方がよい。実際、しばしば人生前期の健康や社会的行動が、より良いサクセスフルな老年期を決定するのである。老化理論は、長寿に注目する理論、健康、安寧、生活の質を良好に維持して長生きを目指す理論など様々である。また、正常な老化と病的変化（何らかの疾患による）を区別するには、老化理論の理解が必要である。正常な老化と病的変化の区別は、6章と7章（心身機能・身体構造の老化）で詳しく述べる。ここでは、生物学的な老化理論、心理社会的な老化理論、生物心理社会的な老化理論を見ることにする。

生物学的な老化理論

　人間の最長寿命は数世紀にわたり大きく変化していないが、先進国では平均寿命が延びている。多くの生物学的な老化理論は、最長寿命や平均寿命の理論的根拠を考究している。しかし、人間の老化は、単一の理論で完全に説明できない。生物学的老化の基盤は、細胞および細胞内の変化である。多くの生物学者が、なぜどのようにして細胞は死ぬのか、また細胞死は阻止または減速できるのかについて仮説を提出している。

　ヘイフリック限界の理論（HayflickとMoorhead 1961）は、細胞の分裂・複製の回数には限界があり、細胞の種類（筋肉、神経、皮膚）によりその限界は異なるとする。細胞の複製や細胞死は、外部因子（カロリー摂取、生活習慣）により加速または減速される。というのも、細胞分裂の主役である細胞中のDNAは、食事、毒素、汚染、外傷により容易に損傷されうるからである（Hayflick 2000）。

　フリーラジカル理論（Harman 1956）は、ミトコンドリアでエネルギーが産生されるとフリーラジカルが作られ、老化が起きるとする。通常の行動（食べる、飲む、呼吸する）でもフリーラジカルは作られるが、食事、生活習慣、薬品（タバコ、アルコール）、放射線、汚染により、その産生は加速または減速する。フリーラジカルは代謝老廃物を生じ、これにより細胞膜の破壊、ミトコンドリアの損傷、最終的に細胞死が生じる。

　遺伝学・進化論の理論：初期の進化論は、生命体の死期は、種が増えすぎて過密にならないように、ただし次世代を残すまで生存できるように、老化の遺伝子によりプログラミングされていると主張した（Weismann 1891, cited by Kirkwood 2002, p.738）。後期の進

化論は、生殖と寿命が両立するように生理学的資源は成長、維持、生殖に分配されていると主張する(Kirkwood 2002)。また、KirkwoodとAustad (2000) は、寿命には種間差がある一方、家族や一卵性双生児で類似性が見られることから、老化や寿命に影響を与える複数の遺伝子が存在するとする。

また、老化への影響は、遺伝が約25%、環境および生活習慣が75%とする仮説もある(Kirkwood 2003)。PerlsとTerry (2003) によれば、百寿者や超高齢者は、老化や抵抗力（アルツハイマー病などの加齢疾患に対する）に影響を有するであろう遺伝子の変化を有する。ただし、遺伝子の変化は長寿の一因にすぎないとされる。

以上のとおり、生物学的な老化理論はいずれも、細胞の活動に対する外的影響を明らかにする理論である。例えば、環境が細胞内の代謝活動（心身機能・身体構造の維持）を亢進すると、細胞の老化や細胞死は加速する。反対に、良好な栄養状態、適度な身体活動、健康的な環境、無病・無傷は、細胞内の代謝活動および細胞死を最少にする。生物学的な老化理論は、個人と社会は老化を部分的に操作し管理することができるとする。また、Hayflick (1998) は、近代的な生活で快適性が増すと寿命が延びることから、老化には文明も関わっているとする。

有病状態の圧縮理論
(compression of morbidity theory)（Fries 1980）

現在、健康寿命（障害および疾患を有さない期間）と平均寿命には数年の差がある。また、表2.1のとおり、世界各国で健康寿命および平均寿命は異なる。寿命の延長には、疾患および障害を有さないことが関わっており、これにより老年期の生活の質が向上する。生活の質については4章で詳しく見る。

表2.1　世界における実際の寿命と健康寿命

	実際の寿命	健康寿命
シエラレオネ	40	29
日本	83	75
オーストラリア	82	73
イギリス	79	71
アメリカ	78	69
カナダ	81	72

Fries（1980）は、有病状態（健康障害、障害）は死亡の直前の数年に圧縮されていると主張した。健康増進プログラム（予防接種、禁煙、健康診断）により健康な時期が延長したことも、この理論の正しさを支持する（Fries 2003, LupienとWan 2004）。また、有病状態の圧縮理論は、WHOのアクティブ・エイジングのプログラムと政策（Kalacheら 2002）、その他あらゆる生涯健康増進プログラムの基盤となっている。健康増進の社会政策については4章で取り上げる。Hittら（1999）の百寿者の後向き研究によると、百寿者は人生の大部分で健康と自立性を保持し、人生の最後で健康と活動が急速に悪化する傾向にある。

心理社会的な老化理論

　生物学的な老化理論は身体の老化を説明するのに対し、心理社会的な老化理論は、高齢者本人および他者の作業に対する態度、また作業を促進または阻害する社会的・物理的環境を論じる。心理社会的な老化理論は、臨床推論や介入計画に役立つ情報を与え、作業療法士が作業を探索し、高齢者に作業参加を促す上で非常に重要である。ただし、心理社会的な老化理論には、高齢者の同質性を前提とした理論と、高齢者の様々なグループのいずれかまたは全てを対象とした理論があり、これを区別する必要がある。

活動理論（activity theory）（HavighurstとAlbrecht 1953）は、意味のある創造的活動を増やすと生活満足度が大きくなるとし、活動的な役割や関係の維持を重視する。ただし、全ての人が活動的でありたいと願うことを前提とするため、生物学的、心理学的、社会的な変化を否定する側面もある。

継続性理論（continuity theory）（Atchley 1989）は、人生を貫く糸のような継続性が存在する一方、老化による内的・外的変化に応じて作業遂行は変化し適応するとする。すなわち、人の行動や活動は、生活習慣や関心に応じて調整される。また、人は生涯を通じて同じ活動や作業に従事しうるが、従事の仕方は変化する。例えば、若い時からテニスをしている人は、高齢になると、選手ではなく、審判員やクラブ役員としてテニスに関わることができる。

離脱理論（disengagement theory）（CummingとHenry 1961）は、老年期は人生の収穫期であり、高齢者は様々な役割、活動、関係から離脱を許されるとする。また、生物学的理由から社会参加や責任が自然に減少するにつれ、活動も減少するが、社会は高齢者が喪失や死に向き合うのを支援する必要があるとする。離脱理論は、高齢者を社会の受動的な成員とみなし、社会からの排除を促す否定的な理論として批判されてきた。しかし、最近の離脱理論は、社会の要請に答えるよりも毎日の悩みから離脱したいという高齢者のニーズに焦点をあてている。その好例がTornstam（1989）の理論である。

老年的超越理論(gerotranscendence theory)（Tornstam 1989）は、高齢者は高次の段階(死の恐怖感が消え、前の世代につながる)へ「超えていく」(cross over)とする。高齢者は自己との関わりを強め、利己主義から利他主義へ転換し、自分の中の子どもを再発見する。高齢者は日々、知恵を実行し無垢を解放する。これに伴い、様々な関係の意味や重要性が変化する(Wandenstein 2005)。

心理社会的発達理論(theory of psycho-social development)（Erikson 1950）は、人生を誕生から老年期まで8段階にわけて考察する。第8段階（老年期）の課題は統合性と絶望である。Eriksonら(1986)によれば、老年期の迎え方(統合性と安寧の中で肯定的に迎えるか、あるいは絶望と不満の中で迎えるか)は、過去の肯定的・否定的な経験、さらにこれらを内省する能力により決まる。また、Eriksonら(1986)は、過去の経験の内省、理解、受容から、知恵と統合性が生じるとする。

生物心理社会的な老化理論

　最近では、老化は生物学的現象や社会的現象であるだけでなく、多因子の組み合わせであることが認められつつある。この認識は、特に近代的な工業化社会にあてはまる。老年期を迎えたベビーブーマーたちは人生後期になっても疾患や障害に苦しむことは少ないと考えられる。また、この新世代の高齢者は、医学、公衆衛生、財源の改善により、施設に収容されることなく老年期を過ごせると考えられる。ただし、これより若い世代では、肥満、喫煙、運動不足が増える傾向にあり、将来的に疾患や障害の発生率に影響を与えることが懸念される。

　生物心理社会的な老化理論でよく用いられるのが、「アクティブ・エイジング」と「サクセスフル・エイジング」の2語である。本書の第1版から現在までに、これらは政策(国内外、地方自治体)や研究論文で多く使用されるようになっている。ただし、その解釈と定義は様々であり、議論が続いている。

　1章で述べたとおり、WHO (2002) は、アクティブ・エイジングは生涯にわたる多面的な概念であるとする。WHO (2002) の定義には、身体活動への参加と維持、有償労働、社会的、経済的、文化的、精神的、市民的な事柄への継続的な参加などが含まれる。これらのコンセプトが社会政策および作業療法の実践とどう関わるかについては4章で検討する。

　アクティブ・エイジングの概念には、活動理論(HavighurstとAlbrecht 1953)と有病状態の圧縮理論 (Fries 1980) が強く影響している。活動的な生活習慣が障害の初発を遅らせることを示す強いエビデンスがあるからである。ただし、この概念は、高齢者ができるだけ長く活動や参加を維持しながら老年期を迎えるには、早期かつ生涯にわたる予防が必要であり、予防の対象は高齢者だけではないとする (Kalacheら 2002)。また、WHO (2002) によれば、アクティブ・エイジングは、個人因子や生活習慣因子だけでなく、背景因子(経済的

資源、物理的・社会的・法制的・政治的な環境)によっても規定される。

　欧州連合(EU)は、2012年を「アクティブ・エイジングと世代間の連帯のための欧州年」とした(Europa 2012)。EUは、アクティブ・エイジングを、高齢者が長く有償労働にとどまり社会に貢献し、介護者やボランティアとして市民生活に貢献し、可能な限り健康で自立して老いることを奨励するものとする。WHO (2002)のアクティブ・エイジングの定義は、世界の高齢者の人権と安全を推進しエンパワーメントするものだが、EUおよび各国政府は、高齢者の経済的な社会貢献を重視している(Bowling 2009, Stennerら2011)。

　一般の人々が考えるアクティブ・エイジングは多様である。Bowling (2009)とStenner (2011)の2つの研究によれば、イギリスの高齢者は、アクティブ・エイジングを、健康と身体活動を兼ね備え、精神的・社会的に活動的であり続け(ボランティア、介護、趣味・関心)、毎日の活動で自律性、行為者性(agency)、自立性を維持することと考えている。これらの研究で、多くの高齢者は、老いを、活動量の減少、自律性とコントロールの喪失、疾患の発症、死別、施設入居と関連づけて考えていた。興味深いことに、ボランティアを重要と考える一方、有償労働にとどまることを不可欠とする人はいなかった。また、Bowling (2009)の研究で、少数民族の高齢者は自分の老後を良いと評価することが少ない傾向にあることも留意すべきである。

　サクセスフル・エイジングには様々な理論と定義がある。まず、Havighurst (1961, p.8)は、サクセスフル・エイジングを、活動理論(HavighurstとAlbrecht 1953)と関連させ、「老年期を生き生きさせる」(adding life to years)方法とした。また、RoweとKahn (1987)の生物医学的な理論により、サクセスフル・エイジングは初めて一般に知られるようになった。彼らの初期の理論では、通常の老化とサクセスフル・エイジングを区別し、老化による機能および自立性の喪失は実は生活習慣によるとし、疾患および障害の回避が老いの成功であるとした(RoweとKahn 1987)。その後の理論では、サクセスフル・エイジングを、身体機能、認知機能、社会的・生産的活動従事なども含む概念に発展させた(RoweとKahn 1997)。

　BaltesとBaltes (1990)は、サクセスフル・エイジングを、活動および参加の選択・最適化・補償(SOC: selection, optimization, compensation)の適応過程とした。サクセスフル・エイジングは多面的であり、長寿、心身の健康、認知機能、社会的参加、生産性、自律性、生活満足度により表される(BaltesとBaltes 1990)。また、BaltesとBaltesは老化を、正常(疾患や障害がない)、最適(促進因子となる物理的・社会的環境を有する)、病的(認知症などの疾患を有する)の3種類に分類した。

　サクセスフル・エイジングの重要な要素は、自律性、行為者性、尊厳、肯定的な自己意識である(Glass 2003, BowlingとIlliffe 2006)。さらに、最近の10年間で、利用者に焦点をあてた定義が行われるようになり、良好な健康、毎日の活動の自立性、個人の回復力、自律性、行為者性、経済的・環境的保障、社会的な役割・活動・関係の維持、生産的な生活習慣などが含まれるようになっている(Phelanら2004, BowlingとIlliffe 2006)。

Glass（2003）は、サクセスフル・エイジングに、生活の質、尊厳、苦しみがないことを加えるべきとした。また、BaltesとSmith（2003）は、サクセスフル・エイジングは、虚弱な超高齢者ではなく、前期高齢者の概念であるとした。これに対し、最近では、超高齢者（85歳以上）や施設で暮らす虚弱な高齢者のサクセスフル・エイジングを考究する研究が行われている。これらの研究によれば、幸福感、肯定的な態度、社会的生活機能、環境への適応・変化が、サクセスフル・エイジングの決定的要因である（GuseとMasesar 1999, von Faberら2001）。また、韓国の低所得の高齢者の研究では、他者との関係、肯定的な生活の見通しがサクセスフル・エイジングの重要な要素とされている（ChungとPark 2008）。

　一方、アクティブ・エイジングおよびサクセスフル・エイジングの概念は差別的、抑圧的、年齢差別的であるという議論や批判が増えている（DillawayとByrnes 2009, Stennerら2011）。確かに、老年期を迎えた高齢者が疾患や障害を所有または新たに獲得すると、老いに失敗したと言われかねない。LiangとLuo（2012）も、サクセスフル・エイジングは、不老願望や正常な老化の否定を助長する差別的な概念であるとする。こうした批判を行う研究者らは、西洋ではサクセスフル・エイジングが抗加齢商品の消費を促す消費経済概念となっているとする。また、LiangとLuo（2012）は、西洋のサクセスフル・エイジングやアクティブ・エイジングの理論は活動性と生産性（活動理論や継続性理論が提唱）を重視し、内省的で精神的な経験（東洋の社会や哲学が重んじる）を見落としているとする。そして、高齢者の心身、社会的関係、世代間関係の動的バランスの維持を推奨するハーモニアス・エイジングという代替概念を提示する。

　Glass（2003）は、介入（政府レベル、サービス提供者レベル）によりサクセスフル・エイジングやアクティブ・エイジングの可能性を最大化すべきであり、これには医療・社会的ケア提供の新たなアプローチが必要であるとする。サクセスフル・エイジングやアクティブ・エイジングの理論では、作業療法は高齢者に対して明確な役割を有する。健康および安寧の増進には生活機能、自立性、社会的関係、環境の維持が重要であり、これが作業科学および作業療法実践の哲学的基盤となる。BaltesとBaltes（1990）のサクセスフル・エイジングの概念（SOC：選択、最適化、補償）は、作業療法的介入のアプローチ（適応、最大化、補償）とも一致する。

　以上のとおり、生物心理社会的な老化理論では、老化の概念の中心部分や用語について議論が続いている。生物心理社会的な老化理論は、老化に対し積極的アプローチを推進する。一方で、この老化理論の包括性や解釈については、なお世界的な議論が必要である。

障害を有する人の老年期

　既存の障害を抱えたまま老年期を迎える人の数が増加している。例えば、学習障害、呼吸器疾患、関節炎（これらは5章で取り上げる）、また脳性まひ、脊髄損傷、多発性硬化症、ポスト

ポリオ症候群などを有する人々である。医療技術、リハビリテーション、福祉用具の改良により、現在、生涯にわたる障害や慢性疾患を有する多くの人々が老年期を迎えている(Zarbと Oliver 1993)。

多発性硬化症(MS)の高齢者の研究で、多くの人がMSの障害により早期退職を余儀なくされ(Fongら 2006)、老化の加速により作業遂行に変化や困難が生じていることが分かった(Finlaysonら 2009)。また、McCollら(1999)は、脊髄損傷患者における老化の加速と早まりを報告している。一方、ポストポリオ症候群(PPS)では事情が異なる。PPSは、最近20-30年間に認知されるようになった障害であり、ポリオ罹患から20-40年後に現れる(Bridgensら 2010)。イギリスとアメリカで最後にポリオが流行したのは1950年代であり、この時に罹患し現在PPSを抱えて老年期を迎えている人々がいる。これらの人々は、筋力低下、筋萎縮、疲労、筋肉痛・関節痛、睡眠障害、呼吸器障害、寒冷不耐性(管理を要する)を有する(Bridgensら 2010, British Polio Fellowship [accessed 20.06.2012])。

既存の障害を抱えたまま老年期を迎えた人は、老年期になり新たに障害や疾患を獲得した人とは異なる経験をすることを理解しなければならない。彼らは、既に医療・社会的ケアサービスにアクセスしているものの、障害が原因で活動制限や参加制約がさらに悪化する可能性がある(Fongら 2006)。また、既存の疾患は、老化の加速だけでなく、新たな症状や問題を生じることもある(Bridgensら 2010)。高齢者に関わる作業療法士は、既存の障害を抱えたまま老年期を迎えるクライエントが増加しており、彼らは他と異なる介入やサービスを必要とし期待していることを認識しなければならない。

高齢者と作業的公正

作業療法士の視点から見ると、意味のある活動は健康および安寧に不可欠である(Wilcock 1999, Yerxaら 1990)。Wilcock(1999)は、作業とは「すること、存在すること、成ること」の統合であり、「すること」と「存在すること」は「成ること」(自律性および自己実現の表出)に不可欠とした。多くの場合、虚弱化が進むと、家族・介護者・サービス提供者の態度、またリスク管理や組織の規制が原因となり、自律性を保持し選択的作業を遂行する機会が減る。Wilcock(2006)は、これを「作業的剥奪」と呼び、作業的公正を実践する作業療法士は、高齢者にとって意味のある生活習慣(「成ること」をかなえる「すること」および「存在すること」を可能にする生活習慣)をいかにして促進しうるかを考えるべきとする(Wilcock 2005, 2006)。

確かに、健康増進、自律性や自己実現の推進、不平等や剥奪の阻止は、サクセスフル・エイジングおよびアクティブ・エイジングの概念と政策の重要部分をなす(WHO 2002)。クライエント中心の実践は、これらの政策に不可欠であり、作業的公正の支柱にもなる。作業療

法士は、選択的作業に参加する機会や日課を選択し管理する機会を高齢者に提供し、意思決定を支援し（リスクを取ることになると思われる場合でも）、これにより作業的公正を保障しなければならない。特に、急性期病棟で高齢者に関わり退院計画を立てる場合や、超高齢者に関わる場合、このことは重要である。

リスクを取ること

　作業療法士は、様々なもの（高齢者がリスクを取る機会、高齢者の権利、自律性とエンパワーメント、リスクを取る行動が高齢者にもたらしうる損失）の均衡をはからなければならない（Taylor 2005, Moats 2006）。また、作業療法士は、自らがリスクをどう評価し認識しているかを検証しなければならない。というのも、医療専門職は、研究によるエビデンスやプロトコルよりも、自らや同僚の信念に基づいてリスクを考えがちだからである（Richardら 2005）。本書の9章では、高齢者の自宅や自宅訪問に関連するリスクを取り上げる（表9.4を参照）。

　対立、不確実性、高齢者の拒否（サービスや提案の）によりリスクが生じる場合、高齢者の決定能力に問題があることが多く（Hubyら 2004）、作業的剥奪が起きる場合もある。われわれの研究では、高齢者が思考力と洞察力（生じうる結果の理解）を有すると感じられれば、作業療法士は介入や提案でリスクを取ろうとする。ただし、同時に、リスク（特に退院プロセスにおける）は作業療法士の中に不確実性と不安を生むことも分かっている（Atwalら 2011）。

　Sumsion（2006）によれば、作業療法士のリスクについての考え、対処能力、洞察力はいずれも、クライエント中心の実践（すなわち作業的公正）の阻害因子となりうる。作業療法士は、リスクを回避とするリスク・マネージャーから、高齢者の権利、自律性、尊厳を守るリスク・アクティベーターまたはイネーブラーにならなければならない。確かに、リスク管理には問題が多く、イギリスでは、臨床医のリスク管理の指針となる枠組みが作成されている（Department of Health 2007, 2010）。ただし、この枠組みは具体的解決策を示すものではない。したがって、作業療法士は、自らのリスク評価を反省し、自らの臨床推論の技能、チームの他のメンバーの専門知識を活用し、クライエント中心の方法でリスク管理を行わなければならない。

　Wicks（2006）とHockingら（2011）の研究によれば、高齢者本人は、選択的作業の遂行の戦略だけでなく、リスクに対処し低減する戦略をも持っている。高齢者は、これらの戦略により自らのニーズを適切に満たしうる（支援の獲得、別の作業の選択など）。また、セルフケアは、意味のあるやりがいのある作業の妨げとなる場合、無理に行おうとしないことが重要である（Jacksonら 1998, Wicks 2006）。すなわち、クライエントにとっての優先的作業の確認が必要である。また、自律性の感覚と自己効力感を促進し、作業的公正を実現するため、高齢者の作業の遂行の仕方、用いているリスク低減の戦略を調べることも重要である。

作業的移行(occupational transitions)

　老年期の様々な移行期にサクセスフル・エイジングを維持することは非常に重要である。大多数の高齢者は移行を経験する。すなわち、内的・外的因子により作業の選択や作業の遂行の仕方を変更せざるをえなくなる。最も象徴的な移行は退職である。これは成人期から老年期への移行と見ることもできる。

退職

　退職は、仕事の義務から解放され、他の作業(継続してきたもの、新たに始めるもの。例：ボランティア、介護、孫の世話、パートの仕事)に従事しうる肯定的な経験ともいえる。退職の受け止め方は男女で異なり、その受け止め方により退職後の人生が変わる（BarnesとPerry 2004）。また、退職は喪失の経験でもある。すなわち、日課、役割、目的、社会的接触、様々な関係、所得、そして意味のある作業を失う(Jonssonら 2000a)。また、退職は、自宅の喪失や、職場につながる場所の喪失(農場、地域コミュニティなど)を意味する場合もある(WythesとLyons 2006)。

　退職がもたらす作業的変化は、否定的なものばかりではない。前職に関連する作業、長年の趣味、家族と共有しうる関心に従事する高齢者もいる。退職した多くの人にとって、意味のある作業とは、アイデンティティを確認でき、献身と責任を求められ、コミュニティ(活動や作業の中心となる場所)への愛着が生じるもの(コミュニティの一員であることで派生する仕事も含む)である(Jonssonら 2000b)。

　多くの高齢者は、退職により様々な作業的変化を経験する。仕事上の必要から自由になり、日課が変化し、週末や休日だけに行っていた作業をいつでも行えるなど、生活のリズムが変化する。これらの変化を肯定的にとらえる人もいれば、作業の意味の低下ととらえる人もいる(Jonssonら 2000b)。PetticanとPrior（2011）によれば、退職後は、いつ何をするかを柔軟に考え、時間を埋めるのではなく満足できる日課を確立することが重要である。退職という移行を成功させるには、社会と関わる機会、退職後も継続できる意味のある作業、肯定的な生活の見通し、環境の変化へのゆっくりとした適応が重要であり（WythesとLyons 2006）、また持っている能力を試され高めることのできる作業の選択も重要である（PetticanとPrior 2011）。

超高齢期

　老年期に生じる移行には、超高齢期への移行もある。超高齢者は、世界人口の中で急増している集団である。超高齢期にはしばしば、虚弱、健康障害、自立性の低下が生じる。全ての超高齢者が他者に依存し施設で暮らすわけではないが、生物学的老化や身体的余力の低

下は超高齢者で最も生じやすい。超高齢者では、身体機能および背景的阻害因子を確認し、健康および安寧の増進のため、本人が望む限りできるだけ長く本人にとって重要な作業を継続できるようにすることが重要である。

　超高齢者の研究は増えており、超高齢者自身のサクセスフル・エイジング観や主観的な作業体験を検討したものもある。von Faberら（2001, p.2699）は、85歳以上の高齢者のサクセスフル・エイジングに関する研究で、「障害の逆説」について述べている。すなわち、研究に参加した高齢者のうち、より高齢な参加者ほど、生活機能の制限（WHO（2001）のICFで提示）を有するにも関わらず、自分は老いに成功していると考えている。このように考える高齢者は、サクセスフル・エイジングを、老化による喪失や変化（機能の喪失など）に適応し統合すること、また社会的接触を保持することと見ている（von Faberら 2001）。また、90歳以上の高齢者を対象とした別の研究でも、同様の結果が見られる。すなわち、研究に参加した90歳以上の高齢者は、サクセスフル・エイジング、健康、生活の質を、適応や変化だけでなく、毎日の生活における意味と喜びの発見（Antoniniら 2008, Lapidら 2011）、選択的作業への従事（Häggblom-Kronlöfら 2007）と関連づけて考えている。特に、Häggblom-Kronlöfら（2007）の99歳の高齢者を対象とした研究は、能動的に「すること」（能動的な傍観者になる）あるいは過去の充実した経験の回想のいずれかを通じて、満足のいく作業参加が可能であるとしている。この場合、能動的な傍観者とは、作業従事の決定に参加し、作業の有効性を認め、作業から意味のあるテーマを引き出すことである（Jackson 1998, Wicks 2006, CraigとMountain 2007）。

　また、上の研究に参加した超高齢者らは、毎日の作業における挑戦について語り、自分を鼓舞し不可能と思える作業をマスターすべく自分の能力の限界に挑戦していると言う。作業のマスターには、問題解決、困難（身体の機能・構造）や環境的阻害因子への対処、作業遂行に必要な新たな技能や方法の習得が必要である。また、研究に参加した99歳の高齢者らは、一日のパターンとリズムは、作業の目安、管理、自律性に役立ち重要であるとする。一方、来訪者によるパターンの妨害や日課の変更は、いらだち、ストレス、不安を生じるとする（Häggblom-Kronlöfら 2007）。また、有意義な仕方で作業に従事するための環境的支援についても要望している。すなわち、物理的な阻害因子（暗い照明、重いドア、でこぼこの舗道）や社会的な阻害因子（介護者の態度）により、選択的作業への参加が困難となり、しばしば作業から撤退せざるをえなかったとしている（Hovbrandtら 2007）。

　作業からの撤退は、ライフイベント、能力の低下（身体vs環境）、セルフケアの優先、作業の意義について認識不足（または他者の判断に従う）により起こるが、作業からの撤退は作業的不公正を生じうることに注意すべきである（Jackson 1996, Wicks 2006, Hovbrandtら 2007）。ただし、全ての高齢者が作業従事を望むわけでなく、作業に従事しないという意識的決断と機会の欠如を区別することは重要である（Borellら 2001）。

虚弱

　高齢者が重要な作業から退いていくのが、健康な老年期から虚弱への移行期である。高齢になるほど虚弱は多くなるが、虚弱と超高齢は同義ではない（Friedら 2001，Langら 2009）。虚弱の定義は多くあるが、生物医学的な研究ではFried（2001）の定義が広く知られている（Box2.1）。

Box2.1　虚弱の定義

　虚弱は、次のうち3つが存在すると診断される臨床症候群である。
- 食事療法をしていないのに体重減少（1年で約4.5kg）
- 易疲労性（自己評価）
- 弱さ（握力）
- 歩行速度の低下
- 活動性の低下

（Friedら（2001）による）

　ただし、虚弱は多次元構造を有すると考えられるようになっており（Syddallら 2010，Rolandら 2011）、Langら（2009, p.540）は虚弱を次のように定義する。

　「…脆弱性が増していく長い過程であり、機能低下が生じやすくなり、最終的に死に至る」

　Langら（2009）によれば、年齢、性別、生活習慣、社会経済的背景の全てが虚弱に寄与する。また、虚弱は併存症や機能障害（感情、認知、感覚）を伴う。虚弱は超高齢者だけに起こるわけではない。Syddallら（2010）の研究では、イギリスの64-74歳（特に女性や社会経済的下層）でも見られた。

　Langら（2009）は、虚弱は予防しうるとして、前虚弱（Friedら（2001）の基準を採用）とされた人に、適切な食事、運動、感染予防、ストレスの多い事象の回避を推奨している。作業療法士による虚弱高齢者への介入には、しばしば「危機管理」（crisis management）が含まれる。ただし、Roland（2011, p.279）の作業療法と理学療法を受けている高齢者を対象とした研究では、前虚弱は「破局的事象を待つ時限爆弾」（a time bomb waiting for a catastrophic event）とされる。そして、転倒、入院、社会的接触の喪失などの事象が高齢者を虚弱に追いやるとする。できるだけ虚弱を予防し先延ばしにするには、サクセスフル・エイジングのアプローチや、作業的均衡の維持が重要である。

終末期

　死はサクセスフル・エイジングに含まれるかという議論がある。死をサクセスフル・エイジングの失敗とする見方もあるが、サクセスフル・エイジングは生涯にわたるアプローチであり、

誕生と同様に死は人生の根幹をなす。おそらく、良い死を迎えることは、サクセスフル・エイジングおよびアクティブ・エイジングのアプローチおよび政策になりうる。また、死は作業であるかという議論もある。Pollard（2006）は死をイベントとする。ただし、死の準備は作業と考えうる（Box2.2）。

Box2.2　終末期ケア戦略

次のウェブサイトで終末期戦略を見ることができる。

英保健省（2008）による『イングランドの終末期ケア戦略』（The End of Life care strategy for England）http://www.endoflifecareforadults.nhs.uk/assets/downloads/pubs_EoLC_Strategy_1.pdf

オーストラリア政府（2011）による『地域における緩和ケアアプローチのガイドライン』（Guidelines for a palliative approach for aged care in the community setting）http://www.health.gov.au/internet/main/publishing.nsf/Content/400BE269B92A6D73CA2578BF00010BB0/$File/COMPAC-30Jun11.pdf

WHO欧州地域（2011）による『高齢者の緩和ケア：より良い実践のために』（Palliative care for older people : Better practices）http://www.euro.who.int/_data/assets/pdf_file/0017/143153/e95052.pdf

---

　イギリスとオーストラリアでは、毎年の全死亡者の3分の2が65歳以上であり、全死亡者のほぼ半数が80歳以上である（Australian Government 2011, UK National End of Life Intelligence Network [NEoLIN] 2012）。各国で終末期ケア政策が作成され、終末期にふさわしいケア（場所の選択権、有効で適切な疼痛緩和、本人の希望の尊重）を保障している（Department of Health 2008, Australian Government 2011）。残念ながら、多くの場合、死は突然であり、年齢とともに突然死の確率は高まる。高齢者はホスピスでの死を望むが、実際には病院で死ぬことが多い。しかも、不幸なことに、病院で亡くなる人のケアの質は劣悪とされる（NEoLIN 2012）。また、認知症の人の25%が病院で亡くなっており（NEoLIN 2012）、認知症の人に対する適切な終末期ケアの提供が必要である。

　死が予期され計画を立てうる場合、サクセスフル・エイジングのアプローチはより容易である。『イングランドの終末期ケア戦略』（Department of Health 2008）は、事前ケア計画を提唱し、本人の希望を聞きこれに従うこと、また良い死を迎えさせるため介護者のニーズのアセスメントを求めている。JacquesとHasselkus（2004）は、終末期には毎日の作業から離脱し、身辺整理（経済的、法的、感情的、精神的な関係および人間関係の整理）に重点が置かれるようになるとする。また、JacquesとHasselkus（2004）、Pollard（2006）は、作業的公正の普及のため、本人が有意義な終末期に必要な支援を要望することを提唱する。

このように、終末期においても、医療的介入や劣悪なケアに終始することなく、本人にとって意味のある作業の遂行が重要である。

サクセスフル・エイジングと作業的公正

　本章では、様々な老化理論、老年期の移行について述べた。また、作業的公正を脅かすもの（特に老年期の移行に関連する）についても述べた。作業療法士は、サクセスフル・エイジングおよびアクティブ・エイジングの枠組みに適合した積極的なアプローチを行わなければならない。1章で述べたとおり、作業療法のエビデンス・ベースとなる高度な高齢者研究は少ないが、ここでは、サクセスフル・エイジングの枠組みに適合する作業療法の介入の好例として、2つの研究を検討したい。

　Mandelら（1999）の『ライフスタイル再構築プログラム』（Lifestyle Redesign programme）は、無作為化比較試験で作業療法の介入を検証した研究である。このプログラムは、Clarkら（1997）の『健やか高齢者研究』（Well Elderly study）でも報告されている。このプログラムの重要性は、自立生活を送る高齢者の特殊な活動ではなくライフスタイルを調べ、毎日の活動と健康・安寧を明確に関連づけている点にある。また、Jacksonら（1998）も、様々な作業への参加を促す6-9か月の個人別プログラムについて報告している。イギリスでは、このプログラムは、『ライフスタイル・マターズ』（Lifestyle Matters）と改称されて実施され、評価が行われている（CraigとMountain 2007, Mountainら 2008）。作業に焦点をあてるこれらのプログラムは、サクセスフル・エイジングや有病状態の圧縮理論とも適合し、諸活動（身体、レジャー、創作）による健康および安寧の増進のエビデンスを提供している。健康および安寧の増進については4章で取り上げる。

　上記の諸研究で、高齢者は、個人セッション（個別の目標、関心、問題に取り組む）と集団セッション（知恵を出し合う、選んだテーマ（移動手段、家計、身体活動、精神活動）についてアイデア、経験、考えを交換する）に参加した。また集団外出を行い、新たな知識と技能を試行し、安全な方法で支援を受けながら知識と技能を用いた挑戦を行った。特に興味深いのは、参加した高齢者が自分で作業を分析し、作業の構成要素、意義、健康や安寧への貢献度を理解できるようにしたことである。高齢者は、活動の頻度と時間を知り、役割、習慣、日課を調べ、作業的均衡の全体を見ることができた。また、ナラティブ（作業的対話）により、自分の作業の重要性、価値、意義について議論、共有、熟考し、個人的経験を他の高齢者と共有した。これにより、他の高齢者は将来、活動や作業で問題が生じた際にこれらを利用することも可能である。また、高齢者は、異なる角度から問題を考えて解決し、芸術や写真などのメディアを通じて自己を表現するなど創造的になった。

　Clarkら（2001, 2011）は、後期の研究（2011年に規模を拡大して実施）で、長期にわた

り健康および安寧の利益を得ている高齢者グループがあることを確認した。Clarkら（2011）によれば、民族的に多様なグループで、このプラスの作用が介入の6か月後も認められた。このグループの高齢者らは、精神機能の改善、社会的関係、身体の健康（自己評価）、体の痛みの軽減などの利益を得ていた。これらは全て、公正な作業療法によりもたらされ、サクセスフル・エイジングに寄与するものであった。

　認知症における作業療法の役割は5章で取り上げる。認知症の作業療法のエビデンスを提供する研究として、Graffら（2006）の研究がある。この研究は、地域の作業療法において、日常生活機能への有効性や介護者の有能感（sense of competence）を検証した。その結果、患者の学習能力に限界はあるものの、作業療法は日常生活機能を改善し、介護者の負担を軽減すると結論づけた。長期的効果（介入後12週目）は患者と介護者のいずれでも認められた。この研究で、患者と介護者は5週にわたり10回の作業療法セッションに参加した。この間、参加者は、自分の問題を明確に定義し、改善したいと思う意味のある毎日の活動を優先的に行った。また、代償的アプローチと環境改善を実施し、これらを活用して選択的活動の遂行を改善する方法を指導した。また、患者と介護者の両者にとって適切で有効な監督、問題解決、対処戦略を介護者に指導した。

> **まとめ**
> 　本章では、様々な老化理論（サクセスフル・エイジングやアクティブ・エイジングを提示する生物心理社会的な老化理論など）、高齢者における作業的公正、老年期の様々な移行（退職、超高齢、虚弱、終末期）について考察した。

参考文献

Agahi, N. and Parker, M.G. (2008) Leisure activities and mortality: Does gender matter? *Journal of Aging and Health* **20**, 855–871.

Antonini, F.M., Magnolfi, S.U., Petruzzi, E., Pinzani, P., Malentacchi, F., Petruzzi, I. and Masotti, G. (2008) Physical performance and creative activities of centenarians. *Archives of Gerontology and Geriatrics* **46**, 252–261.

Atchley, R.C. (1989) A continuity theory of normal aging. *Gerontologist* **29**, 183–190.

Atwal, A., Wiggett, C. and McIntyre, A. (2011) Risks with older adults in acute care settings: Occupational therapists and physiotherapists' perceptions. *British Journal of Occupational Therapy* **74**:9, 412–418.

Australian Government (2011) *Guidelines for a Palliative Approach for Aged Care in the Community Setting*. Canberra: Department of Health and Ageing.

Baltes, P.B. and Baltes, M.M. (1990) Psychological perspectives in successful ageing: The model of selective optimisation with compensation. In: Baltes, P.B. and Baltes, M.M. (eds) *Successful Ageing: Perspectives from the behavioural sciences*. Cambridge: Cambridge University Press, pp. 1–36.

Baltes, P.B. and Smith, J. (2003) New frontiers in the future of aging: From successful aging of the young old to the dilemmas of the Fourth Age. *Gerontology*, **49**, 123–135.

Barnes, H. and Perry, J. (2004) Renegotiating identity and relationships: Men and women's adjustments to retirement. *Ageing and Society* **24(2)**, 213–233.

Borell, L., Lilja, M., Sviden, G.A. and Sadlo, G. (2001) Involvement in occupations among older adults with physical and functional impairments is influenced by positive belief and a sense of hope. *American Journal of Occupational Therapy* **53**, 311–316.

Bowling, A. (2009) Perceptions of active ageing in Britain: Divergences between minority ethnic and whole population samples. *Age and Ageing*, London, doi: 10.1093/ageing/afp175

Bowling, A. and Iliffe, S. (2006) Which model of successful ageing should be used? Baseline findings from a British longitudinal survey of ageing. *Age and Ageing* **35**, 607–614.

Bridgens, R., Sturman, S. and Davidson, C. (2010) Post-polio syndrome – polio's legacy. *Clinical Medicine* **10(3)**, 213–214.

Cartensen, L.L. and Fried, L.P. (2012) The meaning of old age. In: World Economic Forum (ed.) *Global Population Ageing: Peril or promise?* Global Agenda Council on Ageing Society, pp. 15–17.

Chung, S. and Park, S.-J. (2008) Successful ageing among low-income older people in South Korea. *Ageing and Society*, **28(8)**, 1061–1074.

Clark, F., Azen, S.P., Zemke, R., Jackson, J., Carlson, M., Mandel, D., Hay, J., Josephson, K., Cherry, B., Hessel, C., Palmer, J. and Lipson, L. (1997) Occupational therapy for independent-living older adults: A randomised controlled trial. *Journal of the American Medical Association* **278(16)**, 1321–1326.

Clark, F., Azen, S.P., Carlson, M., Mandel, D., LaBree, L., Hay, J., Zemke, R., Jackson, J. and Lipson, L. (2001) Embedding health-promoting changes into the daily lives of independent-living older adults: Long-term follow-up of occupational therapy intervention. *Journals of Gerontology Series B Psychological and Social Sciences* **56(1)**, 60–63.

Clark, F., Jackson, J., Carlson, M., Chou, C.P., Cherry, B.J., Jordan-Marsh, M., Knight, B.G., Mandel, D., Blanchard, J., Grander, D.A., Wilcox, R.R., Lai, M.Y., White, B., Ha,y J., Lam, C., Marterell,a A. and Azen, S.P. (2011) Effectiveness of a lifestyle intervention in promoting the well-being of independently living older people: Results of the Well Elderly 2 Randomised Controlled Trial. *J Epidemiol Community Health*, USA, doi: 10.1136/jech.2009.099754

Clarke, J. (2005) Adverse factors and the mental health of older people: Implications for social policy and professional practice. *Journal of Psychiatric and Mental Health Nursing* **12**, 290–296.

Cousins, S.O. (2003) A self-referent thinking model: How older adults may talk themselves out of being physically active. *Health Promotion Practice* **4(4)**, 439–448, doi: 10.1177/15248399903255417

Craig, C. and Mountain, G. (2007) *Lifestyle Matters*. Brackley: Speechmark Publishing Ltd.

Cumming, E. and Henry, W.E. (1961) *Growing Old: The process of disengagement*. New York: Basic Books.

Department of Health (DH) (2001) *National Service Framework for Older People*. London: Department of Health.

Department of Health (DH) (2007) *Cancer Reform Strategy*. London: Department of Health.

Department of Health (DH) (2008) *End of Life Care Strategy – Promoting high quality care for all adults at the end of life*. London: Department of Health.

Department of Health (DH) (2010) *Quality Outcomes for People with Dementia: Building on the work of the National Dementia Strategy*. London: Department of Health.

Dillaway, H.E. and Byrnes, M. (2009) Reconsidering successful aging: A call for renewed and expanded academic critiques and conceptualizations. *Journal of Applied Geronotology* **28**:6, 702–722.

Ehnes, J. (2012) Ageing and financial (in)security. In: Beard, J., Biggs, S., Bloom, D., Fried, L., Hogan, P., Kalache, A. and Olshanky, J. (eds.) (on behalf of the World Economic Forum) *Global Population Ageing: Peril or promise?* Geneva: World Economic Forum Global Agenda Council on Ageing Society, pp. 18–20.

Erikson, E.H. (1950) *Childhood and Society.* New York: WW Norton & Co. Inc.

Erikson, J., Erikson, E.H. and Kivinick, H.Q. (1986) *Vital Involvement in Old Age.* New York. London: Norton & Co.

Europa (2012) European Year for Active Ageing and solidarity between generations 2012. Accessed 20.06.2012, http://europa.eu/ey2012/

Finlayson, M., Preissner, K. and Garcia, J. (2009) Pilot study of an educational programme for caregivers of people ageing with multiple sclerosis. *British Journal of Occupational Therapy* **72(1)**, 11–20.

Fong, T., Finlayson, M. and Peacock, N. (2006) The social experience of aging with a chronic illness: Perspectives of older adults with multiple sclerosis. *Disability and Rehabilitation* **28(11)**, 695–705.

Freude, G., Jakob, O., Martus, P., Rose, U. and Seibt, R. (2010) Predictors of the discrepancy between calendar and biological age. *Occupational Medicine* **60**, 21–28.

Fried. L.P., Tangen. C.M., Walston. J., Newman. A.B., Hirsch. C., Gottdiener. J., Seeman. T., Tracy. R., Kop. W.J., Burke. G. and McBurnie. M.A. (2001) Frailty in older adults: Evidence for a phenotype. *Journal of Gerontology* **56A(3)**, M146–M156.

Fries, J.F. (1980) Aging, natural death and the compression of morbidity. *New England Journal of Medicine* **303(3)**, 130–135.

Fries, J. (2003) Measuring and monitoring success in compressing morbidity. *Annals of Internal Medicine* **139**, 455–459.

Glass, T.A. (2003) Assessing the success of successful aging. *Annals of Internal Medicine* **139(5)**, 382–383.

Graff, M.J.L, Vernooij-Dassen, M.J.M., Thijssen, M., Dekker, J., Hoefnagels, W.H.L. and Rokkert, M.G.M.O. (2006) Community based occupational therapy for patients with dementia and their care givers: Randomised controlled trial. *BMJ*, doi: 10.1136/bmj.39001.688843.BE

Guse, L.W. and Masesar, M.A. (1999) Quality of life and successful ageing in long term care: Perceptions of residents. *Mental Health Nursing* **20(6)**, 527–539.

Häggblom-Kronlöf, G., Hultberg, J., Eriksson, B.G. and Sonn, U. (2007) Experiences of daily occupations at 99 years of age. *Scandinavian Journal of Occupational Therapy* **14(3)**, 192–200.

Harman, D. (1956) Aging: A theory based on free radical and radiation chemistry. *Journal of Gerontology* **11**, 298–300.

Havighurst, R.J. (1961) Successful aging. *The Gerontologist* **1**, 8–13.

Havighurst, R.J. and Albrecht, R. (1953) *Older People.* New York: Longmans, Green.

Hayflick, L. (1998) How and why we age. *Experimental Gerontology* **33(7/8)**, 639–653.

Hayflick, L. (2000) The future of ageing. *Nature Insight* **408**, 267–269.

Hayflick, L. and Moorhead, P.S. (1961) The serial cultivation of human diploid cell strains. *Experimental Cell Research* **25**, 585–621.

Higgs, P. and Gilleard, C. (2006) Departing the margins: Social class and later life in a second modernity. *Journal of Sociology* **42(3)**, 219–241.

Hitt, R., Young-Xu, Y., Silver, M. and Perls, T. (1999) Centenarians: The older you get the healthier you have been. *Lancet* **354(9179)**, 652.

Hocking, C., Murphy, J. and Reed, K. (2011) Strategies older New Zealanders use to participate in day-to-day occupations. *British Journal of Occupational Therapy* **74**:11, 509–516.

Hovbrandt, P., Fridlund, B. and Carlsson, G (2007) Very old people's experiences of occupational performance outside the home: Possibilities and limitations. *Scandinavian Journal of Occupational Therapy* **14(2)**, 77–85.

Huby, G., Stewart, J., Tierney, A. and Rogers, W. (2004) Planning older people's discharge from acute hospital care: Linking risk management and patient participation. *Health, Risk & Society* **6**, 115–132.

Jackson, J. (1996) Living a meaningful existence in old age. In: Zemke, R. and Clark, F. (eds) *Occupational Science: The evolving discipline*. Philadelphia: FA Davis, pp. 339–362.

Jackson, J., Carlson, M., Mandel, D., Zemke, R. and Clark, F. (1998) Occupation in Lifestyle Redesign: The Well Elderly Study Occupational Therapy Program. *The American Journal of Occupational Therapy* **52(5)**, 326–336.

Jacques, N.D. and Hasselkus, B.R. (2004) The nature of occupation surrounding dying and death. *Occupation, Participation and Health* **24(2)**, 44–53.

Jonsson, H., Josephsson, S. and Kielhofner, G. (2000a) Evolving narratives in the course of retirement: A longitudinal study. *American Journal of Occupational Therapy* **54**, 463–470.

Jonsson, H., Josephsson, S. and Kielhofner, G. (2000b) Narratives and experience in an occupational transition: A longitudinal study of the retirement process. *American Journal of Occupational Therapy* **55**, 424–432.

Kalache, A., Aboderin, I. and Hoskins, I. (2002) Compression of morbidity and active ageing: Key priorities for public health policy in the 21st century. *Bulletin of the World Health Organization* **80(3)**, 243–244.

Kirkwood, T.B.L. (2002) Evolution of ageing. *Mechanisms of Ageing and Development* **123(7)**, 737–745.

Kirkwood, T.B.L. (2003) The most pressing problem of our age. *British Medical Journal* **326**, 1297–1299.

Kirkwood, T.B.L. and Austad, S.N. (2000) Why do we age? *Nature Insight* **408**, 233–237.

Kryspin-Exner, I., Lamplmayr, E. and Felnhofer, A. (2011) Geropsychology: The gender gap in human aging – A mini-review. *Gerontology, Germany* **57**, 539–548, doi: 10.1159/000323154

Lang, P.O., Micheal, J.P. and Zekry, D. (2009) Frailty Syndrome: A transitional state in a dynamic process. *Gerontology, France* **55**, 539–549, doi: 10.1159/000211949

Lapid, M.I., Rummans, T.A., Boeve, B.F., McCormick, J.K., Pankratz, V.S., Cha, R.H., Smith, G.E., Ivnik, R.J., Tangalos, E.G. and Petersen, R.C. (2011) What is the quality of life in the oldest-old? *International Psychogeriatrics* **23**:6, 1003–1010.

Levy, B.R., Slade, M.D. and Kasl, S.V. (2002) Longitudinal benefit of positive self-perceptions of aging on functional health. *Journal of Gerontology, Series B, Psychological Sciences and Social Sciences* **57(5)**, 409–417.

Liang, J. and Luo, B. (2012) Toward a discourse shift in social gerontology: From successful aging to harmonious aging. *Journal of Aging Studies, USA* **26**:3, 327–334, doi: 10.1016/j.jaging.2012.03.001

Lilja, M., Bergh, A., Johansson, L. and Nygard, L. (2003) Attitudes towards the rehabilitation needs and support from assistive technology and the social environment among elderly people with disability. *Occupational Therapy International* **10(1)**, 75–93.

Lupien, S.J. and Wan, N. (2004) Successful ageing: From cell to self. *Philosophical Transactions of the Royal Society B, Biological Sciences* **359(1449)**, 1413–1426.

Mandel, D.R., Jackson, J.M., Zemke, R., Nelson, L. and Clark, F.A. (1999) *Lifestyle redesign: Implementing the Well Elderly programme*. Bethesda, MD: American Occupational Therapy Association.

McColl, M.A., Stirling, P., Walker, J., Corey, P. and Wilkins, R. (1999) Expectations of independence and life satisfaction among ageing spinal cord injured adults. *Disability and Rehabilitation, Canada* **21(5/6)**, 231–240.

Moats, G. (2006) Discharge decision-making with older people: The influence of the institutional environment. *Australian Occupational Therapy Journal* **53**, 107–116.

Mountain, G., Mozley, C., Craig, C. and Ball, L. (2008) Occupational therapy led health promotion for older people: Feasibility of the Lifestyle Matters Programme. *British Journal of Occupational Therapy* **71(10)**, 406–413.

National End of Life Care Intelligence Network (2012) What do we know now that we didn't know a year ago? New intelligence on end of life care in England. Accessed 20.05.2012, http://www.endoflifecare-intelligence.org.uk/resources/publications/what_we_know_now.aspx

Office for National Statistics (2012) Population ageing in the United Kingdom, its constituent countries and the European Union. Accessed 20.06.2012. http://www.ons.gov.uk/ons/dcp171776_258607.pdf

Pettican, A. and Prior, S. (2011) "It's a new way of life": An exploration of the occupational transition of retirement. *British Journal of Occupational Therapy* **74(1)**, 12–19.

Perls, T. and Terry, D. (2003) Understanding the determinants of exceptional longevity. *Annals of Internal Medicine*, suppl **139**, 445–449.

Phelan, E.A., Anderson, L.A., LaCroix, A.Z. and Larson, E.B. (2004) Older adults' views of "successful ageing". How do they compare with researchers' definitions? *Journal of the American Geriatrics Society* **52(2)**, 211–216.

Pollard, N. (2006) Is dying an occupation? *Journal of Occupational Science* **13(2)**, 144–152.

Richard, S., Donovan, S., Victor, C. and Hunt, J. (2005) Standing secure amidst a falling world? Practitioner understandings of old age in response to a case vignette. *Journal of Interprofessional Care* **21**, 335–349.

Roland, K.P., Theou, O., Jakobi, J.M., Swan, L. and Jones, G.R. (2011) Exploring frailty: Community physical and occupation therapists' perspectives. *Physical & Occupational Therapy in Geriatrics, USA* **29(4)**, 270–286, doi: 10.3109/02703181.2011.616986

Rowe, J.W. and Kahn, R.L. (1987) Human aging: Usual and successful. *Science* **237**, 143–149.

Rowe, J.W. and Kahn, R.L. (1997) Successful aging. *The Gerontologist* **37(4)**, 433–440.

Salthouse, T.A. (2009) When does age-related cognitive decline begin? *Neurobiology of Aging*, University of Virginia **30**, 507–514.

Sarkisian, C.A., Liu, H., Ensrud, K., Stone, K.L. and Mangione, C.M. (2001) Correlates of attributing new disability to old age. *Journal of the American Geriatrics Society* **49(2)**, 134–141.

Stenner, P., McFarquhar, T. and Bowling, A. (2011) Older people and "active ageing": Subjective aspects of ageing actively. *Journal of Health Psychology* **16(3)**, 467–477,

Sumsion, T. (2006) Overview of client centred practice. In: Sumsion, T. (ed.) *Client Centred Practice in Occupational Therapy*, 2nd ed. Edinburgh: Churchill Livingstone Elsevier, pp. 1–18.

Syddall, H., Roberts, H.C., Evandrou, M., Cooper, C., Bergman, H. and Sayer, A.A. (2010) Prevalence and correlates of frailty among community-dwelling older men and women: Findings from the Hertfordshire Cohort Study. *Age and Ageing* **39**, 197–203, doi: 10.1093/ageing/afp204

Taylor, J. (2005) Risk management paradigms in health and social services for professional decision making in the long term care of older people. *British Journal of Social Work* **36**, 1411–1429.

Thompson, P. (1992) 'I don't feel old: Subjective ageing and the search for meaning in later life. *Ageing and Society* **12**, 23–47.

Tornstam, L. (1989) Gerotranscendence: A metaphysical reformulation of the disengagement theory. *Aging: Clinical and Experimental Research* **1(1)**, 55–63.

von Faber, M., Bootsma-van der Wiwl, A., van Exel, E., Gussekloo, J., Lagaay, A.M., van Dongen, E., Knook, D.L., van der Geest, S. and Westendorp, R.G.J. (2001) Successful ageing in the oldest old. *Archives of Internal Medicine* **161(22)**, 2694.

Wadenstein, B. (2005) Introducing older people to the theory of gerotranscendence. *Journal of Advanced Nursing* **52(4)**, 381–388.

Wicks, A. (2006) Older women's "ways of doing": Strategies for successful ageing. *Ageing International* **31(4)**, 263–275.

Wilcock, A.A. (1999) Reflections on doing, being, becoming. *Australian Journal of Occupational Therapy* **46**, 1–11.

Wilcock, A.A. (2005) Older people and occupational justice. In: McIntyre, A. and Atwal, A. (eds) *Occupational Therapy and Older People*. Oxford: Blackwell Publishing, pp. 14–26.

Wilcock, A.A. (2006) *An Occupational Perspective of Health*. 2nd edition. Thorofare NJ: Slack Inc.

World Health Organization (2001) *The International Classification of Functioning Disability and Health*. Geneva: World Health Organization.

World Health Organization (2002) *Active Ageing. A Policy Framework*. Geneva: World Health Organization.

World Health Organization (2003) *Gender, Health and Ageing*. Geneva: World Health Organization.

World Health Organization (2008) *World Health Statistics*. Geneva: World Health Organization..

World Health Organization European Region (2011) *Palliative care for older people: Better practices*. Accessed 20/05/2012 at: http://www.euro.who.int/__data/assets/pdf_file/0017/143153/e95052.pdf

Wurm, S., Tomasik, M.J. and Tesch-Romer, C. (2008) Serious health events and their impact on changes in subjective health and life satisfaction: The role of age and a positive view on ageing. *European Journal of Ageing, Germany*, doi: 10.1007/s10433-008-0077-5

Wythes, A.J. and Lyons, M. (2006) Leaving the land: An exploratory study of retirement for a small group of Australian men. *Rural and Remote Health* **6**, 531 (online). Retrieved 11/08/2008.

Yerxa, E.J., Clark, F., Frank, G., Jackson, J., Parham, D., Pierce, D., Stein, C. and Zemke, R. (1990) An introduction to Occupational Science, a foundation for Occupational Therapy in the 21st century. *Occupational Therapy in Health Care* **6(4)**, 1–17.

Zarb, G. and Oliver, M. (1993) *Ageing with a Disability: What do they expect after all these years?* London: University of Greenwich.

3 高齢者の社会的状況

フランシス・レイノルド、キー・ヒーン・リム
(Frances Reynolds and Kee Heen Lim)

　若年者と同様に、高齢者も多様な技能、ニーズ、資源、関心を持っている。高齢者は決して同質の集団ではない。社会の高齢者に対する否定的態度は依然として存在するが、最近10年間で、老年期の多くの困難（健康障害、社会的ネットワークの縮小）は80歳以上で集中して生じること、また多くの人が退職後15年以上は社会で活動し意味のある作業を続けられると期待していることが分かってきた（GergenとGergen 2001）。

　本章では、まず年齢差別、医療・社会的ケア制度における差別を取り上げる。作業療法士は、個人の態度を検証するとともに、文化的次元に敏感でなければならない。われわれは同質の文化で生きているわけではない。したがって、作業療法士は、様々な民族的・文化的グループにおける社会的支援のパターンや老化に対する態度に同調しなければならない。文化的感受性は、多様なグループの高齢者とパートナーシップを形成する力を高める。

　また、本章では、高齢者の身近な社会的状況（家族、友人、ペット、医療専門職、地域社会）を考察する。高齢者は多様な社会的支援ネットワークの中で生活しており、このネットワークが生活の質、アイデンティティと自尊心、健康障害への対処戦略に多大な影響を与えることを明らかにする。社会的支援ネットワークは、重要な作業への従事と深く関連する。また、ネットワークの規模と機能性は、身体的健康と寿命にも影響を与える。これらが関連するメカニズムについても考察する。本章では、高齢者をケアに依存する受動的存在ととらえず、高齢者の毎日の生活の大部分を形成する複雑で互恵的な社会的関係を明らかにする。

　さらに、介護施設に特有の課題についても取り上げる。残念ながら、介護施設では、最悪の場合、高齢者の安寧が大きく損なわれることもある。このため、ネグレクトや虐待の原因となる心理社会的因子について取り上げる。また、本章の最後では、作業療法士が採用しうる戦略、すなわち高齢者とのパートナーシップを改善し、高齢者が社会的ネットワークを増強し拡大するのを支援するための戦略について述べる。作業療法士は、これらの戦略により、高齢者が良好な健康および生活の質を獲得するのを支援しなければならない。本章は、問題のポイントを具体的に示しさらなる考察を促すため、これまでに発表された様々な研究、2つの症例、また多くの引用や事例を集めて構成されている。

年齢差別―態度、価値観、先入観、固定観念

　HenleyとSchott（1999, p.51）の定義によれば、「態度」とは「固定化した意見または考え方」である。このような「固定化」した意見は、しばしば経験的証拠に抵抗する。さらに行動にも影響を与え差別的行動を生じさせる。年齢差別は、人間を年齢で分類するものであり、あるカテゴリーに分類された人は共通の特徴を持つとされる。WilliamsとGiles（1998）によれば、高齢者を表す形容詞には、「虚弱」「役に立たない」、さらに皮肉をこめた「立派な」「尊敬すべき」などがある。いずれも、高齢者の個性を無視し、高齢者を社会的「ゲットー」（隔離地区）に置くものである（Cuddyら 2005）。例えば、最近の広告に関する研究のレビューによれば、広告の中で65歳以上の高齢者は相対的に低劣な表現を受けており、特別な援助や配慮を要する弱く無力で滑稽な存在として否定的に描かれている（Zhangら 2006）。また、別の研究によれば、高齢者は認知能力を始めとする能力が衰え、柔軟性がなく、役に立たないと一括りにされている（HenleyとSchott 1999）。ただし、最近、このような先入見に対抗する公的な動きが増えていることは歓迎すべきともされる（FeatherstoneとHepworth 2009）。また、高齢者自身も、否定的な固定観念に気づいており、子ども扱いされていると感じることがあり、生活の様々な場面で制限を受けていると回答している（Cuddyら 2005）。

　高齢者を肯定的に見ていることを自認する人でも、無意識に年齢差別的な態度をとることがある（LevyとBanaji 2002）。医療・社会的ケアの専門職も、文化の中に広がる固定観念の影響下にあり（Cuddyら 2005, Davys 2008, DuthieとDonaghy 2009）、故意でなくても高齢者を差別してしまうことがある（CarruthersとOrmondroyd 2009）。作業療法士は、中立的立場から高齢者をエンパワーメントするためのパートナーシップを形成するため、自らが社会化を通じて曝露されてきた偏見に気づき、地域社会の差別的な政策や慣例に立ち向かわなければならない。

異文化間の視点

　高齢者に対する見方や接し方は文化により異なる。西洋では、老いを否定的に見ることが多く、病気、他者への依存、地位の喪失、自律性の低下などのイメージと結びつける。東洋の伝統的社会では、このような重苦しいイメージはない。そこでは、老いは、知恵と知識の獲得と同義である。個人主義が弱い社会では、高齢者は拡大家族の中で高位と尊敬を与えられ、互恵的な介護パターンに組み込まれている（HenleyとSchott 1999, Helman 2000）。ChiuとYu（2001, p.683）は、中国人移民の家族について報告し、「中国の伝統的な家族では、高齢者は被介護者以上の存在である。高齢者は、家族を指導する権威と地位を有す

る上位の家族である。このため、高齢者は介護を受けつつ尊敬も受ける」と説明している。

「伝統的」すなわち非西洋的な家族や地域では、高齢者の役割（助言、指導、経験の共有）が文化的に認知されている。また、高齢者は積極的に他の家族の面倒を見る。すなわち、祖父母という文化的に重要な役割を持ち、拡大家族の中で料理と家事を担う。このような役割と責任は、活動的であり続ける現実的な目的と機会を高齢者に与え、高齢者の健康、自尊心、安寧を増進する(Box3.1)。ただし、作業療法士は職業上、文化的な固定観念を意識しなければならない。「非西洋的」な家族は専門的支援を求めず高齢親族の介護を進んで行うと速断することは決めつけであり、高齢者（特に高齢の移民）から法的なサービスの権利を奪う危険もある（ChiuとYu 2001, ChauとYu 2009）。また、個人の健康および安寧に寄与するものについての考え方は、民族、文化、地域社会により異なることを認識すべきである。例えば、民族的文化的な考え方が、高齢者の依存的行動を助長することもある(例：脳卒中などの病気の回復期に高齢者のセルフケアを引き受ける)。移民の家族は、伝統的価値観と移住先の社会の圧力（例：家から離れた場所での長時間労働）の調整に苦労している。このため、われわれの想定に反して、高齢者の世話を皆で分担しない場合もある(ChiuとYu 2001)。また、態度だけでなく、文化の範囲が広がる中で行動パターンが変化し(離婚の増加、出生率の低下、共働き家族の増加)、少数民族かどうかに関わらず、家族で介護するためのリソースに限界が生じている(Tomassiniら 2007)。

Box3.1　社会的背景の強みと限界——ミセス・ゴパールの場合

レナ・ゴパールはインド出身の78歳の女性であり、3世代の拡大家族と暮らしている。夫は亡くなり、長男、その妻、4人の孫と同居している。脳卒中(右脳)を4ヶ月前に発症し、左半側無視を患い3ヶ月後に退院した。現在、地域リハビリテーション・ユニットに参加し、週2度、作業療法を受けている。本人は回復を強く願い、提案されたプログラムに参加しているが、家族が彼女のために全てを引き受けてしまうため、回復は或るレベルで止まっている。家で課題を実行する機会がなく、リハビリテーションに励む意欲がそがれている。ミセス・ゴパールには他に2人の娘がおり、それぞれの家族とともに近くに住んでいる。彼女らも母親の介護は自分たちがやるべきことと感じている。拡大家族は、ミセス・ゴパールの介護やニーズに答えることは自分たちの義務と感じているため、社会福祉サービスを受けることに消極的である。ミセス・ゴパールは基本的な英語しか話せず、脳卒中前の主な関心は、家族の食事作り、家族の集まり、ヒンズー教の行事への参加、週2時間ほど地域コミュニティセンターでの女性の集会に参加することであった。また孫たちの世話もしていたが、これは自分の役割として脳卒中後も続けている。退院し帰宅してからは、最年長の17歳の孫娘が主にミセス・ゴパールの世話をしている。家で料理を作ることは求められていないが、料理の手順を指図するなど料理の監督の役割をするようになった。家族が屋外での安全性を心配するため、女性どうしの集会にはまだ参加していないが、2人の同性の親友が毎日訪ねてくる。ミセス・ゴパールは、再び自分で移動し友人たちと外出したいと願っているが、無理ではないかという恐れも抱いている。

作業療法士は、家族構造や価値観の文化的相違に留意しつつ、個別のニーズや条件を抱えた個人として、クライエントに接する必要がある。これにより、文化に配慮した適切なケアを効果的に提供しうる（Lim 2001）。イギリスでは、作業療法士協会（COT）の『倫理および職務行動規定』改訂版（2010, p.14）で、作業療法士は、サービス利用者の文化・生活習慣に関わる選択に影響を与える因子に敏感となり、できるだけこれをサービス計画、アセスメントおよび（または）介入に組み入れるべきとされている。また、『高齢者のナショナル・サービス・フレームワーク』（Department of Health 2001）の第2の基準でも、ヒト中心の高齢者サービスが必要であるとされている（4章参照）。

高齢者の社会的ネットワーク

　高齢者の社会的状況に関する固定観念で矛盾を含むものが2つある。第一は、高齢者の独居は若年者に比べて孤立感や孤独感が強いというものである。第二は、高齢者は家族（特に娘）に依存する受動的な存在であり小児と同等の立場にあるという容認しがたいものである。しかし、研究を通じて、これらはいずれも高齢者の生活パターンとして一般的でなく、多くの高齢者は豊かで複雑な社会的ネットワークを有することが分かっている。高齢者の中には、独居を自ら選択し、社会的に孤立せず多くの近親者や友人と定期的に接触している人々もいることを理解しなければならない。孤独は、独居や社会的孤立と区別される。孤独は、本人が期待し望むよりも少ない社会的つながりや親友しか持つことができない状態であり（VictorとScharf 2005）、抑うつ状態を伴うことが多い（Victorら 2005）。

　4つの調査（1945年から1999年に実施）のレビューで、平均で高齢者の5-9%が自分を「しばしば孤独である」とし（独居の高齢者では14%に増加）、追跡調査の期間もこのパターンにほぼ変化はなかった（Victorら 2002）。現在、自分を孤独とする高齢者がさらに増加しているかは不明である。最近のイギリスの研究では、上のレビューと同割合の高齢者が自分を「重度の孤独」とした。最も多かったのは自分を「中等度の孤独」とする高齢者であり43%であった（Scharfとde Johng Gierveld 2008）。また、Goldenら（2009, p.694）の研究で、1000人以上の高齢者のうち、3分の1が自分を孤独であるとし、9%が孤独を苦痛（painful）、6%が苛むもの（intrusive）と表現していた。超高齢者は配偶者と死別し他の諸関係も喪失しやすいため、孤独が生じやすい。また、健康障害や貧困を抱える高齢者でも孤独が生じやすい。また、孤独は、配偶者を亡くした高齢者の抑うつ状態のリスクを上昇させる（Goldenら 2009）。また、住環境の変化（物理的・社会的な都市環境、交通手段や公共交通サービスの減少、犯罪による危険や脅威）に関連して、社会的孤立や孤独が生じることもあり、これらは、地域活動への参加を制限し、帰属意識を低下させる（Scharfとde Jong Gierveld 2008）。

社会的ネットワークは、個人のあらゆる相互連関的な関係から成る。ネットワークの規模、構成、密度、地理的分散（成員の）は多様である（Keatingら 2003, p.117）。KahnとAntonucci（1980）は、コンボイ（convoy）という社会的ネットワークの動的な概念を提示した。これによれば、社会的ネットワークは、人の生涯を通じて人に同伴して生じる無数の関係（安定した関係、変化する関係）により形成される。時間の経過に伴い、ある関係は持続し、ある関係は終了する。また、新しい人々がコンボイに入ってくる（例：新しい友人、孫）。一般に、高齢者（特に80歳以上）では、社会的ネットワークが縮小しがちである。また、大きな社会的変化（離婚の増加、若年者の地理的移動）によっても、高齢者の家族関係は脅かされる。例えば、成人した子の家族が離散すると、子の配偶者や孫と接触がなくなり、高齢者の健康、心理学的な安寧が損なわれることがある（DrewとSmith 1999, DrewとSilverstein 2007）。また、高齢者は、死別や転居（友人が子の近くや老人ホームに転居する場合も含む）によっても、関係を喪失しやすい。社会的ネットワークの変化の一例として、Box3.2で高齢男性のケースを取り上げた。

　この男性は、自立生活を守るため努力し、最近まで最小限の医療と社会的ケアしか利用していなかったため、社会的ネットワークの中に医療専門職が登場しないが、高齢者にとって医療・社会的ケアの専門職が重要な支援的役割を担う場合もある。

Box3.2　社会的ネットワークの成員、支援の交換——ジェームソン氏の場合

　81歳のジェームソン氏は、元気ではあるが、変形性関節症の慢性痛を有し、特に膝と背中が痛む。最近、膝の人工関節手術をして以来、作業療法士らが彼に注意を向けるようになり、78歳の妻の介護をしていることが分かった。妻は2年前に脳卒中で倒れ、移乗やセルフケアに介助を要するが、明瞭な認知機能を保ち、常に気分は朗らかである。買物は近くに住む娘が連れて行くが、家事のほとんどはジェームソン氏が行っている。親子の関係は親密で、娘の夫と会う機会は少ないが、良好な関係にある。ジェームソン氏は時々、娘の古い車のガソリンの残量を点検し、ガソリンスタンドへ修理に持って行く。また、学期の中間休みには12歳の孫娘の世話をすることもある。結婚直後からの夫婦共通の友人がいるが、彼女が80kmほど離れた老人ホームに入ってからはほとんど会えず、手紙のやりとりを続けている。また、妻の親友が1年前に亡くなり、妻の心に穴があいてしまった。妻は、家から出るのが困難で、家族以外の人と会うことはほとんどない。最近、ジェームソン氏は隣家の住人と親しくなり、妻を亡くしたこの友人と頻繁に塀越しにおしゃべりをしている。友人は糖尿病を有し、ジェームソン氏は彼の糖尿病が悪くならないよう目を光らせている。また、頻繁に病院に行く友人のため車で送り迎えをしている。ジェームソン氏自身は、医者と病院が嫌いで、自分が頑強で辛抱強いことを自認している。ただし、数カ月前に重度の膝痛が生じた時だけは、診察を受けに行かざるをえなかった。

社会的支援の種類

　大規模な社会的調査で、多くの高齢者は自分の社会的状況に満足していること、また高齢者（超高齢者、虚弱高齢者を除く）の関係の特徴は「互恵性」（一方的な介護ではなく助け合い）であることが分かっている。これは先の2例（Box3.1、Box3.2）でも明らかである。友人関係の理論によれば、安定した関係はギブ・アンド・テイクの公平な基盤の上に成立する。この理論の通り、通常、高齢者のネットワークには、高齢者への支援と高齢者からの支援の両方が存在する。例えば、高齢者は、成人した子を援助するとともに支援を受けることで大きな満足を得る（Lowensteinら 2007）。また、多くの高齢者は祖父母として子育てに大きな役割を果たし、これを通じて目的や価値の意識を得ている（ThieleとWhelan 2008）。

　社会的支援には、心情的支援、情報的支援、実際的支援があるとされる。Krause（2007, p.458）によれば、これらの支援は、高齢者を直接的に支援するだけでなく、「かすかなメッセージ」をも運び、「支援を受ける高齢者が、大切にされ尊重されていると感じ、広い社会秩序の中に所属し、自分の居場所を見つける」のを助ける。家族は長期の手段的・実際的支援を行い、隣人は短期の支援（情報の提供、重いゴミの運搬など簡単な実際的支援）を行う。高齢者は、友人や隣人ではなく家族から実際的支援を受けることを望む傾向にある。親しい友人からの温かな心情的支援は、高齢者の士気に大きな影響を与える（HenleyとSchott 1999, Keatingら 2003, Litwin 2001）。ただし、家族が何らかの理由で実際的支援を行えない場合、友人がこれを行うことがあるが、非互恵的な援助により友人関係は急速に緊張するとされる（CrohanとAntonucci 1989）。家族（特に娘）は、義務感と長年の愛情から、長期にわたり実際的支援を続ける。時に自分の健康と安寧を犠牲にすることもある。

　家族だけでなく友人からの心情的支援や承認は、高齢者のアイデンティティおよび自尊心の保持を助け、ストレスを共有し助言を得る機会となるため、非常に重要である。高齢女性では、友人との接触頻度により、生活満足度が高まる（Senerら 2008）。また、HarrisとThoresen（2005）の縦断的研究によれば、友人との接触は、死亡の予防にもなる。同年代の友人は、「困難（死別、障害）からの正常化」を助け、老年期の試練の感情的な受容を促す。これに対し、友人の喪失は、高齢者（特に80歳以上）を、何でも話せる存在がいない状態に陥らせ、抑うつ状態のリスクを高める（Askhamら 2007, WengerとJerrome 1999）。特に女性は、夫がいても、何でも話せる友人の喪失による打撃が大きい（CrohanとAntonucci 1989, WengerとJerrome 1999）。社会的ネットワークから親友が失われた場合、家族はそのギャップを埋めようとし、緊張が生じる（例：訪問や自宅に招く回数を増やす）。このような調整は、有効な場合もあれば、緊張や対立を増大させる場合もある。高齢者の側も、有難迷惑に感じる場合もあれば、これまで親密な心情的つながりを持っていなかったため違和感を持つ場合もある。一方、家族は、様々な役割に伴う義務の対立（家族、仕事、

高齢者）に悩むこともある。

　老年期には友人の喪失は避けられない。ただし、高齢になるにつれ、社会的ネットワークが大幅に縮小するとは限らない。社会的支援の「コンボイ」を維持できる高齢者（特に女性）もいる（例：新しい組織に参加する、ボランティア活動を行う、教会の活動を続ける、新しい友人を作る）（Wright 1989）。弱い社会的つながりでも、ある程度の数になれば、高齢者の安寧を増進しうる（HainesとHenderson 2002）。

　高齢の男性は、退職を機に仕事仲間を失うことが多く、女性の近親者（特に妻）を通じて社会的支援を受けることが多い。このため、当然ながら、妻を亡くした男性や、妻の介護をする男性は、孤独に陥りやすい（de Jong Gierveldら 2008）。特に妻を亡くした男性は、社会的支援ネットワークの維持に苦労する。これは、男性は自分で社会的ネットワークを維持しなければならない境遇に陥ることが少ないこともある（女性は男性よりも長命で夫より長生きする傾向にある）。また、男性では、配偶者の死亡により生じる孤独がより大きい（しばしば妻が何でも話せる唯一の存在であるため）。しかし、妻を亡くした男性が集まり自分たちの社会的状況を共有する機会を作ることも難しい。（趣味やレクリエーションのグループへの参加は）健康が衰えてきた男性の安寧を守る。こういったグループへの参加は男性の方が多い。女性は他の支援リソースを多く持っているためと考えられる（GreenfieldとMarks 2007）。また、ネットワークの喪失は、様々なリスクを高め、特に高齢男性では健康障害のリスクが高まる（DavidsonとArber 2004）。仲間からの支援は、高齢者の安寧にとって重要であり、これは施設で暮らす場合も変わらない（Carpenter 2002）。したがって、施設の職員は、高齢者が、様々な社交的なレジャー活動を通じて、社会と接触し友人関係を持てるようにする必要がある（SilversteinとParker 2002, Atwalら 2003）。

　高齢者は、社会的ネットワークの中で他者（成人した子、孫）を支援することを重要と考えている。ある研究で、高齢者の90%は受けている支援の量に満足している一方、39%はもっと多くの支援を他者に提供したいと考えている（KrauseとMarkides 1990）。孫の世話をしている高齢者は、喜んで新たな役割や活動を行うことが多い（ClarkeとRoberts 2004）。また、施設でも、高齢者が互いを見守るバディシステムなど、社会的支援の交換が多く行われている（LawrenceとSchigelone 2002）。このような支援を通じてつながることで、連帯感や安寧が増す。

　また、ボランティアを通じて社会的ネットワークを広げる高齢者もいる。Warburtonら（2001）によれば、ボランティアを行う高齢者は、ボランティアを、地域に役立つ役割を担いつつ社会と接触する重要な機会と考えている。2つの縦断的研究によれば、ボランティアは、士気を増し抑うつ状態のリスクを減らすだけでなく、寿命を延ばすとされる（HarrisとThoresen 2005, LumとLightfoot 2005）。これらの研究は、介護され助けを必要とするだけの高齢者という従来の固定観念の見直しを迫る。また、ボランティアでなくても、社会

的ネットワークを広げるのに役立ち、年齢に関係なく誰もが行える作業もある。高齢者の中には、退職後に新たに始めた活動で社会的ネットワークを広げることに成功する人もいる。例えば、老年期の芸術制作に関する研究によれば、多くの高齢者は、芸術制作の社会的側面として、退職後に新しい友人ができることを重要と考えている（Reynolds 2010）。ある75歳の女性は、健康上の問題を有しながらも、退職後に糸紡ぎのグループに参加し、新しい友人たちと一緒に創造的作業に取り組む様子を語っている。これは、芸術制作の社会的側面を説明するものとなっている。

「糸紡ぎグループの数人、だいたい4人くらいで、週に一度、庭に椅子を出して、一緒に糸紡ぎをします。和やかな時間で、仲間と一緒であることを感じます。人は退職したら、努力して何かをしなければなりません。少なくとも、外に出て、人に会うことですが…。みんなで一緒に集中して何かをするのは楽しいです」（Reynolds 2010, p.141）

支援ネットワークの類型

　社会的ネットワークの規模や機能を記録するだけでなく、社会的ネットワークを類型化し、高齢者を支援する上での強みと弱みを比較検討することも試みられている。Wenger（1994）は、縦断的研究で、北ウェールズの高齢者を調査し、社会的ネットワークの5類型を提示した。まずこの研究の方法について見ていく。

この研究に注目する理由

　『バンガー縦断的研究』は、1978年以来実施されてきた多数の調査で構成されている。これらの調査は、数年おきに高齢者のコホートを追跡調査し、病気、死別、移動などの因子と関連させて高齢者の社会的支援ネットワークの安定性と変化を記録している（WengerとJerrome 1999）。1990年代に行われたある解析で、北ウェールズの高齢者とリバプールの高齢者の社会的ネットワークを比較した（Wenger 1995）。この解析で、北ウェールズの高齢者では5類型の家族ネットワークがあることが明らかになった。これらのネットワークは経時的に変化し（例：友人・子孫・兄弟姉妹の死亡や遠くや近くへの転居）、完全に固定したものではない。例えば、孫の誕生はネットワークに好影響を与え、高齢者の健康上の変化は悪影響を与える。また、近年、離婚、再婚、ステップファミリーの増加により、高齢者のネットワークは複雑化しており、研究者は注意を要する。Wenger（1994）によれば、高齢者の社会的ネットワークには次の5類型がある。

- 家族依存型（local family dependent）：近く（8 km圏内）に住む家族（数人）と親密な関係を有する。家族（典型的には娘。1人以上）が定期的に接触を持ち、援助と心情的

支援を与える。高齢者は家族以外の人との関係（友人や隣人）をほとんど持たない。配偶者を亡くした高齢者、健康障害を有する高齢者でよく見られる類型である。
- 地域融和型（locally integrated）：近くに住む家族に加えて、友人や隣人がいる。教会やボランティア団体と親密な関係を有し、長年かけて大きなネットワークを築き上げている場合もある。良好な健康を有する高齢者でよく見られる類型である。
- 近隣自己充足型（local self-contained）：ネットワークは小さく、ごく少数の近親者（心情的・地理的に遠い近親者の場合もある）で構成される。地域の知り合いは多くないが、緊急時には隣人に頼ることもある。
- 広域コミュニティ型（wider community-focused）：地元のコミュニティ（クラブ、地域社会、慈善団体）と多くの関係を有する高齢者でよく見られる。しばしば他者の支援に携わり、良好な健康を有する間はほとんど支援を受けることはない。
- 孤立型（private restricted）：ネットワークは非常に小さく、数人の友人（面識がある程度）とわずかな接触しかない。Wengerによれば、生涯にわたる極度に自立し超然とした生活パターンがネットワークに反映している。

　最近の研究で、社会的ネットワークの類型は、高齢者の安寧に影響を与えることが分かっている。Goldenら（2009）は、地域で生活する高齢者1299人と面接し、様々な量的尺度を用いてデータを処理した。その結果、およそ3分の2は地域融合型を有し、残り3分の1のほとんどは家族依存型を有していた。地域融合型を有する高齢者は、幸福度と生活満足度が非常に高いと回答した。一方、地域融合型以外のネットワークを有する高齢者は、抑うつ状態があると回答する割合が2倍、孤独や絶望があると回答する割合が2倍以上であった。また、Fieldら（2002）は、介護付き施設で暮らす高齢者を調べた。その結果、地域融合型に近いネットワークを有する高齢者は、諸活動に多く参加し、孤独が少なかった。ただし、Goldenら（2009）の結果とは異なり、ネットワークの類型と抑うつ状態（または認知症）の関連性は認められなかった。
　次に、高齢者の社会的状況と意味のある作業の関係について見ることにする。

高齢者の社会的状況の成員としてのペット

　最近では、ペットが高齢者の社会的状況の最愛の成員となりうることが広く認知されている（McColganとSchofield 2007）。ただし、ペットを飼うことが心理的健康の利益となることを示す研究ばかりではない（Parslowら 2005）。高齢者の安寧に強力な影響を与える他の変数（孤独、配偶者の喪失。これら自体がペットを飼う原因となりうる）があるため、ペットを飼うことの影響の測定は容易ではないとされる。とはいえ、ペットの世話は、他の生き物を育

てたいという人間的要求を満足させ、なついたペットから無条件の心情的支援を受ける場合もある。また、ペットは、高齢者にとって重要な継続感 (sense of continuity) とアイデンティティを与え (Cookman 1996)、セルフケアや活動的な日課を促進することもある。Rainaら (1999) によれば、犬や猫を飼っている高齢者は、そうでない高齢者に比べて、年齢など他の因子を考慮しても、年間を通じてより多くの日常生活活動 (ADL) に従事していた。特に犬を飼うことは健康を増進する。施設で暮らす高齢者10人を対象とした小規模研究で、犬を連れている場合、高齢者はより遠くまで歩行することができた (HerbertとGreene 2001)。多くの高齢者にとって、ペットは社会的状況の重要な成員であり、その死は友人や近親者の死と同じくらいの悲しみをもたらす。ただし、ペットの死による悲嘆は、まだ社会的に広く認知されていない。

社会的支援のリソースとしての医療専門職

　高齢者の社会的支援システムへの医療専門職の寄与について、一般論を述べるのは難しい。Wenger (1994) によれば、医療・社会的ケアの専門職による公的支援は、高齢者の社会的ネットワーク (特に家族を基本とする小ネットワーク) を補完するものとして重要である。ただし、Tanner (2001) の質的研究によれば、高齢者にとって、専門職の支援は、自立した自分という自己観を脅かし、不快とスティグマが生じる源となりうる。

　高齢者が専門職をどう見ているかは様々である。例えば、リハビリテーションの専門職を、心情的支援や全人的支援を与える人々ではなく、医療の論理 (患者を治療対象として扱う) の中で働く人々と見る高齢者もいる (LundとTamm 2001)。また、冠動脈心疾患の治療を受けた高齢男性から見ると、医療専門職は、心情的癒しは近親者から受けるべきと考え温かな心情的支援をわずかにとどめる人々である (Yates 1995)。高齢者の家族を対象とした最近の研究でも、専門職は抑うつ状態に関するコミュニケーション技能が不足しているとして、同様の懸念が報告されている (Mellorら 2008)。とはいえ、潜在的には、医療専門職は、高齢者の支援ネットワークで重要な役割を果たしうる。あるレビューによれば、高齢者と継続的関係を確立している医療専門職や、高齢者の話をよく聞き高齢者をパートナーとして意思決定に参加させている医療専門職は、満足のいく成果をあげている (Stewartら 2000)。コミュニケーションや文書の情報の重要性については9章で取り上げる。

社会的状況の機能不全

　残念ながら、高齢者の安寧 (身体的、心理的) に悪影響を与える社会的状況もある。例えば、家族が高齢者の利益を意図しながらも、高齢者を子ども扱いし無力にする場合がある。

Biggsら(2007)の調査で、イギリスで家族と同居する高齢者の2.6%が明らかな虐待(身体的虐待、経済的虐待、ネグレクト)があると回答している。また、イスラエルの調査(Cohenら2007)は、さらに驚くべき数字を報告し、入院している高齢者の5.9%が入院中に虐待を受けたことを明らかにし、そのうち21.4%が虐待の跡を見せた。当然ながら、どんな虐待およびネグレクトも、高齢者に恐怖感を抱かせ、心を傷つける。身体的に有害であることはもちろん、無気力や抑うつ状態を生じさせる。

　ネグレクトや虐待はどんなネットワークで生じやすいのか？　私的なネットワーク（外界との接触がわずかなネットワーク）で虐待を隠しやすいことは当然である。また、ネグレクトや虐待を行う家族は、心の健康やアルコール依存の問題を有することが多いとされる（PillemerとFinkelhor 1989）。一方、ネットワーク全体が機能しているかを見るべきという指摘もある。臨床医や研究者は、高齢者の全身を見て虐待を見落とさないようにする一方、効果的な介入を行うため、高齢者の社会的状況が機能不全に陥るあらゆる要因を特定しなければならない。ネグレクトや虐待は次のような場合に生じやすい。すなわち、支援システムが縮小し重圧と緊張が生じた場合(Bradley 1996, Shugarmannら2003)、過去に介護者と高齢者が対立的関係にあった場合(高齢者が虐待する親であった)、介護者が長年のストレス(貧困、他の家族の世話)を抱えている場合などである。虐待の被害者は非常に脆弱になるため(抑うつ状態や認知症を発症しやすくなる)、結果的に介護者の負担がさらに増大することもある(Dyerら2000, Shugarmannら2003)。他方で、社会的・物理的環境、高齢者を軽視する社会的態度の広がりも、虐待やネグレクトに影響している。多くの介護者は、家族の世話で苛立ちを感じても、感情を行動に表さない。家族が高齢者を家の中に囲い込み、外の世界と接触しなくなると、高齢者が虐待やネグレクトにさらされるリスクが高まる。

社会的状況、健康、寿命

　本章ではこれまでに、高齢者の社会的状況が士気や安寧に大きな影響を与えることを示した。高齢者の尊厳ある自立した生活は、心情的な親密さ、承認、助言、実際的支援によって支えられる。また、高齢者の社会的状況は、アイデンティティと継続感を強め、自尊心を与える。多くの高齢者は、受動的な被介護者ではなく、公平な関係や互恵的支援から成る社会的状況の中で生きている。高齢者は、公平で互恵的な関係を通じて、自分の有用性を確認する。また、社会的接触により、刺激、楽しさ、挑戦、さらに集団行動の力を獲得する。これらは、抑うつ状態や無気力の発症リスクを低下させる。その結果、高齢者は、慢性痛や機能的制限に良好に対処しうる。これは、変形性関節症の高齢者を対象とした研究でも明らかである(BlixenとKippes 1999)。また、地域指向のグループや組織に所属する高齢者は、主観的健康が良好である。これは他者から認められる機会を得られるためと考えられる（Young

> **Box3.3　社会的支援が身体的健康に与える影響**
> Box3.2の高齢男性の社会的ネットワークを例にして次の問題を考えてほしい。
> 男性の娘が遠方へ転居すれば、男性の心身の健康にどんな影響が生じるか？

とGlasgow 1998）。

　社会的支援は、心理的・主観的健康に利益をもたらすだけでなく、客観的に身体の健康や寿命を増進することを示すエビデンスもある。古典的研究として、BerkmanとSyme（1979）は、社会的つながりの少ない人ほど死亡しやすいことを確かめるため、母集団（カリフォルニア州の地域住民）を代表する大標本を9年にわたり調査した。質問票の回収率は86％で、データの有効性を保証する相当数の死亡証明書を集めた。その結果、30-69歳の人は、多くの社会的つながり（配偶者、友人、家族、教会、地域のグループ）を有しており、9年間の死亡率は有意に低かった。孤立度の最も高い男性群の死亡率は、広範な社会的接触を有する男性群の2.3倍であった。同様の結果を示す研究は他にもある。Seemanら（1987）の17年にわたる調査で、他の関連変数をコントロールして解析しても、社会的ネットワークが非常に狭い70歳以上の高齢者では、死亡リスクが50％増大することが分かった。Houseら（1982, 1988）も同様の結果を報告している。また、LyyraとHeikkinen（2006）の10年にわたる縦断的研究によれば、女性では、心情的支援（自己の価値の再確認、帰属感、他者を育てる機会、心情的親密さ）が長寿の予兆となることが分かった。これらの研究は、社会的ネットワークが健康の源として重要であり、社会的活動への従事が健康を増進することを示しており、作業療法士にとって重要である。

　社会的支援と身体的健康が関連するメカニズムは盛んに議論されている（BathとDeeg 2005）。両者の関連については疑問の声もあり、因果関係を混同している、あるいは健康で自由に移動できる人が長く社会的関係を維持できるだけなどとも言われる（Vaillantら 1998）。また、両者の関連とは別に、他の因子（貧困など）が社会的状況や死亡率に影響を与えるのではないかという意見もある。しかし、BerkmanとSyme（1979）を始めとする研究者らは、問題を慎重に検討しており、統計解析を通じて、社会的つながりが少ないほど早死のリスクが増大すること（他の健康悪化の因子（喫煙、肥満、飲酒、身体活動）を考慮しても）を明らかにしている。これらの研究は、社会的状況と身体的健康が関連するプロセスを次のように例示する。

● 近隣の家族や友人の支援を受けられる高齢者は、病気になると、医師の診察を受け服薬するよう助言される。早期の行動は、効果的な治療および（または）良好な治療アドヒアランスをもたらす。友人や家族の支援のない高齢者は、病気の身体的徴候が表れても直ぐに行動せず、服薬も忘れがちである。BerkmanとSyme（1979）によれば、社会的ネッ

トワークが広いほど、予防医療サービスの利用率が高い。
- 健康増進の活動を社会的ネットワークに組み込むと、高齢者はこれらの活動に多く従事する。例えば、一緒に散歩する友人がいると運動量が増える（Boothら 2000）。一方、独居の高齢者は、手間をかけて栄養のある食事を作らず、軽食ですませがちである。BerkmanとSyme（1979）によれば、多くの社会的つながりを有する人は、より健康的な生活習慣（朝食、運動、十分な睡眠）を実行している。また、最近では、Burnettら（2006）の研究で、高齢者の社会的接触の少なさとセルフネグレクトが関連すること（年齢、貧困などの他の因子を考慮しても）が分かっている。
- 社会的支援はストレスを緩和する。これも社会的状況が健康に影響を与える一例である。支援の少ない高齢者（例：慢性疾患や認知症を有する配偶者を介護する高齢者）では、生理学的ストレス反応が長く持続する。これにより、最終的に免疫系のダウンレギュレーションが生じ、易感染性を招く。また、支援を受けず慢性的ストレスを抱えていると、創傷の治癒の速度が遅くなる。さらに、免疫系のダウンレギュレーションが長期に及ぶと、がん発症リスクが高まる。社会的支援と健康のこのような関連は、最新の研究テーマとなっている（Evansら 2000）。
- 社会的接触は、様々な活動を促し、抑うつ状態を軽減し、生活の質を向上させる。さらに、自尊心、セルフケア、自己効力感（老年期の試練に対処できるという）を促進する（Jorm 2005）。社会的ネットワークの特徴と活動参加の関係については、本章の最後で詳しく考察する。

以上のとおり、社会的ネットワークと健康の関連を示す強力なエビデンスがあるが、Jorm（2005）は、さらに介入研究でこれを検証する必要があるとしている（例：ビフレンディング（befriending）の取り組みの評価）。

社会的状況と意味のある作業

　高齢者の社会的状況は、レジャー的作業の質と量に影響を与え、さらに生活満足度と安寧に影響するとされる。Houseら（1982）の初期の研究によれば、高齢者の死亡率は、社会的ネットワークだけでなく、活動（社会的、組織的）とも関連する。Glassら（1999）によれば、活動（社会的、生産的、身体的）は高齢者の生存率を利する。健康と身体活動が関連するのは当然だが、解析の結果、より多くの社会的活動（体力を消耗しない）に従事するほど長命であることが分かった。BathとDeeg（2005）によるレビューも、活動と寿命の関係を示すエビデンスを提供している。

　社会的ネットワークが豊かであるほど、活動への従事の機会が増える。また、レジャー的作

業は、高齢者（特に配偶者を亡くした高齢者）のストレスを和らげる（SilversteinとParker 2002）。Paillard-Borgら（2009）は、スウェーデンのある地方の75歳以上の高齢者を対象に大規模調査を行った。様々なレジャー的作業を調査し、レジャー的作業と社会的ネットワーク（1-4点で評価）の関連を調べた。その結果、統計的に他の背景因子（年齢、性別、健康）の影響を考慮しても、社会的ネットワークが豊かであるほど（社会的つながりの数、交流の頻度、本人の満足度で評価）、多くのレジャー活動を行っていた。

作業療法士にとっての意味

　本章では、高齢者の社会的状況は安寧、アイデンティティ、機能障害への対処能力、心身の健康に重大な影響を与えることを示した。孤独を有する高齢者もいることは確かだが、全ての高齢者が孤独で介護を要するという固定観念を持たないようにすべきである。多くの研究は、大多数の高齢者は他者の世話をしており、受動的な被介護者である高齢者は比較的少ないことを強調している。また、慢性的な健康障害を抱える高齢者も、社会的状況の中で、互恵的支援を行い、これを通じて成人としての自立性、アイデンティティ、自尊心を確認している。したがって、作業療法において、クライエントが社会的ネットワークで提供してきた支援（心情的、情報的、実際的）を明らかにし、家族、友人、地域に対して可能な貢献（本人が希望する場合。身体的に可能なボランティアや慈善活動、あるいは心情的支援）を探索することは、本人にとって有益である。支援を通じて人々の役に立っていることを明確に認識すると、高齢者の自尊心が高まる（Kincadeら1996, Wheelerら1998）。

　新たな社会的接触を得られる作業（例：支援グループや成人向けクラスへの参加）は、生活の質と自信を高める。また、インターネットの利用で、社会と接触する機会にアクセスしやすくなる。高齢者がどのようにインターネットを活用しているかに関心を持つ研究者も多い（DickinsonとHill 2007, Russelら 2008）。地域融和型に近い豊かな社会的ネットワークを有する高齢者ほど、レジャー活動を継続し、健康を保持している。ただし、作業療法士は、社会的ネットワークに理想を抱いてはならない。高齢者の中には、生い立ちや性格的理由から、孤立して生きてきた人や、新たな人との出会いに不安を感じる人もいる。また、年齢で振り分けられて活動するのを嫌う高齢者もいる。とはいえ、社会的状況の中に意味のある作業が加わることで、新しい関係が生じ、家族中心の狭いネットワークから抜け出すことが促される。同年代の友人を持つこと（士気を高める）と同様に、意味のある作業を持つことは、高齢者にとって重要な目標である（Litwin 2001）。また、高齢者が社会的ネットワークを広げるのを助ける介入も有益である。Stevens（2001）は、高齢者自身が社会的ネットワークを分析し、友人獲得の目標や戦略を明確化するのを助ける取組みについて報告している。この介入は非常に有効であり、介入1年後に高齢者は孤独が軽減し友人が増えたと回答している。

高齢者が孤立しているとみなされる場合、集団療法や支援グループへの参加により、エンパワーメントや支援が可能である。集団で経験や対処戦略を共有することは、集団行動を達成し、無気力や抑うつ状態と戦うのを助ける。Routasaloら(2009)は、孤独であると回答した高齢者への集団介入を無作為化比較試験で検討した。介入により孤独を示す数値は改善しなかったが、参加者は、新しい友人が増え、安寧が増大し、自分が必要とされていると感じるようになったと回答した。このように、比較的控えめな社会的支援の介入によっても有意な成果が得られる。したがって、作業療法士は、さらにこうした取り組みと評価を行うとよい。

　作業療法士は、高齢者が有する社会的ネットワークに注意しなければならない。それぞれの類型には強みと弱みがある。地域融和型に近い小さなネットワークは、うまく機能すれば高度な心情的・実際的支援を得られるが、介護者の緊張が増大する傾向がある。広域コミュニティ型ネットワークは、短期的に良質な実際的支援を得られるが、健康を害した場合に心情的支援がわずかしか得られない。家族集中型の私的な社会的ネットワークは、少数例ながら虐待が隠れている場合があるため、医療・社会的ケアの専門職は警戒しなければならない。また、民族的・文化的グループにより、家族構成や高齢者に対する態度は異なり、支援の質やリソースも異なる。作業療法士は、先入観を持たず、民族的・文化的な多様性をよく知ることが重要である。

　また、世代間交流を促すプロジェクトは、高齢者の社会への統合を助ける。Granville(2001)は、高齢者と学童が対等の立場で地域の環境改善に取り組んだプロジェクトについて報告している。このプロジェクトで、両者とも先入観が取り除かれ、多くの関心と目標を共有することが分かり驚いた。高齢者は、プロジェクトで協働することにより、目的を持ち、自尊心を高めた。作業療法士は、高齢者の生活の質の向上のため、高齢者が自分の社会的支援ネットワークを検討し拡大する(活動や作業のレパートリーも拡大する)のを支援するとよい。

　また、作業療法士は、施設で暮らす高齢者にも広く関わらなければならない。意味のある作業は、社会的接触や友人関係の形成(さらに共同の活動)を促す。施設で暮らす高齢者も、社会的関係および熱中できる作業の両方を重要と考えているが、いずれを得るのも容易ではない。実際には、施設の高齢者は、共同の大部屋で、ばらばらの目的で他の高齢者と同席させられて過ごすことが多い(Atwalら 2003)。レジャー活動を増やすことが生活の質の向上に役立つことを示すエビデンスがあるにも関わらず(特に近親者のいない80歳代の高齢者)(SilversteinとParker 2002)、施設では上のような実践が続けられている。高齢者とよく話し合い本人の要望と嗜好を知ることが、有意義な作業への従事を支援する第一歩である(Squire 2001)。

　公的支援を導入し提供する際、作業療法士は細やかさを要する。高齢者は、外的援助によりアイデンティティを傷つけられ脅かされると考える場合がある(Tanner 2001)。このため、クライエント中心の実践、すなわちクライエントの要望(作業療法や社会的援助につい

> **Box3.4　なぜ高齢者の言うことは聞かれないのか？**
>
> 　次の症例を読み、なぜ専門職らはクライエントの意向を無視したのか、年齢差別的な固定観念（または他の因子）がどの程度関与していたかを考えてほしい。
>
> - 社会的状況はどのようにしてクライエントに力を与えたか、あるいは無力化したか
> - クライエントが安全性を高めるための支援を拒否した場合、作業療法士や家族はどのような倫理的（および感情的）葛藤に直面するか
>
> 　76歳のバーバラは、転倒して脛骨を骨折し入院した。6週間の入院後、独居していた自宅へ戻った。近隣に住む友人は2人だけで、いずれも健康状態がよくない。50kmほど離れて住む息子2人とは、月に1度会う程度である。そこで、社会福祉課の担当者が、ニーズをアセスメントし、ケアパッケージを提供することになった。担当者は、安全に浴槽から出入りする空間が不足しているとして浴室の調整を検討した。ニーズのアセスメントのため、作業療法士とソーシャルワーカーが訪問し、浴槽のある位置にシャワーを設置すれば浴室で動きやすくなるというバーバラの意見に賛成した。
>
> 　この訪問では、セントラルヒーティング設置についてもアセスメントされたが、これはバーバラに知らされなかった。専門職チームは本人にとっての最善を考え設置は有益と判断したが、本人のニーズと希望を直接に聞かなかった。このため、2回目の訪問で、バーバラは、もう一つの計画があり同意ずみになっていることを知り驚いた。そして、設置工事のため3か月以上家を空けなければならず、その間住む場所がないことに憤慨した。
>
> 　バーバラは、50年以上同じ家に住み居間のガスストーブと電気毛布で十分やっていけると言い、設置に反対した。工事中の一時的な転居への不安に加えて、セントラルヒーティングが必要と思えず、本人いわく空気が淀むのは嫌であった。しかし、家族、社会福祉課、専門職らは彼女の意向を聞き入れず、全員が生活の質と快適性が大幅に改善することを疑わなかった。
>
> 　最近の実践からこの例を取り上げたが、専門職がクライエントとよく相談せず、クライエントの価値観と判断を尊重せず、押し付けを行ったことがよく分かる。バーバラは、作業療法士とソーシャルワーカーとの出会いにより、無力化と不快を経験した。

ての）をしっかり聞くことが不可欠である。また、作業療法士だけでなく、他の医療・社会的ケアの専門職も、自分の価値観、年齢差別的な固定観念を他者に押し付けず、クライエントとよく話し合い、受容可能な目標に焦点を合わせなければならない。介入の具体例として、Box3.4に高齢女性の例を示した。

　この例では、専門職も家族も、本人にとって最善となるよう行動していると思い込んでいた。だが、実際には本人の希望を考慮していなかった。作業療法士は、自分の価値観や先入観をクライエントに押し付けないよう注意しなければならない。また、クライエントおよび介護者とパートナーシップを築き、互いに受容可能な解決策に到達するよう協力しなければならない。

　また、作業療法士は、高齢者の文化的・民族的な要求や嗜好に対して敏感でなければならない。多様性や相違は、歓迎すべきであり、不快に感じるべきものではない。作業療法士の

個人的および職業的な見方とクライエントの要望が衝突した場合、解決の道を見つけなければならない。その場合、自己を検証し、年齢差別的あるいは文化的に偏狭な見方や固定観念を見つけることが、これらを取り除くための第一歩となる。

　本章の結論として、高齢者に関わる作業療法士の課題をまとめておく。第一に、年齢差別的な態度（思考と実践を決定する）に対抗することである。第二に、作業療法およびケアのあらゆる場面で、高齢者を対等なパートナーとして扱い、子ども扱いしないことである。第三に、作業療法士は、機能のアセスメントとリハビリテーションに焦点をあてがちであるが、健康増進、意味のある作業、患者の自律性と選択の尊重、社会的ネットワークの拡大の援助を通じて、生活の質の向上に協力することも重要である。最後に、高齢者が有する社会的ネットワークの類型の強みと弱みを知り、これに合わせて介入を調整しなければならない。

参考文献

Askham, J., Ferring, D. and Lamura, G. (2007) Personal relationships in later life. In: Bond, J., Peace, S., Dittmann-Kohli, F., and Westerhof, Gerben J. (eds) *Ageing in Society: European perspectives on gerontology*, 3rd edition. Thousand Oaks, CA: Sage Publications Ltd, pp. 186–208.

Atwal, A., Owen, S. and Davies, R. (2003) Struggling for occupational satisfaction: Older people in care homes. *British Journal of Occupational Therapy* **66(3)**, 118–124.

Bath, P. and Deeg, D. (2005) Social engagement and health outcomes among older people: Introduction to a special section. *European Journal of Ageing* **2(1)**, 24–30.

Berkman, L. and Syme, S. (1979) Social networks, host resistance, and mortality: A nine-year follow-up study of Alameda County residents. *American Journal of Epidemiology* **109**, 186–204.

Biggs, S., Manthorpe, J., Tinker, A., Doyle, M. and Erens, B. (2007) Mistreatment of older people in the United Kingdom: Findings from the First National Prevalence Study. *Journal of Elder Abuse & Neglect* **21(1)**, 1–14.

Blixen, C. and Kippes, C. (1999) Depression, social support, and quality of life in older adults with osteoarthritis. *The Journal of Nursing Scholarship* **31(3)**, 221–226.

Booth, M., Owen, N., Bauman, A., Clavisi, O. and Leslie, E. (2000) Social-cognitive and perceived environment influences associated with physical activity in older Australians. *Preventive Medicine* **31(1)**, 15–22.

Bradley, M. (1996) Caring for older people: Elder abuse. *British Medical Journal* **313**, 548–550.

Burnett, J., Regev, T., Pickens, S., Prati, L., Aung, K., Moore, J. and Dyer, C. (2006) Social networks: A profile of the elderly who self-neglect. *Journal of Elder Abuse and Neglect* **18(4)**, 35–49.

Carpenter, B. (2002) Family, peer and staff social support in nursing home patients: Contributions to psychological well-being. *Journal of Applied Gerontology* **21(3)**, 275–293.

Carruthers, I. and Ormondroyd, J. (2009) Achieving Age Equality in Health and Social Care: A report to the Secretary of State for Health. http://www.dh.gov.uk/dr_consum_dh/groups/dh_digitalassets/documents/digitalasset/dh_107398.pdf (Accessed 3.2.10)

Chau, R. and Yu, S. (2009) Culturally sensitive approaches to health and social care: Uniformity and diversity in the Chinese community in the UK. *International Social Work* **52(6)**, 773–784.

Chiu, S. and Yu, S. (2001) An excess of culture: The myth of shared care in the Chinese community in Britain. *Ageing & Society* **21(6)**, 681–699.

Clarke, L. and Roberts, C. (2004) The meaning of grandparenthood and its contribution to the quality of life of older people. In: Walker, A. and Hagan Hennessy. C. (eds), *Growing Older: Quality of life in old age*. Maidenhead: Open University Press, pp. 188–208.

Cohen, M., Levin, S., Gagin, R. and Friedman, G. (2007) Elder abuse: Disparities between older people's disclosure of abuse, evident signs of abuse, and high risk of abuse. *Journal of the American Geriatrics Society* **55(8)**, 1224–1230.

College of Occupational Therapists (2010) *Code of Ethics and Professional Conduct*. London: College of Occupational Therapists.

Cookman, C. (1996) Older people and attachment to things, places, pets and ideas. *Image: The Journal of Nursing Scholarship* **28(3)**, 227–231.

Crohan, S. and Antonucci, T. (1989) Friends as a source of social support in old age. In: Adams, R. and Blieszner, R. (eds) *Older Adult Friendship: Structure and process*. Newbury Park, CA: Sage Publications, pp. 129–146.

Cuddy, A., Norton, M. and Fiske, S. (2005) This old stereotype: The pervasiveness and persistence of the elderly stereotype. *Journal of Social Issues* **61(2)**, 267–285.

Davidson, K. and Arber, S. (2004) Older men: Their health behaviours and partnership status. In: Walker A. and Hagan Hennessy, C. (eds), *Growing Older: Quality of life in old age*. Maidenhead: Open University Press, pp. 127–148.

Davys, D. (2008) Ageism with occupational therapy? *British Journal of Occupational Therapy* **71(2)**, 72–74.

de Jong Gierveld, J., Broese Van Groenou, M., Hoogendoorn, A. and Smit, J. (2009) Quality of marriages in later life and emotional and social loneliness. *The Journals of Gerontology: Series B: Psychological Sciences and Social Sciences* **64B(4)**, 497–506.

Department of Health (2001) *National Service Framework for Older People*. London: HMSO.

Dickinson, A. and Hill, R. (2007) Keeping in touch: Talking to older people about computers and communication. *Educational Gerontology* **33(8)**, 613–630.

Drew, L. and Silverstein, M. (2007) Grandparents' psychological well-being after loss of contact with their grandchildren. *Journal of Family Psychology* **21(3)**, 372–379.

Drew, L. and Smith, P. (1999) The impact of parental separation/divorce on grandparent–grandchild relationships. *International Journal of Aging and Human Development* **48**, 191–215.

Duthie, J. and Donaghy, M. (2009) The beliefs and attitudes of physiotherapy students in Scotland toward older people. *Physical & Occupational Therapy in Geriatrics* **27(3)**, 245–266.

Dyer, C., Pavlik, V., Murphy, K. and Hyman, D. (2000) The high prevalence of depression and dementia in elder abuse or neglect. *Journal of the American Geriatrics Society* **48(2)**, 205–208.

Evans, P., Hucklebridge, F. and Clow, A. (2000) *Mind, Immunity and Health: The science of psychoneuroimmunology*. London: Free Association Books.

Featherstone, M. and Hepworth, M. (2009) Images of aging: Cultural representations of later life. In: Sokolovsky, J. (ed.) *The Cultural Context of Aging: Worldwide perspectives*, 3rd ed. Westport, CT: Praeger Publishers/Greenwood Publishing Group, pp. 124–144.

Field, E., Walker, M. and Orrell, M. (2002) Social networks and health of older people living in sheltered housing. *Aging & Mental Health* **6(4)**, 372–386.

Gergen, M. and Gergen, K. (2001) Positive aging: New images for a new age. *Ageing International* **27(1)**, 3–23.

Glass, T., Mendes de Leon, C., Marottoli, R. and Berkman, L. (1999) Population based study of social and productive activities as predictors of survival among elderly Americans. *BMJ* **319**, 478–483.

Golden, J., Conroy, R., Bruce, I., Denihan, A., Greene, E., Kirby, M. and Lawlor, B. (2009) Loneliness, social support networks, mood and wellbeing in community-dwelling elderly. *International Journal of Geriatric Psychiatry* **24(7)**, 694–700.

Granville, G. (2001) Intergenerational health promotion and active citizenship. In: Chiva, A. and Stears, D. (eds) *Promoting the Health of Older People*. Buckingham: Open University Press, pp. 40–50.

Greenfield, E. and Marks, N. (2007) Continuous participation in voluntary groups as a protective factor for the psychological well-being of adults who develop functional limitations: Evidence from the national survey of families and households. *The Journals of Gerontology: Series B: Psychological Sciences and Social Sciences* **62B(1)**, S60–S68.

Haines, V. and Henderson, L. (2002) Targeting social support: A network assessment of the convoy model of social support. *Canadian Journal on Aging* **21(2)**, 243–256.

Harris, A. and Thoresen, C. (2005) Volunteering is associated with delayed mortality in older people: Analysis of the Longitudinal Study of Aging. *Journal of Health Psychology* **10(6)**, 739–735.

Helman, C.G. (2000) *Culture, Difference and Healthcare*. Oxford: Butterworth Scientific.

Henley, A. and Schott, J. (1999) *Culture, Religion and Patient Care in Multi-ethnic Society*. London: Age Concern Books.

Herbert, J. and Greene, D. (2001) Effects of preference on distance walked by assisted living residents. *Physical and Occupational Therapy in Geriatrics* **19(4)**, 1–15.

House, J., Robbins, C. and Metzner, H. (1982) The associations of social relationships and activities with mortality: Prospective evidence from the Tecumseh community health study. *American Journal of Epidemiology* **116(1)**, 123–140.

House, J., Landis, K. and Umberson, D. (1988) Social relationships and health. *Science* **241**, 540–545.

Jorm, A. (2005) Social networks and health: It's time for an intervention trial. *Journal of Epidemiology and Community Health* **59(7)**, 537–538.

Kahn, R. and Antonucci, T. (1980) Convoys over the life course: Attachment, roles and social support. In: Baltes, P. and Brim, O. (eds) *Life-span Development and Behavior*, Vol **3**. New York: Academic Press, pp. 253–286.

Keating, N., Otfinowski, P., Wenger, C., Fast, J. and Derksen, L. (2003) Understanding the caring capacity of informal networks of frail seniors: A case for care networks. *Ageing and Society* **23**, 115–127.

Kincade, J., Rabiner, D., Bernard, S. and Woomert, A. (1996) Older adults as a community resource: Results from the National Survey of Self-Care and Aging. *Gerontologist* **36(4)**, 474–482.

Krause, N. (2007) Longitudinal study of social support and meaning in life. *Psychology and Aging* **22(3)**, 456–469.

Krause, N. and Markides, K. (1990) Measuring social support among older adults. *International Journal of Aging and Human Development* **30(1)**, 37–53.

Lawrence, A. and Schigelone, A. (2002) Reciprocity beyond dyadic relationships. *Research on Aging* **24(6)**, 684–704.

Levy, B. and Banaji, M. (2002) Implicit ageism. In Nelson, T. (ed.) *Ageism: Stereotypes and prejudice against older persons*. Cambridge, Mass: MIT Press, pp. 49–75.

Lim, K.H. (2001) A guide to providing culturally sensitive and appropriate occupational therapy assessments and interventions. *Mental Health Occupational Therapy Magazine* **6(2)**, 26–29.

Litwin, H. (2001) Social network type and morale in old age. *Gerontologist* **41(4)**, 516–524.

Lowenstein, A., Katz, R. and Gur-Yaishm N, (2007) Reciprocity in parent-child exchange and life satisfaction among the elderly: A cross-national perspective. *Journal of Social Issues* **63(4)**, 865–883.

Lum, T. and Lightfoot, E. (2005) The effects of volunteering on the physical and mental health of older people. *Research on Aging* **27(1)**, 31–55.

Lund, M. and Tamm, M. (2001) How a group of disabled persons experience rehabilitation over a period of time. *Scandinavian Journal of Occupational Therapy* **8(2)**, 96–104.

Lyyra, T. and Heikkinen, R. (2006) Perceived social support and mortality in older people. *The Journals of Gerontology: Series B: Psychological Sciences and Social Sciences* **61B(3)**, S147–S152.

McColgan, G. and Schofield, I. (2007) The importance of companion animal relationships in the lives of older people. *Nursing Older People* **19(1)**, 21–23.

Mellor, D., Davison, T., McCabe, M. and George, K. (2008) Professional carers' knowledge and response to depression among their aged-care clients: The care recipients' perspective. *Aging & Mental Health* **12(3)**, 389–399.

Paillard-Borg, S., Wang, H., Winblad, B. and Fratiglioni, L. (2009) Pattern of participation in leisure activities among older people in relation to their health conditions and contextual factors: A survey in a Swedish urban area. *Ageing and Society* **29(5)**, 803–821.

Parslow, R., Jorm, A., Christensen, H., Rodgers, B. and Jacomb, P. (2005) Pet ownership and health in older adults: Findings from a survey of 2,551 community-based Australians aged 60–64. *Gerontology* **51(1)**, 40–47.

Pillemer, K. and Finkelhor, D. (1989) Causes of elder abuse: Caregiver stress versus problem relatives. *American Journal of Orthopsychiatry* **59(2)**, 179–187.

Raina, P., Waltner-Toews, D., Bonnett, B., Woodward, C. and Abernathy, T. (1999) Influence of companion animals on the physical and psychological health of older people: An analysis of a one-year longitudinal study. *Journal of the American Geriatrics Society* **47(3)**, 323–329.

Reynolds, F. (2010) 'Colour and communion': Exploring the influences of visual art-making as a leisure activity on older women's subjective well-being. *Journal of Aging Studies* **24(2)**, 135–143.

Routasalo, P., Tilvis, R., Kautiainen, H. and Pitkala, K. (2009) Effects of psychosocial group rehabilitation on social functioning, loneliness and well-being of lonely, older people: Randomized controlled trial. *Journal of Advanced Nursing* **65(2)**, 297–305.

Russell, C., Campbell, A. and Hughes, I. (2008) Ageing, social capital and the internet: Findings from an exploratory study of Australian 'silver surfers'. *Australasian Journal on Ageing* **27(2)**, 78–82.

Scharf, T. and de Jong Gierveld, J. (2008) Loneliness in urban neighbourhoods: An Anglo-Dutch comparison. *European Journal of Ageing* **5(2)**, 103–115.

Seeman, T.A., Kaplan, G.A., Knudsen, L., Cohen, R. and Guralink, J. (1987) Social network ties and mortality among the elderly in the Alameda County Study. *American Journal of Epidemiology* **126(4)**, 714–723.

Sener, A., Oztop, H. and Dogan, N. (2008) Family, close relatives, friends: Life satisfaction among older people. *Educational Gerontology* **34(10)**, 890–906.

Shugarman, L., Fries, B., Wolf, R. and Morris, J. (2003) Identifying older people at risk of abuse during routine screening practices. *Journal of the American Geriatrics Society* **51(1)**, 24–31.

Silverstein, M. and Parker, M. (2002) Leisure activities and quality of life among the oldest old in Sweden. *Research on Aging* **24(5)**, 528–547.

Squire, A. (2001) Health-promoting residential settings. In: Chiva, A. and Stears, D. (eds) *Promoting the Health of Older People*. Buckingham: Open University Press, pp. 120–131.

Stevens, N. (2001) Combating loneliness: A friendship enrichment programme for older women. *Ageing and Society*, **21(2)**, 183–202.

Stewart, M., Meredith, L., Brown, J. and Galajda, J. (2000) The influence of older patient-physician communication on health and health-related outcomes. *Clinics in Geriatric Medicine* **16(1)**, 25–36.

Tanner, D. (2001) Sustaining the self in later life: Supporting older people in the community. *Ageing and Society* **21(3)**, 255–278.

Thiele, D. and Whelan, T. (2008) The relationship between grandparent satisfaction, meaning, and generativity. *The International Journal of Aging & Human Development* **66(1)**, 21–48.

Tomassini, C., Glaser, K. and Stuchbury, R. (2007) Family disruption and support in later life: A comparative study between the United Kingdom and Italy. *Journal of Social Issues* **63(4)**, 845–863.

Vaillant, G., Meyer, S., Mukamai, K. and Soldz, S. (1998) Are social supports in late mid-life a cause or result of successful ageing? *Psychological Medicine* **28(5)**, 1159–1168.

Victor, C. and Scharf, T. (2005) Social isolation and loneliness: In: Walker, A. (ed.) *Understanding Quality of Life in Old Age*. Buckingham: Open University Press, pp.100–116.

Victor, C., Scambler, S., Shah, S., Cook, D., Harris, T., Rink, E. and de Wilde, S. (2002) Has loneliness amongst older people increased? An investigation into variations between cohorts. *Ageing and Society* **22(5)**, 585–597.

Victor, C., Grenade, L. and Boldy, D. (2005) Measuring loneliness in later life: A comparison of differing measures. *Reviews in Clinical Gerontology* **15(1)**, 63–70.

Warburton, J., Terry, D., Rosenman, L. and Shapiro, M. (2001) Differences between older volunteers and nonvolunteers: Attitudinal, normative and control beliefs. *Research on Aging* **23(5)**, 586–605.

Wenger, G.C. (1994) *Support Networks of Older People: A guide for practitioners*. Bangor. Centre for Social Policy Research and Development, University of Wales.

Wenger, G.C. (1995) A comparison of urban with rural support networks: Liverpool and North Wales. *Ageing and Society* **15(1)**, 59–82.

Wenger, G.C. and Jerome, D. (1999) Change and stability in confidante relationships: Findings from the Bangor Longitudinal Study of Ageing. *Journal of Aging Studies* **13(3)**, 269–294.

Wheeler, J., Gorey, K. and Greenblatt, B. (1998) The beneficial effects of volunteering for older volunteers and the people they serve: A meta-analysis. *International Journal of Aging and Human Development* **47(1)**, 69–79.

Williams, A. and Giles, H. (1998) Communication of ageism. In: Hecht, M. (ed.) *Communicating Prejudice*. Thousand Oaks, CA: Sage Publishing, pp. 136–160.

Wright, P. (1989) Gender differences in adults' same and cross-gender friendships. In: Adams, R. and Blieszner, R. (eds) *Older Adult Friendship: Structure and process*. Newbury Park, CA: Sage Publishing, pp. 197–221.

Yates, B. (1995) The relation among social support and short- and long-term recovery outcomes in men with coronary heart disease. *Research in Nursing and Health* **18(3)**, 193–203.

Young, R.F. and Glasgow, N. (1998) Voluntary social participation and health. *Research on Aging* **20(3)**, 339–362.

Zhang, Y., Harwood, J., Williams, A., Ylanne-McEwen, V., Wadleigh, P. and Thimm, C. (2006) The portrayal of older adults in advertising: A cross-national review. *Journal of Language and Social Psychology* **25(3)**, 264–282.

4 作業療法の実践に関する政策とその意味

マーガレット・ギャラファー
(Margaret Gallagher)

　本章では、世界とイギリスの政策を見ることで、高齢者の政策およびサービス提供の現状を考察する。財政や人口が厳しい課題に直面する現代において、これらの政策が高齢者サービスおよび作業療法の実践にどう影響するかを検証する。また、専門職間の協力を重視する最近の政策の傾向や、イングランドにおける政策展開についても考察する。作業療法士協会（College of Occupational Therapists：COT）は、作業療法士が社会にとって重要な存在となるには、その働き方を変える必要があるとする（COT2009）。われわれは、作業療法士が医療・社会的ケア政策の策定および意思決定で積極的役割を果たすことを願い、これが可能と信じる。そのためには、作業療法の中心的価値を、政治家、行政官、多職種チームのメンバー、一般の人々に広く知らせなければならない。これによってのみ、作業療法士は現実的な役割を果たしうる。

世界的な視点

　先進国では寿命が有意に延びている一方、それほど寿命が延びていない国々もある。これについては、第2章の有病状態の圧縮理論の節で述べた。
　寿命の不平等には、政治的・経済的背景、各国の医療提供のアプローチ（健康増進や健康管理）が関連していると考えられる。また、これとは別に、個人の生活の質も問題となっている。生活の質は多様な因子（多くは文化的因子）に依存する。世界保健機関（WHO）は生活の質を次のように定義する。

　　生活の質とは「個人が人生において、自分の生きている文化・価値体系の文脈や自分の
　　目標、期待、基準、関心に対してどのような位置関係にあると認識しているか」を指す。
　　（WHO 1996, p.5）

　経済の発展、清潔な水の供給、環境の改善、医療制度の改善により、2050年までに世界の60歳以上の人口は3倍以上に増える。これにより医療・社会的ケア制度は様々な課題に直面する。世界的な高齢化は、公衆衛生にどんな影響を与えるのか？　医療制度が良好に機能するには、人間中心のケアを公平に提供する必要がある。例えば、人々が自分たちの健

康や医療制度に影響を与える決定に参加する機会を持つこと、あるいは高齢者プライマリケアを提供することなどである(『高齢者に優しい地域プライマリケアのパース枠組み』(Perth framework for age-friendly, community-based primary healthcare) (WHO 2010 (a))は、高齢者プライマリケア提供に関する問題を提示している)。

欧州連合(EU)は、『健康寿命』(The Healthy Life Years)で、高齢者の寿命および生活の質を検証している(European Union 2005)。広義には、これは質vs量の問題と言える。イギリスでは、65歳の人の余命は、女性が19.5年、男性が17.0年である(European Union 2005)。積極的な健康寿命という概念は、健康的な生活習慣を推進し、老年期における能力の低下や参加の減少を抑制しようとする公共政策において重要である。『健康寿命』では、活動の制限には中等度の制限と重度の制限があるとする。また健康寿命には性差があり、女性の方が長命であるが、長期におよぶ健康障害を有する。工業化社会および脱工業化社会では、心疾患や肥満など、豊かさに関連する健康障害が多い。一方、貧困も重要な要因であり、年金受給年齢を超える人の18%が政府の貧困線を下回る生活を送っているとされる(Age UK 2010)。貧困は、個人の生活の質に重大な影響を与える。また、退職については2章で詳しく検討したとおりである。

健康増進は、医療・社会的ケア政策に不可欠である(Department of Health [DH] 2011)。サクセスフル・エイジングやアクティブ・エイジングの概念の構成要素の多くは、作業療法の作業哲学と一致する。とはいえ、健康増進における作業療法の役割をさらに発展させなければならない。イギリスでは、まずWilcock (1998, 2002)が、作業療法士は公衆衛生の領域で健康増進を担いうると主張した。彼女の強い主張は、作業療法による健康増進に直接的な影響を与えた。Wilcockは、作業療法は病気の改善だけでなく、健康増進の哲学に賛同し最適な健康状態の推進に直接的に携わらなければならないとする。作業療法士は、第一次、第二次、第三次の健康増進に関わる(Box4.1)。一方、作業療法士による健康増進プロジェクトの質的向上についてのガイダンスもある(Lisら 2008)。

作業療法士は既に様々な形で高齢者の健康増進に関与している。ただし、FlanneryとBarry (2003)の最近の研究によれば、作業療法の実践を健康増進へシフトする際の最大の阻害因子は、限られたリソース(時間、人材、技能の水準、資金)である。Clarkら(1997)の『自立した高齢者の作業療法』(Occupational therapy for independent-living older people)の研究では、作業療法の予防的介入が高齢者に利益をもたらすことが実証された(2章参照)。この独創的な研究は、作業療法の有効性のエビデンスを提供し、これに基づき、国立医療技術評価機構(2008)は『精神的な安寧と高齢者』というガイドラインを作成した(この中では作業療法の有益性が認められている)。また、この研究は、作業療法は、抑うつ状態や不安のリスクの低下、気分や自尊心の向上、心身の健康・移動能力・自立性の改善、安寧の改善、生活の質の改善をもたらし、これにより利益と救済をもたらすことを明らかにしている。作業療法の有効性は、信頼性の高い無作為化比較試験だけでなく、実践に基づ

> **Box4.1　健康増進の三段階**
>
> **第一次**(上流の活動)：健康な人を対象とし、健康障害および障害の予防を目的とする。健康な高齢者に関わる作業療法士はこの段階に相当する(Clarkら1997)。
>
> **第二次**(中流の活動)：個人または集団を対象とし、健康を損なう生活習慣を改め、健康障害の慢性化および回復不能な段階への進行を防ぐ。例えば、転倒予防プログラムにおける事故防止の技能の教育などがある。さらに、可能な場合には以前の健康状態への回復を目指す。
>
> **第三次**（下流の活動)：慢性疾患や障害を有する人の可能性を最大限に活用する。高齢者に関わる作業療法士が行う適応化、代償、福祉用具の提供はこの段階に相当する。

く質的研究によっても証明されている（Reagonら2010）。また、高齢者の健康増進には、人間作業モデルの活用も有益である(Yamadaら2010)。

　欧州の高齢者の人口について、2050年までに65歳以上の人口は70％増加、80歳以上の人口は170％増加すると予測されている（European Union 2007)。欧州委員会（2009）のアルツハイマー病およびその他の認知症のイニシアティブは、2006年時点で欧州で認知症を有する人（30-99歳）は730万人と推計している。また、認知症と診断された人は、女性が男性のほぼ2倍とされる。このイニシアティブは、早期診断、安寧の増進、最善の治療を推進するため、欧州全体での知識の共有、共同研究、認知症患者の権利の尊重などの行動を提言している。

　将来の計画を策定する際、政府は多様な選択肢を考慮しなければならない。そこで、WHO（2002b)は、政策決定者向けの長期ケアのツールキットを開発した。このツールキットは、安定した前進、危機と混乱、市民のつながり、世界的変化という4つのシナリオを示し、これを用いて各国が長期ケア（高齢者ケアを含む）のニーズを評価できるようになっている。また、政策およびサービス提供の具体化のため、例えば次のような問いを提示している。

- 家族がなすべきと期待されることは何か？　それは誰のためのものか？
- 家族の中の誰がその義務を負うか？　なぜその人が選ばれたか？
- 家族の義務の遂行を容易にするには、どんな支援が可能か？
- 家族の負担をどのように制限するか？
- 地域はどんな責任は負うか？（また地域の誰がこの責任を負うか？)
- 国はどんな責任を負うか？

　イギリスでは高齢者の長期ケアの財源が議論されている。そこでは、まさにこれらの問いが議論の中心となっている。最も重要な問題は、誰が高齢者ケアの費用を負担するか(例：本人と家族、本人・家族・国の共同、国)であるが、イギリス政府はこれについて明言を避けている。

> **Box4.2　「衝撃」としての老い**
>
> 　ここで、私の友人で元校長のある女性について考えてみたい。彼女は今の所、順調に老年期を過ごしているが、老化に慣れ親しんではいない。彼女は老いを「衝撃」(shock)と表現する。それは、自分の元には決して来ないと思っているものがやって来るという意味である。
>
> - ある物事が自分には起こらないと考える人に、それに対する備えをどのようにしてさせるか？
> - 自分が未経験の過程をどのようにして理解できるか？
> - あなたが学生あるいは新米の臨床医であれば、高齢者サービスの政策の中で何を知っておく必要があるか？
> - 研究によるエビデンスを用いて以上の問いに答えることができるか？

国際的状況

　国連の専門機関である世界保健機関(WHO)は、保健政策の管理・調整および研究実施に対して国際的なリーダーシップと責任を有する。WHOの取り組みは、高齢者の政策展開に重大な影響を与えてきた。『アクティブ・エイジング―その政策的枠組み』(Active Ageing：A Policy Framework) (WHO 2002 (a))では、アクティブ・エイジングの4つの重要概念は、自律性、自立性、生活の質、健康寿命であるとされている(2章参照)。平均寿命(life expectancy at birth)が人口高齢化の重要な指標であることに変わりはないが、障害を有さない期間は特に重要である。

　自律性は、アクティブ・エイジングの重要概念の一つである。作業療法士は、サービス利用者に十分な情報とエンパワーメントを与え、サービス利用者が治療過程で主要な意思決定者になれるようにしなければならない (Department of Health 2010, 2012)。サービス利用者は、自らアセスメントを行うことで、自ら生活を管理することができる(標準化されたアセスメントとアウトカム評価については5章を参照)。世界人権宣言(1948)は、「医療及び必要な社会的施設等により、自己及び家族の健康及び福祉に十分な生活水準を保持する権利並びに失業、疾病、心身障害、配偶者の死亡、老齢その他不可抗力による生活不能の場合は、保障を受ける権利」(第25条)を明示している。ここでは、「老齢」と「心身障害」は保護を要するものとされている。この宣言が国連で採択された同じ年に、イギリスでは国民医療サービス(National Health Service：NHS)が設立された。両者はいずれも、第二次世界大戦後のより良い世界を希求して創設された。1951年にイギリス政府はヨーロッパ人権条約に加わった。その後、この条約が定める人権は人権法(1998)として法制化された。人権法は、個人が医療・社会的ケア制度およびサービス提供者に対して申立を行う機会を保障している(例：私的な家族生活の尊重、生存権)。また、国連の『高齢化に関するマドリッド国際行動計画』(United Nations 2002)が、「高齢者に対して、予防的医療やリハビリ医療を始

めとして、医療、支援及び社会的保護を提供すること」を提唱して以来、高齢者の願望およびニーズを国際的アジェンダに取り入れることが重視されるようになっている。

イギリスの社会政策

　国際的な研究や指針は、現代の潮流を反映して、人権、個人主義、消費者主義とその影響（医療・社会的ケア政策への）、医療・社会的ケアサービスの提供の仕方などを主題として扱っている。現在、イギリスでは、権限移譲されたイングランド、スコットランド、ウェールズ、北アイルランドにおいて、医療・社会的ケアサービスの財源および提供の仕方が異なり、高齢者の長期ケアの費用負担も異なっている。スコットランドでは、権限移譲後、他とは異なる決定がなされ、高齢者は個人的ケアを無料で受けられる。イングランドでは、高齢者ケアの費用について合意が進んでいないが、医療と社会的ケアを変える重要な法として、医療及び社会的ケア法（2012）が成立した。この法は、医療行政の3分の1縮小を目標に掲げている。また、ケアの無料（1948年のNHS設立時の原則）を据え置く一方、GP（general practitioner）が患者を代理してサービス（公的事業、民間事業、ボランティア事業）を委託することを許可している。作業療法の有効性を支持するエビデンスがなければ、GPは作業療法サービスを委託しない可能性がある。このため、作業療法士は、作業療法の主要な技能をアピールする企業家精神を持つ必要がある（HolmesとScaffa 2009）。英国医師会および王立看護協会は、この法案に反対した。一方、作業療法士協会（COT）は、2010年のイギリスの総選挙で、政策アジェンダに働きかけを行い（COT 2010)、高齢者のために次の2点を要望した。

- 高齢者の自立生活のイネーブリング：政府は、リハビリテーション、リイネーブルメント、適応、福祉用具のための十分なリソースを提供しなければならない
- 認知症の支援：政府は、身体的ニーズや問題行動に対処しうる作業療法士の専門技能を活用して、認知症を有する人の生活の質を最適化しなければならない

　ケアの質委員会（Department of Health 2010（c））は、GPによるケア委託には問題があるとし、目的別にケア委託の方法を提示している。また、サービス提供の担い手として、社会事業（ボランティア、独立組織）を重視している。これは、サービス提供者の多様化へ道を開くものであり、サービスが細分化し、適切なサービス水準の維持が難しくなる可能性がある。また、医療・社会的ケアの管理体制の簡素化が焦点となっている現在、作業療法士の職業的なアイデンティティやリーダーシップの維持は重要な課題である。作業療法士は様々な組織でサービス提供を行うが、しばしば組織間の統合も問題となる。とはいえ、作業療法士の最優先課題は、作業療法の有効性を示すエビデンスの提供である。このエビデンスにより、作業療法サービスの委託が促進されるからである。

　イングランドでは、高齢者医療の主な財源は普通税および地域別料金である。これは、健

康保険モデルと大きく異なる。健康保険は、個人が保険に加入し、各自のニーズに応じて費用が支給される。また雇用と関連した保険もある。NHS設立以来、社会的ケアは発展し、多くの作業療法士は国の事業で働くようになった。法的にもこの動きは推進され、例えば慢性疾患及び障害者法（UK Parliament 1970）は、地方自治体が障害者の地域生活を支えるサービスを提供することを定めている。地方自治体による作業療法士の雇用により、医療と社会的ケアの間で組織が分裂した。これに対応するため、行政間の境界を越えてサービスを統合する改革が行われた。また、高齢者サービスの改善の必要性が認知されるようになり、政府は、『高齢者のナショナル・サービス・フレームワーク』（National Service Framework [NSF] for Older People）（Department of Health 2001）を作成し、NHS病院は次の8つの基準を満たさなければならないとした。

- 年齢差別の根絶
- ヒト中心のケア
- 中間期ケア
- 総合病院のケア
- 脳卒中
- 転倒
- 高齢者の精神保健
- 老年期のアクティブ・ヘルスの増進

以下で最初の7つを見ていく。その際、これらと併せて、『現代の社会的ケア制度の展望』の7つの原則、すなわちパーソナライゼーション、パートナーシップ、複数性、保護、生産性、人間についても検討する（Department of Health 2010（a））。

年齢差別の根絶、保護

高齢者のナショナル・サービス・フレームワーク（NSF）は、高齢者がNHSの社会的ケアにアクセスする際、年齢により不当に差別されてはならないとする。また、NSFの実現の次のステップとして、『ケアの尊厳』が、ケアのあらゆる場面で推進された（Department of Health 2006）。これは、高齢者ケアの水準をあらゆる面で向上させることを目指すものである。Harriesら（2007）は、65歳以上の患者では、若年患者と異なる管理が行われ、アセスメントや処置の選択肢が少ないことを示し、年齢差別の問題（医療専門職の内面的態度）への対策が必要としている。作業療法士は、年齢差別的な態度や先入観が作業療法の実践に与える影響、また非年齢差別的な実践のために何が出来るかを考えなければならない。一方、『成人の社会的ケアの展望―地域の力とアクティブな市民』（Department of Health 2010）は、医療専門職が患者を保護する必要性を強調している。また、ケアの尊厳、公平性に加えて、安全性、リスク評価、最善の実践についても言及している。

ヒト中心のケア、パーソナライゼーション

ヒト中心のケアは、高齢者を個人として扱い、適切なケアパッケージ（医療と社会的ケアの

境界を越えた)を適時に提供し、個人のニーズに答えるものである。これは、クライエント中心の実践とも一致する。クライエント中心の実践では、作業療法士とサービス利用者のパートナーシップが重要であり、利用者の目標の達成を主眼として介入を行う(Sumsion 1999)。一方、パーソナライゼーションは、ヒト中心のケアと類似しているが、サービス利用者が十分な情報とエンパワーメントを与えられ、治療過程で意思決定者となることを重視する。したがって、作業療法士は、サービス利用者がエビデンスに基づく情報にアクセスできるようにし、ケアおよび介入の選択肢(複数性)を提供しなければならない。また、サービス利用者が作業療法を主導し、作業療法士は「技能、共感、想像力」(人間(people))を用いてサービスを管理し提供しなければならない。このため、作業療法士は、サービス提供に関する研究および評価に積極的に参加することが求められる。

中間期ケア、パートナーシップ

高齢者のNSFは、総合的サービス(速やかな病気回復、不要な入院(急性期病院)の防止、適時の退院支援、自立性の最大化)の提供が必要であるとする。イギリスでは、速やかな急性期病院からの退院を促すためのサービスが確立されている。ここでも作業療法士は重要な役割を果たす。ここで重要なのは、病院と地域をつなぐサービスである(予算の確保、管理の統合)。その際、患者に提供するケアパッケージを減らすよう作業療法士に圧力をかけることは、クライエント中心のアプローチに反する。そうではなく、高齢者がニーズにあったサービスを選択できるようにしなければならない。一方、『成人の社会的ケアの展望』(Department of Health 2010)も、作業療法士は、ボランティア事業、研究者、自治体の間のパートナーシップの構築を支援しなければならないとしている。

総合病院のケア、生産性

高齢者のNSFは、高齢者が病院で必要な専門的治療を受け、入院で最大の利益を得られるようにする必要があるとする。Hammondら(2009)は、不要な長期入院が行われており、亜急性期治療と地域サービスのバランスおよび構造を見直すべきであり、サービスのさらなる再編の必要性を示唆している。これまで、保健省は、サービス改善の政策や臨床ガイドラインを作成してきたが、常に退院の計画および調整が重要な課題であった(Department of Health 2010)。以前は、作業療法士は、急性期病院で、医学的モデルに従ってサービスを提供していた。しかし、総合的サービス(医療と社会的ケアの統合)への転換により、作業療法士は、多組織で働くようになり、地域中心の社会的モデルによる実践を求められるようになった(COT 2002)。一方、退院計画の一部として行われる退院前の一時帰宅(作業療法士が中心的役割を担う)の有効性が疑問視されている(Atwalら 2003)。また、作業療法士が提供する情報は適正な基準を満たしていない場合がある(Atwalら 2011)。退院計画は多職種による複雑な治療過程である。この過程でどのようにしてクライエント中心の実践

を行うかが課題となっている(CrennanとMacRae 2010)。

　生産性は、『現代の社会的ケア制度の展望』の原則の一つとなっている。作業療法士にとって、生産性とは、効率的かつ有効な作業療法サービスの提供である。NHS制度は、ケアの質の改善に加えて、効率化により2014-2015年に200億ポンドを節減しなければならないため、特に生産性は重要であり、これを実施する計画として、『QIPP』(質、イノベーション、生産性、予防)を掲げている(Department of Health 2012)。

　また、高齢者のNSFは、対策を要する重要な疾患として脳卒中、転倒、精神疾患を挙げている。これらは5章で詳しく見る。

脳卒中：発症率の低下、発症者の総合的な脳卒中ケアサービスへの速やかなアクセスが必要である。Ruddら(2007)は、高齢者がアクセスする脳卒中ケアはNSFの基準を満たすものが少ないとし、隠れた差別的要素についても明らかにしている。Manginら(2007)は、NSFが単一の疾患モデルを使用することを問題視し、多様な病変を伴う老化の複雑性を踏まえた細やかなアプローチを提言している。脳卒中に対する作業療法の意義は、多数の高度な研究により確認されている(Walkerら 1999, Loganら 2004, Leggら 2006)。

転倒：重傷に至る転倒の減少、転倒後の有効な治療やリハビリテーションが必要である。転倒に関する基準は、作業療法の実践(健康増進、予防策)に関わるため、作業療法士にとって特に重要である。この基準は、転倒予防は有意な利益をもたらすとする研究(Spiceら 2009)のエビデンスを示し、転倒予防や中間期ケア(医療と社会的ケアの統合)について規定する。また、ケアの質は、多職種チームの治療により改善する(Waldronら 2011)。作業療法が転倒リスクを低下させるとのエビデンスが次々と提出されているが、さらなる研究が必要である。

高齢者の精神疾患：高齢者の心の健康の増進、認知症や抑うつ状態の治療および支援が必要である。最近できた法律は、クライエント中心の社交的会話を人権と関連づけており、サービスの作成および提供に大きな影響を与えている。例えば、エキスパート患者プログラムや、サービスの作成や提供における利用者の参加(医療及び社会的ケア法で規定)などがある(Department of Health 2010)。また、意思決定能力法(UK Parliament 2005)は、精神疾患を有するクライエントのニーズを人権などの法的領域につなげる法であり、意思決定能力や心の健康をめぐる複雑な問題を明確化する。クライエントは可能な限り決定に参加し、クライエントを代理して行われる決定はクライエントの最善の利益とならなければならないとされる。また、高齢者に関わるあらゆる専門職は、この法の下で職責を果たさなければならない。作業療法士は、最善の実践(クライエント中心、クライエントのエンパワーメント)と潜在的リスク(クライエントおよび臨床家の双方にとって)のバランスを考えなければならない。また、チームの一員として、臨床を後押しし、臨床家が難しい判断を行うのを支援しなければならない。作業療法士は、個人およびチームの両面から考察して

有効な実践を行い、これにより職業的にも成長しうる。一方、認知症については、認知症戦略(Department of Health 2009)が作られ、次の優先的課題が挙げられている。

- 全ての認知症患者に対する良質な早期診断および介入
- 総合病院のケアの質の向上
- 認知症を有しながら介護施設で快適に生活できること
- 抗精神病薬の減薬

また、認知症に対する作業療法の有効性のエビデンス・ベースを提供するものとして、アメリカ作業療法士協会(American Association of Occupational Therapists)のアルツハイマー病および関連障害の臨床ガイドラインがある(Schaber 2010)。

協働的実践(collaborative practice)

　政府の医療改善政策は、医療専門職が協働し共に学習するプロセスを推進してきた(Box4.3)。有効な高齢者ケアの重要な要素の一つが、多様な組織の関与である。これはサービス利用者にとっては分かりづらい。サービス提供には、公的事業、ボランティア事業、独立組織の事業があり、多組織で多職種が働いている。しかし、多組織の協働には、多くの見えない(時に明らかな)阻害因子がある(特に組織や財政による阻害因子)。

　政府の指針では、サービス利用者と介護者がサービスの中心に置かれている。また、最善の実践にはチーム内の学習が重要であり、また協働には熟練した優秀なリーダーシップが必要とする。Øveretveit (2002)は、チームの協働に着目して、治療の質的改善のアプローチを検証した。その結果、協働は、どんなチームでも成功するのではなく、指導者とこれを支援する管理者が丁寧に準備しチームをまとめる場合に成功することが分かった。また、AtwalとCaldwell (2005)は、チームワークの阻害因子は3つあるとする。すなわち、チームワーク観の相違、チームの一員として働く技能の習熟度の相違、チームにおける医療職の優位である。BaxterとMarkle-Reid (2009)によれば、多職種チームと在宅ケアの介護者が協力して行った転倒予防では、在宅ケアの介護者が多職種の協働を肯定的に理解すると、専門職、患者、家族に利益をもたらした。ただし、協働の成功には、チームの管理者による支援が

Box4.3　協働的実践の定義

　医療の協働的実践とは、あらゆる場面で最良のケアを提供するため、患者、家族、介護者、地域と協力することにより、異なる専門的背景を有する多職種が包括的サービスを提供することである。

　協働的実践は、臨床的な仕事と非臨床的な仕事から成る。すなわち、診断、治療、サーベイランス、ヘルスコミュニケーション、管理、衛生工学などである(WHO 2010 (b))。

不可欠であった。

　医療現場のチームの協働を理解する上で、専門職間および他者に対する態度が重要である。Leipzigら(2002)は、高齢者の治療にあたる多職種チームにおいて、大学院在籍の研修医、専門看護師、ソーシャルワーカーのそれぞれの態度を比較した。その結果、チーム医療では誰が決定の最終責任を負うかが重要な問題であることが分かった。医師は自分に最大の責任があると考える。これは医療の現場を反映したものだが、他のメンバーの貢献を低く評価するものにも見える。SalhaniとCoulter(2009)は、多職種の協働に関する政府の分析を調べ、看護師が医師との関係で自律性の保持に葛藤していることを明らかにした。看護師と医師がそれぞれ権限を行使し異なる治療戦略をとることは、チーム医療に反する。良好な協働的実践には、チームの各成員の協働へのコミットメントが重要である(Nicholsonら2000)。

結 論

　本章では、世界とイギリスの高齢者の政策および研究を見てきたが、その内容の豊かさはサービス提供の着実な前進として見ることができる。文化的・民族的に多様なイギリス国民に対するサービス提供の歴史的背景を見ることで(特に老年期に有意な不平等が存在する)、政策決定者およびサービス提供者の課題が浮き彫りになる。政策の課題として、患者中心のケア、健康増進、文化能力、健康寿命、予算のパーソナライゼーションなどがある。エビデンスに基づくサービスおよび介入を良質な提供者を通じて総合的に提供することが求められている。

　例えば、政府の政策はBox4.2の高齢女性にどんな影響を与えるだろうか？　彼女は、医療が必要な時に、迅速に適切で丁寧な支援がなされることを期待する。だが、実際には、支援は分かりづらく、否定的な経験をすることが多い。良好な多組織の協働は、ケア提供に不可欠の要件であるが、依然としてその達成が課題である(特に優秀なリーダーシップ)。

　世界経済が不安定な現代において、イギリスも含め民主主義国家では、高齢者の医療・社会的ケアの選択肢が硬直的になる。イギリスでは、サービス提供者の選定がGPに委ねられ、また民間事業者がサービスを受注できるようになったことで、NHSの財源を直接税で賄う政策が転換点に来ている。政府は、財政危機に抜本的に取り組もうとしており、これを公的事業の再編・削減の好機にしようとしている。最近、民間事業者がNHS病院であるヒンチングブルック病院の運営を受託したことは、病院の独立運営がさらに進むことを予兆している。社会事業(利用者やボランティア事業も含む)により、サービス提供者はさらに多様化するだろう。こうした動きにより、NHS病院、また社会的ケアをめぐる環境は変化するだろう。

　長期ケアの財源については、現在も合意が得られていない。これはイギリスが直面する最も重要な問題の一つである。世界的な財政難の中、政府および家族が、地域の高齢者の包摂や参加を推進するサービスの財源を減らす選択をすれば、弱い立場の高齢者はどうなる

のか？　実際、現在の経済情勢は、高齢者サービスの維持という点で、社会的ケアに試練を課す。こうした中、世界保健機関は、世代間の対立に対置する形で、世代間の相互依存を推進している。例えば、戦後世代は将来の犠牲の上に安逸をむさぼっているといった論争は不毛である(Willetts 2010)。高齢者は若い世代の重荷であるという考えは、イギリスにおける有意な不平等（特に老年期）に取り組む政策の作成に役立たない。The King's Fund (2010)の提言によれば、高齢者をめぐる問題の解決には抜本的改革が必要であり、人口の変化に対応した改革に加えて、サービスの質的改善が急務である。作業療法士も、サービスの開発に貢献しうる（例：リイネーブルメントなどの最善の実践の指針の作成）。作業療法士の貢献は、将来のクライエント中心のサービスに重大な影響を与えうる。また、作業療法士には、作業療法を推進する活動家としての責任があり、エビデンスの提供、実践における政策の具体化、臨床で出会う高齢者にとって良い記憶となるような良質な実践を行わなければならない。

参考文献

Age UK (2010) Agenda for Later Life. Age UK London,. Available at: http://policy.helptheaged.org.uk/NR/rdonlyres/CA9B5B5F-3BD7-40EE-99AF-CE2531B6D413/0/AgendaforLaterLifeMarch2010.pdf

Atwal, A. and Caldwell, K. (2006) Nurses' perceptions of multidisciplinary team work in acute health-care. *International Journal of Nursing Practice* **12(6)**, 359–365.

Atwal, A., McIntyre, A., Craik, C. and Hunt, J. (2008) Occupational therapists' perceptions of predischarge home assessments with older adults in acute care. *The British Journal of Occupational Therapy* **71(2)**, 52–58.

Atwal, A., Luke, A. and Plastow, N. (2011) Evaluation of occupational therapy pre-discharge home visit information leaflets for older adults *The British Journal of Occupational Therapy* **74(8)**, 383–386.

Baxter, P. and Markle-Reid, M. (2009) An interprofessional team approach to fall prevention for older home care clients 'at risk' of falling: Health care providers share their experiences. *International Journal of Integrated Care*, Apr–Jun, **9**, e15.

Clark, F., Azen, S., Zemke, R., Jackson, J., Carlson, M., Mandel, D., Hay, J., Josephson, K., Cherry, B., Hessel, C., Palmer, J. and Lipson, L. (1997) Occupational therapy for independent-living older people. *The Journal of the American Medical Association* **278(16)**, 1321–1326.

College of Occupational Therapists (2002) From Interface to Integration: a strategy for modernising occupational therapy services in local health and social care communities. College of Occupational Therapists. London.

College of Occupational Therapists (2009) Curriculum guidance for pre-registration education. College of Occupational Therapists. London.

College of Occupational Therapists (2010) A Manifesto. College of Occupational Therapists. London Available at: http://www.cot.co.uk/MainWebSite/Resources/Document/COT%20Manifesto%202010.pdf

Crennan, M. and MacRae, A. (2010) Occupational therapy discharge assessment of elderly patients from acute care hospitals. *Physical and Occupational Therapy in Geriatrics* **28(1)**, 33–43.

Department of Health (2001) The National Service Framework for Older People. London: HMSO. Available at: http://www.dh.gov.uk/en/Publicationsandstatistics/Lettersandcirculars/Healthservicecirculars/DH_4004832

Department of Health (2006) The next steps in implementing the National Service Framework for Older People. London: HMSO. Available at: http://www.dh.gov.uk/prod_consum_dh/groups/dh_digitalassets/@dh/@en/documents/digitalasset/dh_4133947.pdf

Department of Health (2009) Living well with dementia: a National Dementia Strategy. London: HMSO Available at: http://www.dh.gov.uk/en/Publicationsandstatistics/Publications/PublicationsPolicyAndGuidance/DH_094058

Department of Health (2010a) *Equity and Excellence: Liberating the NHS*. London: HMSO.

Department of Health (2010b) *A Vision for Adult Social Care: Capable communities and active citizens*. London: HMSO.

Department of Health (2010c) Quality Improvement, Productivity, Prevention. London: HMSO. Available at: http://www.dh.gov.uk/en/Healthcare/Qualityandproductivity/QIPPworkstreams/DH_115448

Department of Health (2010d) Ready to go? Planning the discharge and the transfer of patients from hospital and intermediate care. London: HMSO. Available at: http://www.dh.gov.uk/en/Publicationsandstatistics/Publications/PublicationsPolicyAndGuidance/DH_113950

Department of Health (2011) Healthy lives, healthy people White Paper: Update and way forward. London: HMSO. Available at: http://www.dh.gov.uk/en/Publichealth/Healthyliveshealthypeople/index.htm

Department of Health (2012) QIPP (Quality, Innovation, Productivity and Prevention). London: HMSO. Available at: http://www.dh.gov.uk/health/category/policy-areas/nhs/qipp/

European Union (2005) The Healthy Life Years. Available at: http://ec.europa.eu/health/ph_information/reporting/docs/hly_en.pdf

European Union (2007) Together for Health: A Strategic Approach for the EU 2008–2013. Available at: http://ec.europa.eu/health/ph_overview/Documents/strategy_wp_en.pdf

European Commission (2009) Initiative on Alzheimer's disease and other dementias. Available at: http://ec.europa.eu/health/archive/ph_information/dissemination/documents/com2009_380_en.pdf Accessed 15.12.10

Flannery, G. and Barry, M. (2003) An exploration of occupational therapists' perceptions of health promotion. *The Irish Journal of Occupational Therapy*, Winter, 33–41.

Hammond, C., Pinnington, L. and Phillips, M. (2009) A qualitative examination of inappropriate hospital admissions and lengths of stay. BMC. Health Service Research **9**:44.

Harries, C., Forrest, D., Harvey, N., McClelland, A. and Bowling, A. (2007) Which doctors are influenced by a patient's age? A multi-method study of angina treatment in general practice, cardiology and gerontology. *Quality and Safety in Health Care* **16(1)**, 23–27.

Health and Social Care Act (2012). Available at: http://www.legislation.gov.uk/ukpga/2012/7/contents

Holmes, W.M. and Scaffa, M.E. (2009) An exploratory study of competencies for emerging practice in occupational therapy. *Journal of Allied Health* **38(2)**, 81–90.

Human Rights Act (1998) Available at: http://www.legislation.gov.uk/ukpga/1998/42/contents

Kings Fund (2010) Securing good care for more people. Available at: http://www.kingsfund.org.uk/publications/securing_good_care.html

Leipzig, R., Hyer, K., Ek, K., Wallenstein, S., Vezina, M., Fairchild, S., Cassel, C. and Howe, J. (2002) Attitudes toward working on interdisciplinary healthcare teams: A vomparison by fiscipline. *Journal of the American Geriatrics Society* **50(6)**, 1141–1148.

Legg, L., Drummond, A. and Langhorne, P. (2006) Occupational therapy for patients with problems in activities of daily living after stroke. Cochrane Database of Systematic Reviews 2006, Issue 4. Art. No.: CD003585, doi: 10.1002/14651858.CD003585.pub2

Lis, K., Reichert, M., Cosack, A., Billings, J. and Brown, P. (eds) (2008) *Evidence-based Guidelines on Health Promotion for Older People*. Vienna: Austrian Red Cross.

Logan, P.A., Gladman, J.R.F, Avery, A.J., Walker, M.F., Dyas, J. and Groom, L. (2004) Randomised controlled trial of an *occupational therapy intervention to increase outdoor mobility after stroke*. *BMJ* **329(7479)**, 1372–1375.

Mangin, D., Sweeney, K. and Heath, I. (2007) Preventive health care in elderly people needs rethinking. *BMJ* **335(7614)**, 285–287.

National Institute for Health and Clinical Excellence (NICE) (2008) NICE Public Health Guidance 16: Occupational therapy interventions and physical activity interventions to promote the mental wellbeing of older people in primary care and residential care. London: NICE.

Nicholson, D., Artz, S. and Armitage, A. (2000) Working relationships and outcomes in multi-disciplinary collaborative practice settings. *Child and Youth Care Forum* **29(1)**, 39–73.

Øvretveit, J. (2002) *Action Evaluation of Health Programmes and Change*. Oxford: Radcliffe Medical Press.

Reagon, C., Bellin, W. and Boniface, G. (2010) Challenging the dominant voice: The multiple evidence sources of occupational therapy. *British Journal of Occupational Therapy* **73(6)**, 284–286.

Rudd, A,. Hoffman, A., Down, C., Pearson, M. and Lowe, D. (2007) Access to stroke care in England, Wales and Northern Ireland: The effect of age, gender and weekend admission. Available at: http://ageing.oxfordjournals.org/content/36/3/247.full.pdf+html

Salhani, D. and Coulter, I. (2009) The politics of interprofessional working and the struggle for professional autonomy in nursing. *Social Science and Medicine* **68(7)**, 1221–1228.

Schaber, P. (2010) *Occupational Therapy Practice Guidelines for Adults with Alzheimer's Disease and Related Disorders*. Bethesda, MD: AOTA Press.

Spice, C., Morotti, W., George, S., Dent, T., Rose, J., Harris, S., Christopher, J. and Gordon, C. (2009) The Winchester falls project: A randomized controlled trial of secondary prevention of falls in older people. *Age Ageing*. **38(1)**, 33–40.

Sumsion, T. (1999) *Client Centred Practice in Occupational Therapy: A guide to implementation*. London: Churchill Livingstone.

The Universal Declaration of Human Rights: 1948–2008 (2012) United Nations. Available at: http://www.un.org/events/humanrights/udhr60/

UK Parliament (1970) Chronically Sick and Disabled Persons Act 1970. Available at: http://www.legislation.gov.uk/ukpga/1970/44

UK Parliament (2005) The Mental Capacity Act (2005) Available at: http://www.legislation.gov.uk/ukpga/2005/9/contents

UK Parliament (2012) Health and Social Care Act 2001. The expert patient: A new approach to chronic disease management for the 21st century. Available at: http://www.dh.gov.uk/en/Publicationsandstatistics/Publications/PublicationsPolicyAndGuidance/DH_4006801

United Nations (UN) Universal Declaration of Human Rights (1948). Available at: http://www.un.org/events/humanrights/2007/.../declaration%20_eng.pdf

United Nations (2002) Madrid International Plan of Action on Ageing. Available at: http://www.un.org/ageing/documents/building_natl_capacity/guiding.pdf

Waldron, N., Dey, I., Nagree, Y., Xiao, J. and Flicker, L. (2011) A multi-faceted intervention to implement guideline care and improve quality of care for older people who present to the emergency department with falls. *BMC Geriatrics* **31(11)**, 6.

Walker, M.F., Leonardi-Bee, J., Bath, P., Langhorne, P., Dewey, M., Corr, S., Drummond, A., Gilbertson, L., Gladman, J.R.F., Jongbloed, L., Logan, P.A. and Parker, C. (2004) Individual patient data meta-analysis of randomized controlled trials of community occupational therapy for stroke patients. *Stroke* **35(9)**, 2226–223.

Walker, M.F., Gladman, J.R.F., Lincoln, N.B., Siemonsma, P. and Whiteley, P. (1999) Occupational therapy for stroke patients not admitted to hospital: A randomised controlled trial. *Lancet* **354(9175)**, 278–280.

Wilcock, A.A. (1998) Occupations for health. *British Journal of Occupational Therapy* **61(8)**, 340–345.

Wilcock, A.A. (2002) *Occupation for Health, Volume 2: A Journey from Prescription to Self Health*. London: College of Occupational Therapists.

Willetts, D. (2010) *The Pinch: How the Baby Boomers Took Their Children's Future – And Why They Should Give it Back*. London: Atlantic Books.

World Health Organization (1996) WHOQOL-BREF Introduction, administration, scoring and generic version of the assessment programme on mental health WHO. Geneva: WHO. Available at: http://www.who.int/mental_health/media/en/76.pdf

World Health Organization (2002a) Active aging. A policy framework. Available at: *http://whqlibdoc.who.int/hq/2002/WHO_NMH_NPH_02.8.pdf*

World Health Organization (2002b) Long term care tool kit for policy makers. Available at: http://www.who.int/chp/knowledge/publications/ltctoolkit.pdf Accessed 15.12.10

World Health Organization (2007) Global age friendly cities. Available at: http://www.who.int/mediacentre/news/releases/2010/age_friendly_cities_20100628/en/

World Health Organization (2010a) Perth framework for age-friendly community-based primary health care. Available at: http://www.who.int/ageing/projects/perth/en/

World Health Organization (2010b). Framework for action on interprofessional education and collaborative practice. Geneva: WHO. at:http://whqlibdoc.who.int/hq/2010/WHO_HRH_HPN_10.3_eng.pdf

Yamada, T., Kawamata, H., Kobayashi, N., Kielhofner, G. and Taylor, R. (2010) A randomised clinical trial of a wellness programme for healthy older people. *British Journal of Occupational Therapy* **73(11)**, 540–548.

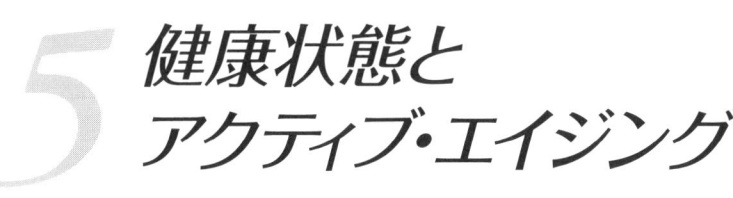

5 健康状態と
アクティブ・エイジング

メラニー・マンリー、レイチェル・ベントレー、
クリスティーナ・リチャーズ、カースティー・タッターソール、
アリソン・ウォーレン、アリス・マッケンジー、
アンナ・L・プラット、アリソン・リリーホワイト、
メアリー・グラント、アン・マッキンタイア、
ジャクリーン・ローソン、テレーズ・ジャクソン
(Melanie Manley, Rachel Bentley, Christina Richards, Kirsty Tattersall, Alison Warren, Alice Mackenzie, Anna L. Pratt, Alison Lillywhite, Mary Grant, Anne McIntyre, Jacqueline Lawson and Thérêese Jacksone)

　作業療法士は、高齢者の機能的健康の回復のため、リハビリテーションに影響を与える疾患を理解し、また高齢者がどのように病気や障害に対処するかを理解しなければならない。また、作業療法士は、疾患が高齢者の健康と安寧に与える影響をアセスメントし評価する能力を持たなければならない。高齢者はしばしば一つ以上の慢性疾患を有するため、これは特に難しい。一方、高齢者が適切な技能（意欲、専門技能）を有する専門職にアクセスできることも不可欠である。『高齢者のナショナル・サービス・フレームワーク』（NSF）（Department of Health 2010）は、このアクセスが可能でない現状を踏まえ、医療・社会的ケアの水準の向上を目指して作成され、達成度を評価する基準（一定の時間的尺度でどれだけ前進したか）も設定している。NSFは2001年に発表され、サービス提供に影響を与えてきたが、依然として懸念される問題が残っている（一般病棟のケアの水準、尊厳と敬意の欠如、高齢者のニーズへの配慮）。また、終末期サービスの矛盾も明らかになっている（Healthcare Commissionら2006）。イギリスでは、専門職による高齢者ケアに対する関心が高い。実際のケアを理解するには、インターネット上の患者の経験談も有用である。患者の経験を理解することは、高齢者サービスの向上に役立つ。

　本章では、豊富な経験を有する作業療法士らに、症例研究の手法で、自らが行った実践について、エビデンスに基づく報告を寄稿してもらった。転倒リスクの重要性を指摘するものが複数あったため、本章の最終節では転倒リスクの管理を取り上げた。また、作業療法士は、転倒リスクだけでなく、気分や認知機能の変化についてもアセスメントしなければならない。作業療法士が主にアセスメントするのは、機能すなわち作業遂行能力である。それぞれの作業療法士は、国際生活機能分類（ICF）（WHO 2001）を枠組みとして活用している。われわれは、エビデンスに基づく実践の概念に賛同しており、作業療法士が、標準化されたアセスメントおよびアウトカム評価を使用することを推奨する。アウトカム評価は、介入がクライエントの安寧に

与える変化を高い信頼性で実証する。アセスメントおよびアウトカム評価のデータは、臨床家だけでなく、管理者（ケアの品質の保証を監視し、医療・社会的ケア政策・研究を開発する）も活用しうる。ただし、作業療法士は、クライエント（が属するグループおよび組織）に適したアウトカム評価を見つけなければならない。これは難しいがやりがいのある作業である（Stubbsら 2004）。本章で出てくるアウトカム評価は、作業療法（または疾患）に特化したものだけでなく（カナダ作業遂行測定（Lawら 2005）など）、多職種チームの他のメンバーも使用可能なものが多い。また、生活の質の評価も必要である。その際、高齢者自身が健康と安寧をどう見ているかを評価できる方法を用いるとよい（LiddleとMckenna 2000）。

双極性障害

メラニー・マンリー

> 患者の名前はジョアン。68歳女性。双極性障害と診断されている。仕事を退職し、夫と離婚、海外に住む娘がいる。
>
> うつ病と躁病の両方のエピソードを繰り返した後、20代後半で双極性障害と診断された。39歳と45歳の時に自殺未遂。最近の数年間は重度の躁病エピソードが見られる。
>
> 躁病相で、不眠、性的逸脱行為、過剰な浪費、周囲の人々に対する焦燥や激越が見られる。躁病の時期は、「最高の気分」になり病識がなくなる傾向にあり、医療と社会的ケアの支援サービスを受け入れようとしない。
>
> 発病以来、入退院を繰り返している（任意入院、措置入院）。
>
> 身体的健康への懸念から、最近、長年使用してきた気分安定薬リチウムの服用を中止した。薬の変更で、他の薬を試すため任意入院した。入院後、躁病の症状が表れ始めた。睡眠の質が悪化し、「過剰」な多弁が認められた。

ジョアンが作業療法の適応となったのは、入院中に作業遂行能力をモニターし維持するためであった。双極性障害の研究は広く行われているが、高齢者に関する情報は比較的少ない（特に作業遂行能力や生活機能の検討に必要な情報）（Bartelら 2008）。

双極性障害（診断基準を満たす）の有病率は、地域で暮らす一般成人の約1％である。地域の高齢者の有病率は0.1％に低下する（DeppとJeste 2004）。ただし、後者は正確な数値ではないとされる。施設や病院の高齢者を考慮すると、高齢者の有病率は変化し、一施設や病院の高齢者の10％が双極性障害と診断される（VasudevとThomas 2010）。ここで次の疑問が生じる。双極性障害と診断された患者は高齢になると長期ケアで入院する傾向にあるのか、それとも双極性障害の症状は時間とともに減少するのか。双極性障害の患者は、高齢になるにつれ認知症リスクが有意に高まるとされる。これも、地域の一般成人と地域

の高齢者の双極性障害の有病率の齟齬の一因と考えられる。

現在、老年期の双極性障害は、入院原因の8-10%を占める(DeppとJeste 2004)。医療の進歩と寿命延長により高齢者の人口が増加すると、この割合は有意に増加すると予想される。そして、医療サービスの負担もさらに増えると考えられる(Deppら 2006)。

双極性障害は、慢性の進行性疾患であり、幾つかの寄与因子(身体的、環境的、社会的)がある。また、脳内の化学物質の不均衡が原因であるとされる。特に、セロトニンやドーパミンなどの神経伝達物質に変化が生じる。

診断で、双極性障害は2つに分類される。

双極I型障害：診断前にうつ病と躁病の両方のエピソードを有する。
双極II型障害：うつ病と軽躁病（軽度の躁病）のエピソードを有する。診断にあたり軽躁病のエビデンスを必要としない（National Institute for Health and Clinical Excellence 2006（b））。

ジョアンは、年齢的に、躁病エピソードの回復期にうつ症状の再発リスクが高まるとされる。だが、Coryellら(2009)は、年齢でリスクが高まることはなく、過去のうつ病のエピソードが忘れられているだけであるとする。これはジョアンにあてはまる（過去に数回の自殺未遂があった）。また、現在、ジョアンは、長期の気分障害のエピソードと短期の寛解期(症状がなくなる)を繰り返す傾向にある。これについても見解が分かれる(Box5.1)。また、高齢者は薬理学的介入への反応が少なく(DeppとJeste 2004)、不適切な管理により入院が長期化するとされる。

双極性障害は、再発期(躁病またはうつ病)と寛解期を問わず、ある程度の機能障害(作業的、心理社会的)を生じるとされる。重大な影響が生じる領域は、遂行機能、言語的・視覚的記憶、情報処理、注意力である(Brissosら 2008)。双極性障害患者の30-60%がこれらの機能障害を有するとされる(Murら 2009)。作業療法は、入院中(および退院後)の作業の動作や選択肢の調整を通じて、作業遂行能力の維持をはかり、患者を支援する。

Box5.1　双極性障害により生じる生活機能の困難——ジョアンの場合

精神機能：周囲の人々に対する焦燥や激越、躁病の症状

活動制限：睡眠障害、これによる日課の喪失、人間関係を形成する力の喪失、管理能力(金銭管理を含む)の喪失

参加制約：医療・社会的ケアの専門職との約束を守れない、関係を形成し維持できない、日課や毎日の課題の遂行が困難

背景因子：病識がなくなりやすい、入院を繰り返す(任意入院、措置入院)

一方、患者自身が再発の指標を認識し治療を要求できるように訓練すると、再発までの期間が延び、エピソードの回数も減少することが分かっている。これにより、心理社会的機能および作業遂行能力の改善も期待できる（Perryら 1999）。特に、躁病の再発の指標を認識する訓練が効果的とされる。

　作業療法は、患者が再発の指標を認識し、適切な対処戦略や行動計画を実行するのを助ける。また、患者が作業参加を妨げる障害物を特定し、作業遂行能力を調整するのを支援する。その際、患者とともに、能力や技能が不足する領域を特定し、優先事項を決め、目標を設定する（Woodsideら 2006）。

　作業療法士は、ジョアンのナラティブ（語り）を考察し、躁病エピソードの再発の前駆症状を見つける。この段階で、ジョアンが選んだ選択的作業を、運動とプロセス技能モデル（Assessment of Motor and Process Skills：AMPS）を用いてアセスメントし、作業遂行能力のベースラインを決めるとともに、技能が不足する領域を特定する。AMPSを用いたアセスメントは、入院中に数回行い、前進度を把握し、介入を評価し調整する。また退院前にアウトカム評価としても行う。これ以外に、ジョアンと相談し、全般的改善の目安となるリカバリー・スターを決めておくとよい。

　作業遂行能力がベースラインに到達したら、ジョアンと話し合い、優先事項および退院の時期（可能な時期）を特定する。その上で、介入計画を協議し、適切な現実的目標（短期、中期、長期）について合意する。作業療法の過程では（本人への治療計画の説明、目標達成の支援に必要な情報の収集など）、様々な標準化されたアセスメントを使用するとよい。例えば、作業状況評価と面接評定尺度（Occupational Circumstances AssessmentとInterview Rating Scale：OCAIRS）、作業に関する自己評価（Occupational Self Assessment：OSA）、作業機能状態評価法協業版（Assessment of Occupational Functioning-Collaborative Version：AOF-CV）、意志質問票（Volitional Questionnaire：VQ）などがある（表5.1）。ジョアンは当初、躁病の再発の初期徴候を有していた。このため、作業療法士は、良好な治療的関係を確立し、サービス離脱を防ぐため、達成可能な短期の目標に集中するよう努めた。

　最後に、再び双極性障害の高齢者の入院について言及しておく。作業療法士は入院中だけでなく患者が地域に戻っても支援を継続する。地域に戻った患者に緊密に関わり、作業遂行能力の維持を助け、再入院を防ぐ。積極的な作業療法により、長期ケアが先延ばしまたは回避されることが証明されている。

表5.1 双極性障害の患者のアセスメントとアウトカム評価

> 運動とプロセス技能モデル（AMPS）：活動における運動とプロセスの両要素を観察し検証する機能評価ツール。特別な訓練（AMPS訓練コース）を要する（Fisher 1995）。詳細はウェブサイトを参照。http://www.medicine.mcgill.ca/strokengine-assess.module_amps_intro-en.html
>
> 作業機能状態評価法協業版（AOF-CV）：患者の作業遂行能力およびこれに影響を与えると考えられるものについて広範な情報を収集し、さらに詳細な調査・分析を要する領域を特定するためのスクリーニングツール。詳細および使い方はウェブサイトを参照。http://www.sahp.vcu.edu/occu/ot/aofinstrumment2.pdf
>
> 意志質問票（VQ）（De las Herasら 2007）：観察を通じて、患者の内面的動機や、環境が作業の参加に与える影響を詳細に理解するためのツール。詳細はウェブサイトを参照。http://www.uic.edu/depts/moho/assess/vq.html

がん

レイチェル・ベントレー

> 患者はアーチャー氏。80歳男性。78歳の妻を介護。平屋の持ち家に居住。息子と娘が地元に住んでいる。
>
> 6か月前に非小細胞肺がんと診断され化学療法を受けた。現在は対症療法と緩和ケアを受けている。
>
> 自宅での生活と介護を心配した娘が地域の作業療法士に紹介。体力が落ち、トイレの移乗および入浴が困難。労作時の息切れ、疲労を有する。その後、妻の介護が困難となり、自分の日常生活活動（ADL）にも支障が生じている。家族は買物と掃除を手伝っているが、現時点でこれ以上の支援はできないと感じている。毎週パブへ行き友人に会うことができなくなり、本人は社会から退いていると感じている。長年にわたる兵器ファンでもある。

　がんの発症は圧倒的に60歳以上で多く、がんと診断された人の75％は60歳以上、3分の1は75歳以上である。最も多いがんは、男性で前立腺がん（24％）、次いで肺がん（15％）、結腸直腸がん（14％）である。女性では、乳がんが特に多く（31％）、次いで結腸直腸がん（12％）、肺がん（12％）である。男女ともその他のがんはこれらに比べて少ない（Cancer Research 2010）。

　腫瘍には良性と悪性があり、がんは悪性腫瘍である。がんは、原発巣を越えて広がる能力を有する細胞から成る。治療せず放置すると、これらの細胞が広がり周囲の組織を壊すだけでなく、原発巣の破壊を中断し、リンパ系や血流を通じて他の身体部位に広がり、新たな腫瘍を形成することもある（転移）（Mcmillan Cancer Support 2007）。

がん対策改革戦略によれば、全てのがんのうち、半分以上は生活習慣を改めることで予防可能である(Department of Health 2007)。がん発症の危険因子は、喫煙、過剰な飲酒、肥満、紫外線放射、化学物質への曝露である。これらの領域で健康増進を推進すれば、がん対策のアウトカムは改善すると考えられる。がんは早期に発見するほど治癒率が高いため、予防接種やスクリーニングも有効とされる(Department of Health 2007)。Ngruneら(2009)によれば、何歳でも危険因子の修正によりがんのリスクは低下するエビデンスがあるにも関わらず、多くの高齢者は、60歳を超えると予防効果がないと考え、がん予防の行動をとらない。作業療法士は、高齢者の健康増進に取り組み、がん予防を広めなければならない。作業療法士協会は、作業療法士は毎日の実践で健康増進を取り入れるべきとしている(College of Occupational Therapists 2008)。

がんと診断された高齢者の多くは、他の疾患や老化による虚弱を有するため、がんとその治療が与える影響を明確にすることは難しい。多職種チームが協力し、他の老化の因子をも考慮し、患者のニーズを明らかにし支援する必要がある(Gosney 2009)。高齢者のアセスメントおよびクライエント中心の実践には、高度なコミュニケーション技能が必要である。成人のがん患者の対処療法および緩和ケアを改善するためのガイドラインでも、コミュニケーションが重視され、患者のニーズに答えるには十分なコミュニケーションとサービスの調整が必要であるとされる(National Institute of Clinical Excellence 2004(a))。

作業療法士は症状管理において重要な寄与が可能であり(Cooper 2007)、次の介入を行う。

- 生活習慣の管理
- 疲労の管理
- 息切れの管理
- リラクゼーションと不安の管理
- 問題解決

作業療法の役割は、意味のある作業を通じて、安寧と生活の質を向上させることである。アーチャー氏の場合(Box5.2)、作業療法的介入として、トイレおよび浴室の移乗を支援する福祉用具の提供と助言を行った。また、疲労および息切れの管理を行った。社会的孤立の

Box5.2　がんにより生じる生活機能の困難——アーチャー氏の場合

身体機能:息切れの増加、疲労の増加、移動能力の低下
活動制限:セルフケア、移乗、料理、洗濯
参加制約:身体機能の制限により、妻の介護ができない、パブに行き友人に会うことができない
背景因子:家族はさらなる支援ができない

問題解決のため、多組織のリエゾンおよびチームで、本人と妻が自宅で生活を続けるためのケアと支援を提供した。また、本人のニーズと希望に答えるため、本人および家族と十分にコミュニケーションを行った。

アーチャー氏のようながん患者の自宅ケアでは、緩和ケアとして大量の鎮痛剤が投与される。作業療法士協会のがん患者への介入の指針は、余命が短くても患者が可能な限り自立生活を送れるよう支援する地域ケアを重視している（College of Occupational Therapists 2004）。したがって、緩和ケアを受けているがん患者が地域作業療法にアクセスできるようにする必要がある(KealeyとMcintyre 2005)。

作業療法士は、自らが提供するサービスおよび介入を評価し、エビデンスに基づく実践を行わなければならない。Eva (2007)は、サービスの監査、患者の満足度の調査、データ収集ツールを用いた介入のアウトカム評価などを行うべきとする。

表5.2に、がん患者の作業療法の評価で用いるアウトカム評価を記載した。

表5.2 がん患者のアセスメントとアウトカム評価

> カナダ作業遂行測定(Canadian Occupational Performance Measure：COPM)：クライエント自身の作業遂行能力の認識の経時的変化を検出するクライエント中心のアウトカム評価。30-40分の半構造的インタビューを行う。有効性と信頼性が証明されている(Lawら 2005)。
>
> ウエストコーツ個別化アウトカム評価 (Westcotes Indivudualized Outcome Measure：WIOM)：クライエントの目標達成における作業療法のアウトカムを評価する。初回のアセスメント後に問題を特定し、目標（患者と協議し合意する）をリストにして問題を分類する。介入後、アウトカムコードに照らして目標の達成度を評価する(Eamesら 1999)。
>
> ゴール達成スケーリング (Goal Attainment Scaling：GAS)：介入の過程でクライエントの目標の達成度を点数化する。多職種チームで活用可能。アウトカムの統計解析を行う(Turner-Stokes 2009)。

慢性閉塞性肺疾患

クリスティーナ・リチャーズ

> 患者はミセス・ワトソン。85歳女性。息切れが悪化し入院。既に慢性閉塞性肺疾患（COPD）と診断され、自宅で酸素吸入装置とネブライザー（噴霧器）の両方を使用。退院にあたり自宅で生活する能力のアセスメントのため、病院内の作業療法チームに紹介された。クロスワードパズルや編み物などの活動を好む。息子が2人おり、上の息子と同居。息子らとの関係は良好だが、彼らの負担になることを心配している。屋外の活動ができないことによると思われる気分の落ち込みがあると質問票に記入している。
>
> 2階建ての家に居住。同居する息子が全ての家事を支援。息切れのため2階に行くことができない。本人はしばしば不安を感じると言い（特に移動時）、このため活動参加がさらに制約されている。セルフケアに支障が生じ、特に息切れのため洗体および更衣（下半身）が難しい。本人は、息子が仕事に出かけている間に基本的な炊事をしたいと言っている。

Box5.3　COPDにより生じる生活機能の困難——ミセス・ワトソンの場合

身体機能・身体構造：気分の落ち込み、運動耐容能の低下、睡眠障害とこれによる認知機能の困難、呼吸機能の低下

活動制限：移動が屋内に制限される、セルフケアに支障がある（洗体と更衣（下半身）、家事、屋外の移動）

参加制約：友人と交際できない、家族の集まりに出られない

作業療法士は、プライマリケアとセカンダリケアで、呼吸器疾患（COPDなど）の患者に関わる。COPDは、気道および肺実質が損傷し気道が閉塞する進行性疾患である（National Institute of Clinical Excellence 2010(a)）。主要な原因は長期間の喫煙である。2004年にはおよそ2万7000人がCOPDで死亡した。イギリスでは現在、5人に1人が肺疾患で死亡し、NHSの医療費および肺疾患の罹患・死亡による年間の損失はおよそ60億ポンドである（British Thoracic Society 2006）。閉塞性肺疾患の症状は、労作時の息切れ、咳、喘鳴、常時の痰の産生などである。また、閉塞性肺疾患の結果として次の状態が生じる。

- 不安や抑うつ状態
- 栄養不足状態
- 社会的孤立

これらは全て、ミセス・ワトソン（Box5.3）で見られ、病状悪化による再入院の決定因子となりうる。作業療法では、アセスメントを行い、COPDが作業遂行能力（意味のある作業）に与える影響（身体的、心理学的、社会的）を考慮した全人的アプローチを計画する。その際、様々なアセスメントを用いることができる（疾患に特化したアセスメント、作業に特化したアセスメント）。

表5.3 COPD患者のアセスメントとアウトカム評価

> 入院患者の不安・抑うつ状態評価尺度（Hospital Anxiety and Depression Scale：HADS）（ZigmondとSnaith 1994）：不安と抑うつ状態の二次元を評価する自己記入式評価法。不安（HADS-A）と抑うつ状態（HADS-D）の2部に分かれ、それぞれに下位尺度がある。入院患者の評価のために作られたが、高齢者の評価にも有用とされる（Helvikら 2011）。
>
> セント・ジョージ呼吸器質問票（St Georges Respiratory Questionnaire: SGRQ）：喘息患者およびCOPD患者の健康障害を評価する自己記入式質問票。第1部（1-8問）は呼吸器症状の頻度、第2部（9-16問）は現在の病状に関する質問となっている。SGRQのマニュアルがウェブサイトで公開されている。http://www.healthstatus.sgul.ac.uk/SGRQ_download/SGRQ%20Manual%20June%202009.pdf
>
> 自覚的運動強度のボルグ・スケール（Borg Scale of Perceived Exertion）（Borg 1982）：自覚的運動強度（Rating of Perceived Exertion：RPE）では、身体活動の強度を主観的に測定する。
>
> カナダ作業遂行測定（COPM）（Lawら 2005）
>
> 運動とプロセス技能モデル（AMPS）（Fisher 1995）

　COPDの作業療法では、エネルギー保存のテクニックが重要である。特に姿勢を活用したエネルギー保存により、日常生活活動（ADL）遂行後の体力消費や息切れ感が減少することが証明されている（VellosoとJardim 2006）。したがって、作業療法士は、エネルギー保存のテクニックを伝える教育的役割を担う。これは、COPDの悪化で入院した患者のアウトカム改善に有効とされ（Lorenziら 2004）、患者の恐怖感が低下し、日常生活活動（ADL）の遂行能力が高まる（自己評価）とされる（Rubíら 2010）。エネルギー保存の基本原則は、姿勢の活用、日課の計画、意味のある作業の優先である。

　このため、日課遂行の現状、優先すべき活動、他人に任せる活動について、患者と協議する。ミセス・ワトソンは、重要な活動として、飲み物と軽食の準備を選択し、エネルギー保存のため他のセルフケアの支援を受けることにした。エネルギー保存では、活動の分析が重要である。患者の活動遂行の場面を分析し、より効率的な遂行方法を協力して見つける。

　現在、病院における作業療法の主な役割は、病気で失われたものの代償、環境的影響の考察（環境による通常の活動の遂行の促進または阻害）である。また、参加の維持・促進のため、用具の使用を検討することもある。ミセス・ワトソンの場合、移動時の安心感を高め、飲み物や軽食の準備にも使えるキッチン・ワゴンの提供を行った。

　また、地域チームにおける作業療法の役割は、COPD患者の自立性および自己管理の維持・促進である。その一つが、呼吸リハビリテーションプログラムである（National Institute of Clinical Excellence 2010b）。これは、運動と教育の両方を提供する多職種プログラムである（表5.3）。

冠動脈心疾患

カースティー・タッターソール

> 患者はミセス・スミス。79歳女性。入院中に作業療法士に紹介された。冠動脈疾患の既往があり何度も入院している。最近、心不全と診断された。会計士を退職した夫とともに持ち家に居住。フルタイムで働き子育てをする娘が近くに住む。夫と娘はミセス・スミスの労作時の息切れ、極度の疲労を心配している。現在、彼らがほとんどの家事と料理を行っている。スーパーマーケットに行き店内をまわるのが困難となり、またコントラクトブリッジのクラブへ行くのを止めた（道中に長い階段があるため）。ほとんどの時間を自宅で過ごし、気分がかなり落ち込んでいると質問票に記入している。

心不全はよく見られる慢性疾患であり、高齢になるほど有病率は顕著に上昇する。心血管疾患の中で、心不全だけが有病率、発症率、死亡率が上昇している。これは、冠動脈心疾患者の治療全般が改善されているためである。イギリスでは、心不全は入院の原因疾患の5%を占め、一般的な疾患の中で再入院率が最も高い（Department of Health 2000）。

心疾患は、身体のニーズに答えて心筋が効率的なポンプ作用を維持できず、心臓が最大効率で機能しない場合に発症する。ミセス・スミスのナラティブ（語り）には、心不全の主症状の幾つかが表れている（疲労、息切れ）。よく見られるのは気力の減退であり、通常の日常生活活動（ADL）が困難になる。血液を動脈に送り出す左心が不全になると、血流に「背圧」が生じる。これにより、肺の気腔に液がたまり、息切れが生じる（British Heart Foundation (BHF) 2009）。

心不全が患者の生活に与える影響には、身体の機能障害のほかに、心理的影響（心理的適応）がある。特に女性では、買物や家事などの遂行能力に影響し、自信や生活の質に重大な影響を与える（Riedingerら 2001）。息切れなどの症状は活動を大きく制限し、症状が生じる状況を避けるようになる。また廃用性筋萎縮や社会的孤立などの問題も生じる。これらはミセス・スミスにも見られた（Box5.4）。また、心理社会的機能への影響もある。一般集団に比べて心不全患者では抑うつ状態が多く見られる（National Institute of Clinical Excellence 2003）。ミセス・スミスの場合、心不全が役割（主婦、介護者）の遂行能力に悪影響を与え、自尊感情や生活の質に深刻な影響が生じると考えられる（Box5.4）。

作業療法士は、心不全患者のアセスメントと治療で重要な役割を有する。全人的方法で活動の分析と治療を行い、患者が疾患に肯定的に適応するのを支援する。高齢の患者は、新たな制限に合わせて生活を調整し、余命が短縮する可能性も知っておく必要がある。

心不全の治療では多職種チームのケアが推奨されている（NICE 2003）。作業療法士は、多職種チームの一員として、専門看護師と協力し、転帰を改善するためのセルフケアを提

> **Box5.4　心不全により生じる生活機能の困難——ミセス・スミスの場合**
> 身体機能・身体構造：気分の落ち込み、息切れ、運動耐容能の低下、廃用性筋萎縮、疲労、足首と足のむくみ
> 活動制限：負担の大きい家事の遂行が困難、階段の昇りが困難、屋外の歩行が困難
> 参加制約：社会的孤立、家庭での役割の喪失

表5.4　ニューヨーク心臓協会の心機能分類

> Ⅰ度：無症状
> Ⅱ度：通常の身体活動で疲労、動悸、呼吸困難、狭心痛などの症状が生じる
> Ⅲ度：通常より軽い身体活動で上の症状が生じ、安静時には症状がない
> Ⅳ度：安静時に上の症状があり、身体活動で不快感が生じる

表5.5　心疾患患者のアセスメントとアウトカム評価

> 運動とプロセス技能モデル（AMPS）（Fisher 1995）
>
> カナダ作業遂行測定（COPM）（Lawら1998）
>
> SF-36（MOS 36-Item Short-Form Health Survey）（WareとSherbourne 1992）：機能的健康を8つの側面（身体機能、社会生活機能、疼痛、全身的健康、心の健康、活力、身体的・精神的問題による役割の制限）から評価する健康調査票。どんな疾患にも適用可能かについては懸念もある（Jenkinsonら 1993）。Brazierら（1992）とParkerら（1998）によれば、高齢者の回答率は低い。一方、SingletonとTurner（1993）は、質問票の形式を工夫すれば高齢者にも適用可能であり、必要に応じて援助するとよいとする。
>
> 入院患者の不安・抑うつ状態評価尺度（HADS）（ZigmondとSnaith 1994）

案する（American Heart Association 2009）。

　アセスメントは多職種チームで行い、心不全の症状と患者に与える影響の両方を評価する。通常、心臓医は、ニューヨーク心臓協会（New York Heart Association：NYHA）の心機能分類を用いて症状を検討し、重症度を評価する（American Heart Association 2009）。

　作業療法士は、観察、標準化されたアセスメント、アウトカム評価を通じて、患者の機能的能力（セルフケア、生産性、レジャー活動）の情報を追加する（表5.5）。また、患者が自分の生活の質や気分をどう見ているかを評価することも重要である。心不全患者ではこれらが低下するとされる。

　作業療法的介入は、作業遂行能力に影響を与える症状（疲労、息切れ）に焦点をあてて行

う。心不全では、労作時呼吸困難や疲労などの症状が生じることが予想される。ミセス・スミスと家族にこれを知らせておくことで、活動時の不安はいくらか和らぐ。また、作業療法士は、エネルギー保存のテクニック(ペーシング、時間管理、休息と活動のサイクルの調整)を指導する。これにより息切れと疲労は大幅に減る。ミセス・スミスも、家庭での役割の一部を取り戻し、家族の大切な一員であることを実感できると考えられる。

　福祉用具は、エネルギー保存だけでなく、自立性と安全性を高める。また、不安は呼吸困難の引き金となり心肺機能の負担を増大させるため、呼吸コントロール(横隔膜呼吸、リラックスした静かな呼吸パターン)やその他のリラクゼーションを指導するとよい。これらは、不安を軽減し、ゆっくりとした呼吸を促す(Keable 1997)。

　運動は患者の症状、運動能力、生活の質を改善するので、患者を心臓リハビリテーションプログラムに紹介するとよい。心臓リハビリテーションプログラムは運動、心理学的支援、教育を組み合わせたものであり、これらの個別の提供よりはるかに有益である(National Institute of Clinical Excellence 2003)。身体活動を増やすとともに、その他の健康増進戦略にも取り組むとよい。例えばバランスのとれた健康的な食事(塩分を減らす)、水分の管理、飲酒を減らす、適切な体重への調整、禁煙(喫煙者の場合)などである。また、対症療法を行った後、心理学的状態を再アセスメントし、心不全の症状を原因とする抑うつ状態の有無を調べる。これは、多職種チームの今後の治療(必要な場合)の計画に役立つ。

　現在の医療では、心不全の進行は止められない。終末期には緩和ケアの検討も必要である。心不全のチーム医療の目標は、生活の質の維持、症状の良好なコントロールである(British Heart Foundation 2009)。

認知症と高齢者

アリソン・ウォーレン

> 　患者はケリー氏。妻を亡くした78歳男性。地域の高齢者精神保健の特別チームに紹介された。娘は、本人が涙もろくなり、約束を忘れ、問題解決(買い物リストの作成など)に支障が生じていることを心配している。ケリー氏は様々な能力に自信をなくし、娘が買い物に付き添っている。娘は毎日訪問または電話するようになり、夜間クラスを止め、パート勤務を考えている。ケリー氏は最近まで、地元のラグビーチームの応援に行き、アイルランドにいる姉を訪ね、隣人を援助するなど、充実した生活を送っていた。

イギリスでは、88人に1人が認知症を有するとされる（Alzheimer's Society 2007）。認知症は、様々な脳疾患を原因とする進行性の症候群である（WHO 2012）。最も多いのはアルツハイマー病であり、次いで血管性認知症である（Alzheimer's Society 2007）。認知症では認知障害、情緒障害、行動障害が生じる。これらの全てがケリー氏に見られた。

イギリスでは、認知症を有する人の55.4％は軽度認知症であり、36.5％が介護施設に入居している（Alzheimer's Society 2007）。イングランドでは、政府が認知症ケア戦略を策定し、全患者の早期診断および早期介入を最優先課題としている（Department of Health 2010）。これは、中等度および重度の認知症だけでなく早期の認知症にも作業療法が必要であることを示している。

最近では認知症の地域作業療法の研究が増えている（Graffら 2006, 2007, BennettとLiddle 2008）。作業療法士は、認知症の全病期で重要な役割を有し、作業中心の介入（クライエントの目標達成の支援、安寧の向上）を通じて認知症ケアに重要な貢献をしている。ただし、これまで、作業療法士は、従来の適応および介入モデルを認知症ケアにもあてはめようとしてきたとされる（Perrinら 2008）。

ケリー氏は、初期の認知症を示唆する困難を有する（Box5.5）。最近症状が表れたため、メモリー外来で多職種のアセスメントを行うのが有益である。この数十年で、メモリー外来で作業療法士の役割は重視されるようになった（Robinson 1992）。また、この数年で、作業療法士がメモリー外来の多職種チームに加わるケースも見られるようになった。メモリー外来で、作業療法は、アセスメント、対処戦略プログラム、日常生活活動（ADL）の遂行の最新テクニックの提供を行う。また、福祉用具（遠隔ケアの用具も含む）の提供を行うこともある。

作業療法士は、ICFを活用して、認知症の機能障害（問題解決の困難、涙もろさなど）が患者の日常生活活動（ADL）（買い物）の遂行能力に与える影響、また参加の制約（友人を訪ねる、ラグビーを応援する、アイルランドへ行く）を理解する。また、作業療法士は認知症ケアで様々なアセスメントを行う（表5.6）。認知症ケアでは、特に、クライエント中心の目標の達成、クライエントと介護者の安寧を評価する。伝統的に、認知機能の評価として、ミニメンタルステート検査（Mini Mental State Examination：MMSE）（Folsteinら 1975）を行う。

Box5.5　認知症により生じる生活機能の困難——ケリー氏の場合

精神機能：短期記憶の障害、問題解決の困難、情動機能の低下（涙もろさ、様々な能力の自信の喪失）

活動制限：買い物、約束を守る

参加制約：能力に自信を喪失し、様々なことができなくなる（友人を訪ねる、地元のラグビーチームを応援する、姉を訪ねてアイルランドへ行く）

背景因子：独居、娘が毎日訪問または電話する

表5.6　認知症患者のアセスメントとアウトカム評価

> アレン認知機能評価の拡大版 (Large Allen's Cognitive Level Screen：LACLs)：認知機能のアセスメントツールの一つで、認知障害モデル (Cognitive Disability Model) (Allenら 1992) を併用する。このアセスメントでは、クライエントは長方形の皮布 (布の端に沿ってたくさんの小さな穴が開けてある) を与えられ、3種類の異なるステッチで穴を縫う作業を行う。間違えたら縫い直す。このアセスメントツールは認知能力の評価ツールだが、必ず他のアセスメントも併用し、介護者からの聴取も行う。クライエントの遂行能力の維持または最大化のため計画的に介入を行う。詳細はウェブサイトを参照 (動画あり)。
> http://www.allencognitivelevelscreen.org
>
> 運動とプロセス技能モデル (AMPS) (Fisher 1995)：詳細はウェブサイトを参照。
> http://www.ampsintl.com/AMPS
>
> カナダ作業遂行測定 (COPM) (Lawら 2005)
>
> 人間作業モデルスクリーニングツール (Model of Human Occupation Screening Tool：MOHOST)：作業療法士のアセスメントした情報 (クライエントの作業動機、作業パターン、コミュニケーション、環境、プロセス、運動技能) を複数の手法で照合するスクリーニングツール (Parkinsonら 2006)。詳細はMOHO Clearinghouseのウェブサイトを参照。http://www.uic.edu/depts/moho/assess/mohost.html
>
> プール活動レベル評価法 (Pool Activity Level Instrument：PAL)：認知症を有する人が意味のある作業へ従事するために開発された評価法。介護者 (公式、非公式) にチェックリストに記入してもらい、クライエントの活動レベルを評価し、安寧向上のため適切な活動を促す (Pool 2008)。

　また、ケリー氏と娘から情報を収集するため、日常生活活動 (ADL) について、標準化されたアセスメントを行う。例えば、ブリストル日常生活活動スケール (Bristol Activities of Daily Living) (Bucksら 1996) などがある。

　作業療法は、認知症のどの病期でも重要である。クライエント中心の全人的アプローチにより、問題解決の困難に取り組み、様々な介入を行う。ケリー氏の場合、作業療法士は、記憶障害と問題解決の困難を補うため、環境改善 (視覚的手がかりの提供) を行った。また、本人が自信喪失を検証するのを助け、社会的つながりを持つため地域の組織へ紹介 (または再紹介) した。認知症では、作業中心の活動 (個人、集団) から福祉用具の提供まで、幅広い介入を行う。

　一方、車の運転には賛否両論ある。作業療法士も、運転という複雑な日常生活活動 (ADL) のアセスメントに関与する。Liddleら (2008) によれば、作業療法士は、高齢者が車の運転を止める決断に介入しうる (決断前、決断時、決断後)。これは、重要な介入であり、リスクのアセスメントも必要である。また、リスクをアセスメントし、リスク低減の介入を行った後、高齢者と介護者が介入をどう見ているかを多職種で評価する必要がある。

うつ病

アリス・マッケンジー

> 患者はジェームズ氏。6年前に妻を亡くした86歳男性。介護付き集合住宅に入居して約1年になる。結婚してオーストラリアにいる息子と、結婚して近くに住む娘がいる。2型糖尿病を患い、半年前に高血圧による脳卒中を発症。ある程度まで回復を遂げ、杖を使って一人で歩行可能。6週間のリハビリテーション後、自分で日常生活活動(ADL)が可能になった(洗体、更衣、身繕い、自室や集合住宅の移動)。週2回の在宅ケア(買い物、洗濯、掃除の支援)を受けている。
>
> 現役時代は地域のバス会社の運転手であった。退職後は妻とともに、クラブ(60歳以上向け)、借りた家庭菜園での農作業、時々の休暇など、様々な活動を楽しんでいた。妻が亡くなった後も、クラブへ行き、家庭菜園で農作業をしていた。
>
> この2-3か月で、娘が父親の外見の変化に気づいた。身だしなみが悪くなり、汚れた服を着、ひげを剃らないことがあり、痩せて見えた。週末に訪ねて外に連れ出すのに苦労するようになり、疲れたと愚痴を言い、いつも見ていたテレビ番組を見なくなった。介護者も、ジェームズ氏がこれまでのように自分から話しかけてこないことに気づいた。

一定の期間(通常は2週間以上)に幾つかの症状が表れると、医学的にうつ病と診断される(National Institute for Health and Clinical Excellence [NICE] 2009)。65歳以上の7人に1人が大うつ病を、4人に1人が生活の質を損なうレベルのうつ病を有するとされる(Roddaら 2011)。それにも関わらず、他の年齢層に比べて、高齢者のうつ病は軽視され未治療の場合が多い。また、自殺既遂は、大うつ病を有する65歳以上で相対的に多い(Moussaviら 2007, Roddaら 2011)。老年期のうつ病の危険因子には次のものがある。

- 施設に居住
- 施設に転居
- 母国を離れる
- 社会的接触の喪失
- 社会的孤立の強まり
- 他者を介護している
- 役割や社会的地位の変化
- 死別や喪失
- 大病(パーキンソン病、糖尿病、脳卒中、心血管疾患)を有する
- 慢性痛
- 機能障害

- うつ病の既往
- 認知機能障害
- 高度の在宅ケアを受けている
- 死の不安に対する防御が弱い

　うつ病は多因子疾患であり、しばしば生物学的、社会学的、心理学的な因子を有する（Box5.6のDSM-IV診断基準を参照）。

　ジェームズ氏の診断では、うつ病に寄与する危険因子（介護付き集合住宅への入居）を検討する必要がある。作業療法士は、脳卒中の結果として日常作業の遂行能力が低下したのか、あるいは集合住宅への入居および（または）脳卒中の結果として喪失感および社会的孤立を有するのかを確認しなければならない。また、在宅ケアの決定への本人の関与についても確認する。さらに、ジェームズ氏は共存症（糖尿病、脳卒中、うつ病）を有するため、先述の症状がどの疾患と関連するかを確認する。例えば、疲労は、糖尿病および（または）脳卒中により生じうる（Box5.7）。

　作業療法士は、アセスメントの前に、表5.7に挙げたクライエントの個人的因子を考慮する。カナダ作業遂行測定（COPM）を行い、集中して取り組むべき重要な活動をジェームズ氏と協議する。また、自殺念慮がないことを確認し、気分の落ち込みに関連する他の医学的問題の有無を多職種チームともに確認する。高齢者のうつ病の非薬物療法として、認知行動療

Box5.6　DSM-IV診断基準
- ほとんど1日中、抑うつ気分
- 一定の期間、ほとんど1日中、ほとんどすべての活動における興味、喜びの減退
- 著しい体重減少あるいは体重増加、または食欲の減退あるいは増加
- 睡眠過多または不眠
- 他者によって観察可能な精神運動性の焦燥または制止
- 易疲労性または気力の減退
- 罪責感または無価値観
- 集中力の減退または決断困難
- 死についての反復思考、自殺念慮および（または）自殺企図

Box5.7　ジェームズ氏が有する問題

活動制限：買い物、料理、ガーデニング（家庭菜園）、パブでの社交

参加制約：パブに行くこと。ジェームズ氏は自分の感情を友人に話せないと感じている（この種の話題を話す習慣がないため）

背景因子：46年連れ添った妻を最近亡くした、娘が週末に訪ねてくる、息子は海外にいる

表5.7 うつ病患者のアセスメントとアウトカム評価

> カナダ作業遂行測定（COPM）（Lawら1998）
>
> 老年期うつ病評価尺度（Geriatric Depression Scale：GDS）：高齢者のうつ病を評価するため開発された。Yesavageら（1983）が30項目（後に10項目を削除）の評価尺度を開発し、最近は15項目（5項目を削除）の最新版が使われている。認知症（軽度から中等度）や身体疾患を有する高齢者の評価も可能である。また脳卒中後の小うつ病のスクリーニングツールとしても有用とされる（Sivriogluら 2009）。ウェブサイトで入手可能。http://www.chcr.brown.edu/GDS_SHORT_FORM.PDF
>
> 患者健康質問票（Patient Health Questionnaire-9：PHQ-9）：PRIME-MD（Primary Care Evaluation of Mental Disorders）の自記式質問票として開発された（Spitzerら 1994）。ウェブサイトで入手可能。
> http://www.steppingup.washington.edu/keys/documents/phq-9.pdf

法、行動活性化療法、対人関係療法、自助の指導（認知行動療法や行動療法の原理に基づく）が有効であることが分かっている（Scottish Intercollegiate Guidelines Network Guidelines 2010）。生活習慣の助言の有効性を示す高度なエビデンスはないが、飲酒、服薬、食行動、社会的ネットワークの維持、意味のある活動の継続、睡眠障害について助言を行うことが推奨されている（Department of Health 2007, Scottish Intercollegiate Guidelines Network 2010(a)）。

骨折と骨粗鬆症

アンナ・L・プラット

> 患者の名前はヴァル。夫を亡くした68歳女性。地元のチャリティの店でボランティアをしている。週2日車ですぐの場所に住む孫たちの世話をしている。
>
> 7週間前まで自立生活を送っていたが、台所の椅子から立ち上がる際に転倒し、利き腕を骨折した（コーレス骨折すなわち橈骨遠位端骨折）。骨折の診断および初期治療の後、骨密度検査を受け、骨粗鬆症と確定診断された。
>
> POP（焼き石膏のギプス）除去後、手首と指の可動域制限、握力低下、さらに浮腫と痛みが生じた。可動性や握力の低下により、両手または利き手を使う通常の活動に支障が生じた。このため、ボランティアや車の運転（自立生活を支える）を再開できなくなった。孫たちの世話を続けるため、しばらくの間、娘と同居することになった。

骨粗鬆症は、骨の強度が弱まる進行性の慢性骨疾患である。骨密度の低下と骨組織の劣化を特徴とし、50歳以上では女性の3人に1人、男性の12人に1人が骨粗鬆症を有する

表5.8 上肢骨折後の高齢者のアセスメントとアウトカム評価

> 腕、肩、手の障害評価質問票 (Disabilities of the Arm, Shoulder, Hand Questionnaire：DASH)：自記式質問票（上肢機能に関する30の質問）で、過去1週間の腕、肩、手の使用の障害を評価する。作業、睡眠、社会生活、痛み、症状に関する質問も含まれる（Hudakら 1996）。詳細はウェブサイトを参照。http://www.dash.iwh.on.ca/
>
> ジャマー握力測定法 (Jamar Grip Dynamometer)：標準化プロトコルを用いて握力を測定する較正ツール(Fess 1992)。通常、手の機能の目標設定のため実施する(Goaら 2007)。
>
> 関節可動域測定法：関節の可動域を測定する。配置が規定されておりプロトコルを使用するため信頼性が高い(Prattら 2004)。
>
> テープによる測定：テープで関節周囲を測定し、手の浮腫の大きさ(容積)を測定する(水置換法)（Pellecchia 2003）
>
> 疼痛：ビジュアル・アナログ・スケール法 (VAS) で痛みの強度を測定する。痛みの変化の再評価が容易である(Scudds 2001)。詳細はウェブサイトを参照。http://www.cebp.nl/vault_public/lifesystem/？ID=1478

（WHO 2003）。したがって、ヴァルが低所からの転倒で骨折したのも不思議ではない。また、前腕遠位の骨折は、さらなる骨折発生の強力な予測因子であり（Thompsonら 2010）、作業療法士は予防策を講じ、患者に助言する必要がある。

通常、橈骨遠位端骨折の治療は保存療法であり、骨折整復およびPOP固定（通常6週間）を行う（Handollら 2006）。作業療法士は、急性期病棟で、橈骨遠位端骨折の患者に関わる。転倒やその後の保存療法により、患者の機能は大きく損なわれている。作業療法士は、日常生活活動（ADL）をアセスメントし、安全性と自立性を獲得して退院できるよう福祉用具を提供する。

6-8週間の固定後にPOPを除去すると、関節機能、握力、可動性が損なわれていることが多い。高齢者では、これらの合併症はなかなか消失せず、しばしば機能回復のためリハビリテーションを要する。通常、POP除去後、通院治療で作業療法士に紹介される。

ヴァルの場合、POP除去後、多職種チームの作業療法士と理学療法士が、様々なアセスメントとアウトカム評価（表5.8）を行い、治療の方針を決め、目標の達成に取り組んだ。また、最善の実践のため、外傷の既往歴を聞き、骨折部位への作用力を明らかにし、他に損傷が生じる可能性のある領域を特定した（表5.8）。

負傷後に機能や自立性を改善するには、様々な問題（Box5.8の問題や、国際生活機能分類（ICF）（WHO 2001）が提示する問題など）に取り組む必要がある。

ヴァルの場合、上肢の機能制限をアセスメントし、次の治療を行うことにした。

> **Box5.8　上肢骨折により生じる生活機能の困難**
> 身体機能：手の可動性の低下、関節のこわばり、浮腫、痛み、疲労、骨組織の劣化
> 活動制限：車の運転、セルフケア、買物、料理、掃除
> 参加制約：身体機能が制限され、チャリティの店でボランティアができない
> 背景因子：週に数日、娘の家に泊まり、孫たちを学校に迎えに行く

- 手首および手指の屈曲・伸展の再訓練、手のスパンの再訓練、母指の対立の再訓練
- 握力の改善と再訓練
- 浮腫の管理
- 手の機能を支援し手の使用を促す最小限の福祉用具（初期に必要な場合のみ）
- 骨粗鬆症の予防教育（身体運動の入門プログラム）

　また、Thompsonら（2010）によれば、作業療法士は、転倒で上肢を負傷した患者に関わる際、他の専門職が既に骨粗鬆症のスクリーニングを行っていると思い込まないことが重要である。このことに注意し、骨粗鬆症のスクリーニングが行われていなければ、2008年WHO開発の骨折リスク評価ツール（Fracture risk assessment tool：FRAX）を行う。FRAXの詳細はウェブサイトを参照。http://www.shef.ac.uk/ FRAX /tool.jsp

学習障害

アリソン・リリーホワイト

> 　患者の名前はモーリーン。ダウン症候群の58歳女性。妹とその夫とともに3ベッドルームの家に居住していた。週5日デイサービスに通い、デイサービスや地域の人々を観察するのを楽しみにしていた。またジグゾーパズルや、雑誌を見ること、本にマークを付けることが好きだった。以前は自分でセルフケアができたが、認知症が進行し、作業遂行が受動的となり、意欲も減退した。最近、床に倒れているのを発見され、大腿骨頸部骨折で入院した。現在は、支援施設に入居している。

> **Box5.9　モーリーンが有する生活機能の困難**
>
> 身体機能：中等度の学習障害、身ぶりと発声の両方による意思疎通、視力障害、知覚障害、見当識障害、意欲の減退、嚥下障害、協調性障害
>
> 活動制限：自分のニーズの伝達が困難、移動に支援を要する（移乗、段差）、摂食と嚥下困難、セルフケア（洗体、更衣）が困難、家事ができない
>
> 参加制約：認知症が進行し、デイサービスに通えない、あらゆる日常生活活動（ADL）（個人的活動、家事）で支援を要する
>
> 背景因子：家族との同居から施設へ転居

　一般に寿命が延び、学習障害を有する人も長命になり、その影響は作業療法士の役割にも及んでいる。作業療法のアセスメントでは、年齢だけでなく学習障害をも考慮する必要がある。高齢者のナショナル・サービス・フレームワーク（NSF）（Department of Health 2001）でも、学習障害を有する高齢者のニーズに答えるサービスの必要性が強調されている。学習障害を有する人は、若年齢で老化が始まることが多いため、彼らに対するサービスは特に重要である。ダウン症患者は認知症の発症リスクが高く、50歳代のダウン症患者の3人に1人が発症するとされる。このため、ダウン症患者は、30歳以降、認知症の徴候または症状を発見する定期的検査を受けることが推奨されている（Alzheimer's Society 2011）。

　モーリーンは、大腿骨頸部を骨折し、支援施設で暮らすことになった。これがきっかけとなり、学習障害を専門とする作業療法士に紹介された。作業療法士は、施設入居に関する助言を行った。モーリーンは、認知症とダウン症候群を有するため、自分でサービス内容を評価するのは困難であったからである。また、担当の作業療法士は、地域の学習障害支援チーム（様々な医療専門職と社会的ケア専門職で構成）の一員として支援を行った。これと同様に、支援チームで作業療法士が働くケースは増えている（LillywhiteとHaines 2010）。

　多組織の協力は非常に重要である（Department of Health 2006, Alzheimer's Society 2011）。モーリーンのニーズに答えるには、理学療法士、作業療法士（社会的ケア事業で雇用）、サポートワーカーの協働が必要である。理学療法士が移動能力の停滞を見つけた場合、作業療法士は運動とプロセス技能モデル（AMPS）（Fisher 1995）（表5.1参照）を用いてアセスメントを行う。AMPSのアセスメントで移動技能のベースラインを決め、また支援施設入居後に生じうるニーズに備えて、幅広く機能のアセスメントを行う（LillywhiteとHaines 2010）。

　アセスメントを通じて、モーリーンは奥行き知覚および距離知覚に有意な困難を有し、施設内外で段差をなくすことが重要であることが分かった。段差をなくすことにより、認知症の進行による移動能力の低下にも対処しうる。このため、ソーシャルワーカーは、学習障害を有する高齢者でも入居できる適切な施設を見つけた。

支援施設入居の過程で、作業療法士は、サポートワーカーと協力し、モーリーンに適した活動を特定した。GoodmanとLocke（2009）によれば、クライエントが新たな作業（有意味で重要な作業）に挑戦できるようにすることは重要である。モーリーンの活動には、家族との接触の維持、視覚的・聴覚的な刺激（照明、音響）も含まれた。また、モーリーンは、社会との接触を楽しんでいたため、彼女を訪ねて話をするボランティアを雇用し（学習障害支援サービス）、人との接触を持つことができるようにした。

　モーリーンの身体技能が低下したため、車いすサービスを利用し、社会的ケアを専門とする作業療法士が協力することになった。また、食物を飲み込む能力の低下が懸念されたため、共同のアセスメント（言語療法、理学療法、作業療法）で、摂食と嚥下の技能を評価した。

筋骨格疾患、関節炎

メアリー・グラント

> 　患者の名前はベティ・ジョンソン。81歳女性。長期の変形性関節症の既往歴があり、背骨、膝、足首、手が侵されている。関節の痛みとこわばりがあるが、副作用のため鎮痛剤を使おうとせず、グルコサミンの錠剤を飲み、自然療法を行っている。これまでの人生で常に活動的であり、かつては小さな店を経営していた。編み物、読書、映画鑑賞、ジグゾーパズルを好み、地元の教会に通っている。ガーデニングが大好きだが、自分ではできなくなった。また、かなりの大家族である（本人は普通と言っている）。よくバスで街に出かけていたが、1年前に台所で転倒したため、それもできなくなった。娘の一人が毎週買物に連れて行くが、車の乗り降りに苦労する。自宅では、階段の昇降が困難になり、椅子や便座からの立ち上がりに苦労する。最近、地域の治療チームに紹介された。

　ベティは対話の中で、変形性関節症が生活に与える影響を語っている。変形性関節症は、よく見られる関節炎であり、高齢者の機能的制限、活動参加の減少、生活の質（健康に関連する）の低下の主要な原因となっている。症状は痛み、うずき、関節のこわばり、不快感などであり、薬物療法と非薬物療法（手術）でこれらを管理する（Hochberg 2010）。変形性関節症の特徴は、緩やかな変性の進行、軽度の炎症である。ただし、変形性関節症で生じる関節軟骨の異常は、老化による典型的な関節の変化とは異なる。危険因子は生活習慣（肥満、単純労働への従事）であり、女性の発症リスクが高い（Moskowitz 2009）。一方、老年期には、新たにリウマチ性関節炎を発症することがある（誤って続発症とされることが多い）。リウマチ性関節炎は、変形性関節症と同様の影響をもたらし、両者が併発することもある（JakobssonとHallberg 2002）。

　作業療法士は、セカンダリケア（リウマチ科、整形外科、ハンドセラピー）、プライマリケア、社

表5.9　筋骨格疾患の高齢者の主要なアセスメントとアウトカム評価

> カナダ作業遂行測定（COPM）（Lawら1998）
> 健康評価調査票（Health Assessment Questionnaire：HAQ）：自記式の機能状態の評価法（BruceとFries 2003）。研究でよく検証されており、重要な健康評価法である。
> 関節炎影響測定尺度（Arthritis Impact Measurement Scales：AIMS2）：様々な関節炎を対象とした自記式の健康状態の評価法。機能的能力、活動レベル、心理社会的状態を評価する（Meenanら1992）。

会的ケアなど、様々な場面で、関節炎患者に関わる。作業療法の介入の範囲は広く、日常生活活動（最新テクニックの指導、福祉用具に関する助言）、疼痛管理、スプリントの提供、心理社会的な支援、環境改善（仕事、レジャー）、教育（関節保護、エネルギー保存、自己管理テクニック）などがある（Grant 2005）。また、多職種チームのサービスは、地域で暮らす関節炎患者の機能的能力の維持に有効とされる（Helewaら1991、Hakalaら1994）。

ベティを紹介された地域の治療チームは、ICF（WHO 2001）を用いて彼女の問題を整理した（Box5.10）。表5.9に、作業療法士が用いる筋骨格疾患の高齢者のアセスメントとアウトカム評価を挙げた。

ベティの作業療法では次の目標を設定した。

- 意味のある作業の回復、維持、促進
- 関節炎による関節機能の喪失の予防
- 疼痛管理戦略の指導
- 健康増進戦略および生活習慣戦略による健康および安寧の維持

福祉用具（椅子の座面を高くする器具、座面の高い便座、階段の手すり、裏庭への出口のつかまり用手すり）の提供により、日常的作業が容易になり、関節や筋肉のストレスが低下する。自宅訪問で適切なアセスメントを行い、自宅の環境のハザードを減らすことで、転倒を予防しうる（Steultjens 2009）。また、コクラン・レビューによれば、作業療法は、リウマチ性関節炎患者の機能的能力に好影響を与え、特に関節保護の教育が効果的である（Steultjensら2004）。関節保護の教育は、日常的作業の関節のストレスを減らすことを目的とし、作業療法士が行うことが多い。関節保護の原則は次のとおりである。

- 痛みを認め配慮する
- 荷重を複数の関節に分散する
- 強く大きな関節の使用
- 最も安定性があり機能的な姿勢での関節の使用
- 変形を生じやすい姿勢の回避

関節保護の教育では、関節保護効果を高めるため、教育的行動的アプローチを用いる（HammondとFreeman 2004）。

> Box5.10　関節炎により生じる生活機能の困難──ベティの場合
> 身体機能・身体構造：痛みとこわばり（背骨、膝、足首、手）、転倒恐怖感
> 活動制限：椅子や便座からの立ち上がりが困難、階段の昇降が困難、裏庭に出るのが困難
> 参加制約：ガーデニングができない、公共交通機関を利用して自分で買物に行けない

　作業療法士は、痛みを減らし、心理社会的生活機能を改善するため、エネルギー保存、作業の単純化テクニック、疼痛管理（リラクゼーションを含む）を指導する（Kessler 2001）。また、スプリントのアセスメントと提供（作業療法士が通常行う）は、痛みの減少や握力の改善に有効とされる（Weissら 2000, Steultjensら 2004）。

　自己管理の概念が一般に知られるようになり、患者をエキスパート患者プログラムに紹介する場合もある。このプログラムは、患者の自立性の維持や安寧の最大化を助け、費用対効果の高い方法とされる（Plews 2005）。

　また、作業療法士は、医療チームの中で健康増進の役割を担う。すなわち、バランスのとれた意味のある作業への参加を促し、筋骨格疾患の知識や、関節機能悪化の予防策を教育する。

パーキンソン病

アン・マッキンタイア

> 　患者はミセス・ライト。10年前からパーキンソン病の症状は始まっていたが、診断はその5年後で、庭で転倒して肩を負傷し、地元の病院の急性期病棟で診療を受けたことがきっかけであった。それまでは、持ち家で独居し、英国婦人ボランティア協会（WRVS）の食事配達サービス（車の運転）を行い、地元の小学校で授業を補助し、友人と様々な社会活動に出かけるなど、忙しく過ごしていた。
>
> 　転倒後、地元を離れ、娘の一家と同居することになった。母親と祖母の役割を楽しんでいたが、自律性の喪失と社会的孤立を感じるようになった。パーキンソン病の症状（無動、固縮、振戦）が悪化し、現在はオン・オフ現象が増えている。最近は運動機能が低下し、娘の家（3ベッドルーム）の階段の昇降ができなくなり、移乗（ベッド、椅子、トイレ）と更衣で介助が必要となった。自立性の喪失により、気分が落ち込み、軽度の意識の混乱と不安が生じた。しかし、娘は、これらの原因は新聞やテレビに関心がなくなったことと感じている。ミセス・ライトは、友人を訪ねたり買物に行くために外出することを望まなくなった。

　パーキンソン病は、アルツハイマー病に次いで多く見られる神経変性疾患である。世界に400万人の患者がおり、イギリスでは60歳以上の1％、80歳以上の2％がパーキンソン病を

有する。通常40歳から70歳で発症する。原因は不明である。パーキンソン病の障害は広範囲に及び、しばしば転倒を引き起こし、これにより骨折や死亡が生じる。現在も徴候と症状に基づき診断を行うため、残念ながら誤診が多い(National Institute of Clinical Excellence 2006, Scottish Intercollegiate Guidelines Network 2010)。イギリスでは、パーキンソン病の医療および社会的ケアの費用は年間33億ポンドにのぼる(Porterら2010)。

パーキンソン病による病的変化として、基底核と網様体でドーパミンが枯渇する。これらの領域でドーパミンを産生する細胞の約50%が失われると、パーキンソン病の症状が表れる。パーキンソン病の病変は脳幹から始まり、次第に上昇し大脳皮質へ広がる（Brooks 2000, Gibb 1997, Herreroら 2002, Parkinson's Disease Society 2007)。

ミセス・ライトの診断も、パーキンソン病の主症状（無動、振戦、固縮、姿勢反射障害）(Parkinson's Disease Society 2007, Jankovic 2008)に基づいて行われた。パーキンソン病では、主症状の他に、Box5.11の運動症状および非運動症状が見られることがある。

興味深いことに、非運動症状の幾つかは、運動症状の表れや診断より以前に存在することがある。基底核が感情、意欲、連合、認知の機能にも関与することを考えれば、これは不思議ではない。

パーキンソン病は治癒しないため、多職種による疾患管理（薬物療法、リハビリテーション）が必要である。ミセス・ライトは、初期には、レボドパ投与で症状を管理していた。残念ながら、6年後、運動症状の制御の変動（オン・オフ現象）および不随意運動が生じるようになり、不快と苦痛を有するようになった(MacpheeとStewart 2007)。

作業療法士協会（COT）は最近、パーキンソン病の臨床ガイドラインを発表した（AragonとKings 2010)。このガイドラインは、最善の実践、クライエントと介護者からのフィードバック、現在得られているエビデンス・ベースに基づいて作成されている。ただし、多くのパーキンソン病の作業療法には、高度なエビデンス（立証または反証）がない(Dixonら 2009)。残念ながら、パーキンソン病に対する作業療法的介入を十分に解説した論文はなく、また患者を作業療法に紹介する頻度とタイミングの調査もなされていない（Deaneら 2001a, 2001b, KaleとMenken 2004, NICE 2006, Dixonら 2009)。エビデンスの不足にも関わらず、パーキンソン病患者への作業療法は推奨されており、次の点を考慮すべきとされている(NICE 2006, p.7)。

- 役割(仕事、家庭)、就労、在宅ケア、レジャー活動の維持
- 移乗および移動の改善と維持
- セルフケア活動(摂食、嚥下、洗体、更衣)の改善
- 安全性と運動機能を改善するための環境
- 認知機能のアセスメントと適切な介入

ミセス・ライトは、作業遂行能力に影響する多くの問題を有するため、作業療法が有益である(Box5.12)。例えば、作業療法士は移動の問題（特に転倒予防）の管理を行う。ミセス・

Box5.11　パーキンソン病の運動症状および非運動症状

初期の運動症状
振戦*　　　　　　　　 ⎫
固縮*　　　　　　　　 ⎬　主徴候
無動／動作緩慢*　 ⎪
姿勢反射障害　　　 ⎭
寡動
非対称性の発症
上肢での発症
(*パーキンソン病の診断には動作緩慢に加えて固縮か振戦のいずれかが必要)

初期の非運動症状
精神症状
うつ病[§]（患者の20-50%）
不安[§]（患者の25-40%）
精神病(幻視)（患者の20-40%）
認知機能障害（患者の30%）：注意(変換、分配、選択)、課題の管理、運動の企画
疲労[§]（患者の30-60%）
アパシー[§]
睡眠障害[§]（日中の傾眠など）
便秘[§]
嗅覚機能障害[§]
([§]運動症状の表れや診断より以前に存在しうるもの)

後期の症状
運動症状
運動症状の変動(エンド・オブ・ドーズ、オン・オフ現象)
ジスキネジア、すくみ足、加速歩行、姿勢反射障害、姿勢の変形、嚥下障害

非運動症状
精神病(パラノイア)、衝動制御障害(賭博、摂食、性行動)、舌端現象
認知症（患者の50-80%）
転倒（患者の66%）
自律神経障害（患者の40%）：体重減少、便秘、膀胱機能不全、尿失禁、性機能障害、起立性低血圧、発汗過多、流涎、疼痛

(Horstinckら 2006a, 2006b, National Institute of Clinical Excellence 2006, Taylorら 2006, Friedmanら 2007, Lieberman 2006, MacpheeとStewart 2007, Parkinson's Disease Society 2007, Jankovic 2008)

ライトは、すくみ足(ドア、階段)やオン・オフ現象を有するため、転倒予防テクニックの強化とともに、環境改善が必要である。また、移動の困難(更衣やその他の活動に関連する)にも対処が必要である。その際、AragonとKings (2010)による作業療法士協会(COT)の臨床ガイドラインを参考にするとよい。また、健康と安寧の増進のため、レジャー活動や社会的活動を行うことを検討する。介護者である娘の要望を知る必要もある。パーキンソン病患者で

> **Box5.12　パーキンソン病により生じる生活機能の困難——ミセス・ライトの場合**
>
> 身体機能：上下肢の動作緩慢と固縮、上肢の振戦
>
> 活動制限：移動および移乗の制限（階段、ベッド、椅子、便座）、車の運転ができない、介助なしで屋外の歩行ができない、更衣および食物のカットで介助が必要、レジャー的作業の制限
>
> 参加制約：友人との交際を望まない、選択的作業（読書、テレビの視聴）を遂行しない
>
> 背景因子：娘と孫たちと同居（3ベッドルーム、階段）、地域の環境が分からず地域社会とつながりがない、自律性および自立感情の喪失

表5.10　パーキンソン病の患者のアセスメントとアウトカム評価

> 国際運動障害学会（Movement Disorder Society; MDS）によるパーキンソン病統一スケール（Unified Parkinson's Disease Rating Scale: UPDRS）の改訂版（MDS-UPDRS）：4部で構成される。第1部は日常生活の非運動症状、第2部は日常生活の運動症状、第3部は運動能力検査、第4部は運動の合併症。このうち20項目は患者と介護者が回答する（Goetzら 2008）。
>
> パーキンソン病質問票（Parkinson's Disease Questionnaire：PDQ-39, PDQ-8）（Jenkinsonら 2008）：健康、全般的な安寧、過去1カ月のイベントの頻度を尋ねる質問票。PDQ-8はPDQ-39の簡易版であり、研究でよく用いられる。詳細はウェブサイトを参照。http://www.publichealth.ox.ac.uk/research/hsru/PDQ/intropdq

は、疲労が顕著に見られ、日中の過度の眠気（excessive daytime sleepiness：EDS）もよく見られる（Tandbergら 1999, MiwaとMiwa 2011）。日中の過度の眠気がある場合、原因となる因子（うつ病、睡眠環境、薬による睡眠パターンの変化）を多職種チームで検証する（Scottish Intercollegiate Guidelines Network 2010b）。

　作業療法士は、高齢者に関わる場合、認知症の徴候を見つけアセスメントしなければならない。作業療法士が関わる高齢者の10％が3-5年間で認知症を発症するとされる（Williams-Grayら 2007）。ミセス・ライトの場合、作業療法士は、多職種チームのメンバーと協力し、詳細な既往歴を入手し、記憶力と気分をアセスメントした。また、精神病にも注意が必要である。パーキンソン病では幻視が多く、入院患者の30-40％がこれを有するとされる（Williams-Grayら 2006）。うつ病も多く、そのアセスメントツールとして、老年期うつ病評価尺度（GDS）、入院患者の不安・抑うつ状態評価尺度（HADS）などがある。パーキンソン病のアセスメントとアウトカム評価は、表5.10のとおりである。

統合失調症

ジャクリーン・ローソン

> 患者の名前はフランク。77歳男性。妄想型統合失調症と診断されている。仕事は退職している。結婚歴はなく子どもはいない。近親者は兄だが、連絡をとっていない。30歳の時、重大な事故（悪霊に憑かれていると信じ自らを刃物で刺す故意の自傷行為）の後に統合失調症と診断された。偏執性妄想（自宅が盗聴されている、自分の思考が投影され他者に聞こえてしまう）を繰り返し、これまでに何度も入院した。幻聴（食べ物や飲み物が安全でないことを知らせる）もある。

　高齢者の統合失調症の研究は少ない。研究文献のうち、老年期の統合失調症に関するものは6％に過ぎない（Jeste 1996）。また、高齢者の統合失調症の有病率は明らかではない。一般成人の統合失調症（診断基準を満たす）の平均発症率は1000人に0.11人であり（National Institute of Clinical Excellence 2010（b））、高齢者の同発症率は1％とされる（GurlandとCross 1982）。ただし、これは実際より少ない推計とされ（Palmerら1999）、統合失調症と診断される高齢者はもっと多いことが予想される（Cohenら2000）。

　フランクは、30歳で統合失調症と診断されており、いわゆる「遅発性パラフレニー」（遅発性精神病）ではない。遅発性パラフレニーは、高齢（55歳以上）で初発する精神病である（ClareとGiblin 2008）。

　統合失調症の症状には陽性症状と陰性症状がある（Turner 1997, Comer 1998, Gelderら1999）。陽性症状とは幻覚や妄想などの症状である（Gelderら1999）。フランクは、妄想（自分の信念が他人に所有されている、自宅が盗聴されている、自分の思考が投影されている）と幻聴を有する。また、陰性症状とは生活機能の喪失である（Gelderら1999）。フランクは、セルフネグレクト、社会的孤立、自立生活を継続する能力の欠如を有する（Box5.13）。

　統合失調症は、『精神障害の診断・統計マニュアル』第4版（DSM-IV）で次のように定義される。

> 「…障害の持続的な徴候が少なくとも6カ月間存在する。この6カ月の期間には、活動期の症状（次の症状の2つまたはそれ以上：妄想、幻覚、解体した会話、ひどく解体したまたは緊張病性の行動、陰性症状）が少なくとも1カ月存在しなければならない」（American Psychiatric Association 2000）

　フランクは、統合失調症の妄想型と診断されている。妄想型の診断基準は、「1つまたはそれ以上の妄想または頻繁に起こる幻聴にとらわれていること」、ただし「以下のどれも顕著ではない：解体した会話、解体したまたは緊張病性の行動、平板化したまたは不適切な表情」

> **Box5.13　統合失調症により生じる生活機能の困難——フランクの場合**
>
> 気質および人格の機能：精神的安定性の障害(軽度)、確信の障害(中等度)、動機づけの障害(中等度)、思考の内容の障害(中等度)
>
> 活動および参加：思考(特に意思決定)の困難(軽度)
>
> セルフケア：洗体困難(軽度)、簡単な食事の調理の困難(中等度)、対人関係の形成の困難(重度)
>
> 背景因子：支援を提供する家族がいない、継続的な相互支援を提供する友人がいない

とされる(American Psychiatric Association 2000)。

　陰性症状の重症度は、加齢に伴い悪化するとされる(Gurら 1996)。これに加えて、薬の副作用が懸念される。抗精神病薬（フランクの場合はクロザピン）には多くの副作用がある。高齢者で特に懸念されるのは、運動機能に与える有害な作用である。最も多く報告される副作用は、運動機能に関連する副作用（遅発性ジスキネジアなどの異常な不随意運動）である(Palmerら 1999)。このような副作用は、高齢者の作業遂行能力および日常生活活動（ADL）の能力に大きな影響を与える。また転倒のリスクと発生率を高める(National Institute of Clinical Excellence 2004b)。

　フランクは治療抵抗性の統合失調症であるため、クロザピンを処方されている。クロザピンは治療抵抗性を有する患者に投与される(Bazire 2003)。ただし、白血球数に重篤な影響を与える可能性があるため、第一選択薬ではない。このため、クロザピンを処方されている患者は、定期的な血液検査と健診が必要である。また、抗精神病薬の副作用の詳細なモニターが必要であり、リバプール大学神経遮断薬副作用評価尺度(Liverpool University Neuroleptic Side Effect Rating Scale：LUMSERS)などを用いて評価する(Dayら 1995)。

　統合失調症により、作業的機能不全が生じることがある(Bejerholm 2010)。これは、症状(の悪化)または薬の副作用により生じるが、いずれにせよ、しばしば作業療法的介入が必要となる。作業療法士は、患者が自分の能力を認識するのを助け、患者が不可能と感じる活動について問題解決、適応、適切な支援を行う。

　最近の精神保健は回復に重点を置いており(Department of Health 2009b, Future Vision Coalition 2009)、患者の強さに焦点をあてることは重要である。回復は発症から何年経過しても起こりうる。また、症状が継続していても、多くの患者は有意義な生活を送りうる(National Institute for Health and Clinical Excellence 2010b)。患者の強さに焦点をあて患者の能力を認めることは、他の精神疾患（老年期うつ病など）の予防にもなり、世界保健機関が推奨するアクティブ・エイジング(WHO 2002)の推進にもつながる。継続している精神病症状は多職種チームでモニターする。その際、簡易精神症状評価尺度

(Brief Psychiatric Rating Scale：BPRS）などのツールを用いて評価する（OverallとGorham 1962, 1988）。

　作業療法士はまず、フランクの将来の希望（長期・短期の個人的目標）を確認する。その際、様々な手法を用いる。例えば、作業に関する自己評価（Occupational Self Assessment：OSA）（Baronら 2006）、リカバリー・スター（Recovery Star）（MackeithとBurns 2010）がある。これらはいずれも、介入のアウトカム評価でも使うことができる。

　帰宅を希望する場合、作業遂行能力を確認する。雑談を通じて洞察力を評価する。あるいは標準化されたアセスメントで確認する。例えば、人間作業モデルスクリーニングツール（MOHOST）（Parkinsonら 2006）や、運動とプロセス技能モデル（AMPS）（Fisher 2006）を用いる。作業遂行能力のベースラインが決まれば、作業療法士は患者と協力して、患者の目標を支持し回復を進めるための治療および介入の計画を作成する。その際、MOHOSTとAMPSの両方を用いて何度もアセスメントを行う。介入のアウトカム評価でもMOHOSTとAMPSを用いる。介入後、MOHOSTとAMPSによるアセスメントを繰り返し、作業遂行能力の改善を確認する。同時に、リカバリー・スターを用いて、生活領域（人間関係や責任）の全般的改善を確認する。

　フランクは、サイコロジストとのカウンセリングで、幻聴に反応しようとする衝動を無視することを学んだ。また、フランクは、帰宅を希望していたが、そのためには栄養の管理・改善が必要であり、毎日の食事の確保が必要であった。このため、入院中、作業療法士と栄養士が合同で行う食事作りのグループに参加した。この集団介入には、料理の能力の向上に加えて、予算内で健康的な食事を賄う方法の指導、社会的関係の形成と維持、社会的孤立の低減という複数の目的があった。介入の度に、MOHOSTによる観察を行い（表5.6を参照）、改善度をモニターした。MOHOSTは作業遂行能力をスコア化するため、他の活動（洗体、更衣）の支援の必要性について多職種チームに助言するのにも役立った。

　食事作りのグループに数回参加した後、フランクは、料理に自信が持てるようになっただけでなく、グループの社会的側面（同じ病棟の男性と友人になった）を楽しめたと回答した。作業療法士は、ソーシャルワーカー、地域の精神保健チームと連絡を取り、退院後フランクが週2回昼食会に参加できるようにすることを提案した。退院日が近づくと、病院から地域への移行をスムーズにするため、外出して地域の昼食会のグループに参加するようフランクに勧めた。最初は、作業療法士が昼食会に付き添い、不安を和らげ、自信を形成し、実際的問題（どのバスに乗るか、いくら費用が必要か）に対処できるようにした。

　作業療法士の役割は、退院後の生活にも及ぶ。統合失調症の患者（高齢の患者に限らず）に対して行うべき作業療法は、レベルに合った作業への従事の促進（BejerholmとEcklund 2006, 2007）、最適な作業バランスの確保（Bejerholm 2010）、作業の選択やそれが安寧へ与える影響（ストレス、生活満足度）に関する助言（MinatoとZemke 2004）である。

脳卒中

テレーズ・ジャクソン

> 患者はジェームズ・クラク。68歳男性。18か月前に左脳の全前方循環脳卒中（TACS）を発症し、右半身麻痺となり、運動障害と感覚障害が生じた。右腕と右脚の筋緊張が亢進。また同名半盲、運動性失語、失行（動作を企画し遂行する能力が損なわれる）を有する。
>
> クラク氏は退職し、平屋の持ち家で妻と暮らしている。近くに娘が住んでいる。妻は元気で健康であり、クラク氏のセルフケアを介助し、家庭生活の活動（料理、家事）を行うことができる。
>
> クラク氏は、短時間であれば立つことができ、屋内の短距離の移動は可能である。屋外の長距離の移動には車いすが必要である。椅子と便座の移乗は可能だが、入浴の移乗、洗体、更衣には介助が必要である。最近は自宅から出ることが困難となり、妻と過ごすことが多い。15か月前の退院時に比べて自立性が低下した。

　脳卒中は、急性の脳局所の機能喪失を特徴とする臨床症候群である。症状が24時間以上続き、死亡に至ることもある。脳卒中の原因は、特発性の脳実質内の出血（出血性脳卒中）または脳局所の血液供給不足（虚血性脳卒中）のいずれかとされる（Warlowら2007）。脳卒中は損傷部位によっても分類され、全前方循環（TAC）、ラクナ（LAC）、部分前方循環（PAC）、後方循環（POC）がある。また、脳卒中には症候群（Syndrome）、梗塞（Infarct）、出血（Hemorrhage）の3つの型があり、これらの頭文字（S, I, H）を、先の損傷部位別の分類の末尾に付ける。例えば、全前方循環症候群はTACS、ラクナ梗塞はLACI、全前方循環出血はTACHとなる（Bamfordら1991）。世界的に、脳卒中は心疾患の次に多い死因である。世界の年間死亡数の約10％（500万人以上）は脳卒中による死亡である。また、脳卒中では、重大な持続的影響として、長期にわたる障害が生じる。イギリスでは、脳卒中は、成人の重度身体障害の原因の第1位となっている（Wolfe 2000, Adamsonら 2004）。

　虚血性脳卒中の最強の危険因子は年齢であり、80歳の虚血性脳卒中のリスクは30歳の同リスクの30倍である（Rothwellら 2005）。脳卒中の症状は、身体の片側の脱力（感覚障害）、視覚障害、言語障害、嚥下障害、認知および知覚障害、感情的・心理学的問題である。

　脳卒中は長期にわたる疾患であり、作業療法士は患者が辿るどの段階でも介入を行う可能性がある（急性期から地域ケアまで）。ICFは、脳卒中で取り組むべき問題を提示している。脳卒中後、日常生活活動（ADL）の遂行や、意味のある活動への参加が困難になる。脳卒中の結果として生じる作業的機能不全は多様であり複雑である。このため、特別なアセスメントと治療が必要であり、脳卒中ケアの専門技能を有する作業療法士が、これにあたらなけれ

> **Box5.14　脳卒中により生じる生活機能の困難──クラク氏の場合**
>
> 身体機能・身体構造：精神機能、失行(複数の複雑な動作を系列的に行う能力が損なわれる認知運動企画障害)、失語(言語障害)、疲労
>
> 感覚機能：同名半盲(視野の右半分の欠損)、右半身の感覚の喪失
>
> 筋肉の機能：右半身の脱力(筋力の喪失)、右半身の筋緊張異常
>
> 活動制限：
> - コミュニケーション：話し言葉と書き言葉の両方の困難
> - 運動・移動：持ち上げること、運ぶこと、歩行、移動
> - セルフケア：食べること、洗体、更衣
> - 家庭生活：ほとんどの家事(料理、掃除)を行えない
>
> 参加制約：
> - 対人関係：家族構成内の役割(父、夫)の喪失
> - コミュニティライフ・社会生活・市民生活：これまで従事してきた社会的活動やレジャー活動に参加できない

ばならない(Box5.14)。

　作業療法のアセスメントは、回復のどの段階でも行う。アセスメントでは、運動、感覚、認知、心理学的・社会的な能力と技能、また障害が患者の能力(特定の環境(身体的、社会的、文化的)におけるセルフケア、家事、仕事、レジャー活動)に与える影響を詳細に分析する。

　作業療法士は、観察と標準化されたアセスメントを併用し、作業遂行能力の問題を特定する(表5.11)。イングランドおよびスコットランドの脳卒中臨床ガイドライン(Intercollegiate Stroke Working Party 2008, Scottish Intercollegiate Guidelines Network Guidelines 2010 (c))は、脳卒中ケアにおけるエビデンスに基づく最善の実践を推奨している。また、脳卒中ユニット(多職種が協力して専門的な脳卒中ケアを行う)への早期のアクセスが必要であるとする。さらに、専門的治療に基づく地域リハビリテーション(脳卒中の専門チームによる早期退院の支援も含む)についても助言し、目標に照準を合わせた患者中心のリハビリテーションを行うべきとする。これらの脳卒中ガイドラインは、脳卒中後ADL障害を有する全ての患者が、作業療法士(神経学的ケアの知識と専門技能を有する)にアクセスできることが必要であるとする。また、作業療法士によるADL訓練をリハビリテーション(入院、地域)に加えることも推奨している。通常、脳卒中リハビリテーションでは、患者中心の目標を設定し、有目的活動から成るプログラムを実施する。作業療法士は、作業を通じて脳卒中の治療に寄与し、回復アプローチと機能的(functional)アプローチを組み合わせて介入を行う。

　Leggら(2007)によるシステマティック・レビューは、9つの試験(参加者は1258人にのぼる)を検討し、脳卒中後ADL障害を有する患者に対する作業療法の有効性を評価した。こ

表5.11 脳卒中ケアで作業療法士が用いる主なアセスメントツール

運動とプロセス技能モデル(AMPS)（Fisher 1995）
遂行機能障害症候群の行動評価(Behavioural Assessment of the Dysexecutive Syndrome：BADS)（Wilsonら 1996）http://www.dwp.gov.uk/docs/no2-sum-03-test-review-2.pdf
ミネソタ認知機能評価(Cognitive Assessment of Minnesota：CAM)（Rustardら 1993）http://www.worldcat.org/title/cognitive-assessment-of-minesota-examiners-guide/oclc/28947896？tab=details
チェシントン作業療法神経学的評価バッテリー(Chessington Occupational Therapy Neurological Assessment Battery：COTNAB)（Tyermanら 1986）http://www.saetrahealth.co.za/cognitive_assessment/contnab.html
ミドルセックス高齢者精神状態評価(Middlesex Elderly Assessment of Mental State：MEAMS)（Golding 1989）http://www.personclinical.co.uk/Psychology/AdultCognitionNeuropsychologyとLanguage/AdultGeneralAbilities/MiddlesexElderlyAssessmentofMental State (MEAMS) /MiddlesexElderlyAssessmentofMentalState (MEAMS).aspx
リバーミード行動性無視検査(Rivermead Behavioral Inattention Test)（Wilsonら 1987）
リバーミード知覚評価バッテリー(Rivermead Perceptual Assessment Battery)（Whitingら 1985）
リバーミード行動記憶検査(Rivermead Behavioural Memory Test-111)（Wilsonら 2008）http://www.personclinical.co.uk/Psychology/AdultCognitionNeuropsychologyとLanguage/AdultAttentionExecutiveFunction/BehaviourallnattentionTest (BIT) /BehaviourallnattentionTest (BIT).aspx
日常の注意力テスト(Test of Everyday Attention：TEA)（Robertsonら 1994）http://www.pearsonassessments.com/HAIWEB/Cultures/en-us/Productdetail.htm？Pid=015-8054-458

のレビューによると、作業療法士の介入を受けた患者は、セルフケア活動（食事、更衣、入浴、排泄、移動）の自立性が高まり、これらの活動を維持できることが分かった。ただし、介入の詳細な内容は完全には明確になっていない。Walkerら(2004)は、脳卒中の地域作業療法の無作為化比較試験のメタ解析を行い、地域作業療法は患者の日常生活活動（ADL）およびレジャー活動を有意に改善することを明らかにした。また、目標を絞った介入により良好なアウトカムが得られると結論づけた（例：レジャー活動に特化した介入によりレジャー活動のスコアが改善した）。

　脳卒中の作業療法を支持するエビデンスは十分にあるものの、多くのアプローチや方法のエビデンス（立証または反証）は不足している。イギリスでは、脳卒中の身体的介入（機能的介入と併用する）として、ボバース概念と運動再学習がよく用いられている（CarrとShepherd 1989）。これらは、活動に必要な運動能力を促通する。また、ある介入が他の介入より優れていることを支持するエビデンスがないため、多くの場合、多職種チームの中で介入を組み合わせて行う。

また、脳卒中の作業療法のエビデンスのシステマティック・レビューで、脳卒中後の手のスプリントのエビデンス（立証または反証）が不足していることが分かった（LaninとHerbert 2003）。ある無作為化比較試験によれば、手のスプリントの有効性（短期の拘縮管理）は実証されておらず、他の伸張法（ストレッチ）は高度な伸展（筋肉を用いる）が可能であり有益であるとされる（Laninら 2007）。また、認知的戦略を治療計画に取り入れることもある。これは、身体各部（作業遂行を担う部分）の喪失に適応し、自立のための生活機能を高める救済的・代償的戦略である。一般に、作業療法は、作業と関連した適切な環境において課題志向の介入を行うのが効果的である。

　クラク氏の場合、意味のある有目的活動を用いた機能的介入が適切とされる。また、身体的問題に対処するため、日常生活活動（ADL）の通常の動作の促進、疲労管理が推奨される。作業療法士は、快適性、安全性、機能の最大化を確保するため、ポジショニングとシーティングを行う。また、目標志向のアプローチが提唱されていることから、脳卒中ケアの豊富な経験を有する作業療法士が付き添って日常生活活動（ADL）を行う。これによりセルフケアの改善と維持、悪化リスクの低減が可能である。

　エビデンスに基づく新たな作業療法として、拘束誘発性運動療法（Constraint Induced Movement Therapy：CIMT）がある。CIMTの対象となるのは、脳卒中後に上肢を使わなくなったものの（Sitoriら 2009）、運動機能の回復が見られ（指の関節の伸展が10度以上、バランス能力の残存）、認知機能が損なわれていない患者である。クラク氏はCIMTの適応基準を満たさないため、作業療法士はCIMTを行うことを助言しなかった。また、認知機能の問題（失行）に対処するため、有効性が示唆されている認知リハビリテーションとして、文脈の中での活動遂行、課題に特化した訓練（技能の全般的改善を目指さない）、実践と反復、目標志向の活動、課題の構造化を行った（Edmans 2010）。これらは通常、患者の同意を得た上で、多職種チームが協働し、家族や介護者も参加して行うことが望ましい。

高齢者の転倒

アン・マッキンタイア

　本章の多くの症例研究は転倒について言及している。ケリー氏（認知症）、モーリーン（学習障害）、ミセス・ライト（パーキンソン病）、クラク氏（脳卒中）では、彼らが有する疾患は、転倒が発生する因子となる。また、ヴァル（骨粗鬆症）は、転倒の結果としてコーレス骨折を負った。彼ら全員に対し、再転倒、負傷、心理学的帰結を防ぐための介入が必要である。

　転倒は、医療・社会的ケアにとって大きな問題である。というのも、転倒の結果として、身体的外傷、障害、入院、長期ケア、死亡が高い確率で生じるからである。世界人口の平均年齢の上昇に伴い、転倒とその結果は医療・社会的ケアの負担を増大させることが予想される

> **Box5.15　転倒の定義**
> 　転倒とは、「いかなる理由であっても、人が地面、床またはより低い面へ予期せず倒れること」である(Lambら2005, p.1619)。

(Rubenstein 2006, Gilbertら2009)。したがって、転倒管理は、高齢者医療の重要分野である。

　転倒は、高齢者の死因の第5位である(Rubenstein 2006)。70歳以上の25%、80歳以上の50%が年1回転倒すると推計されている。ただし、これは、全ての転倒が報告されるわけではないとした控えめな推計である(Martin 2009)。また、研究および政策では、転倒の統一的定義がなされていない(Hauerら2006)。Lambら(2005)は、国際的コンセンサスを得られるよう転倒の定義を試みている(Box5.15)。

　また、転倒には別の問題もある。すなわち、多くの場合、原因の特定が難しいため、しばしば問題の多い転倒管理が行われている（Close 2005)。転倒の発生率は複数の危険因子により高まるとされ（National Institute of Clinical Excellence 2004 (b))、危険因子が多いほどリスクは高まる（Closeら2003, United States of America Centres for Disease Control and Prevention 2008, American Geriatric Society and British Geriatric Society 2010)。国立医療技術評価機構（National Institute of Clinical Excellence 2004b)は、よく見られる危険因子として次のものを挙げている。

- 多剤投与
- 移動の問題(特にバランス能力障害および(または)筋力低下により生じる)
- 慢性疾患(脳卒中、パーキンソン病など)
- 感覚機能障害(視覚、固有感覚)
- 毎日の活動の遂行能力の低下
- 環境のハザードおよび(または)福祉用具の不適切な使用

　ただし、転倒リスクを高める単一の危険因子（認知機能障害など）もある（TinettiとWilliams 1998)。本章の症例研究で紹介した高齢者の多くは転倒のリスクが高い。

　転倒の心理学的帰結は、転倒恐怖感、うつ病、自己効力感や自律性の喪失である(Lordら2007)。また、ケアのレシピアントである高齢者が転倒すると、ケアを行う介護者の負担と緊張も増大する(Salzら1999, Kuzuyaら2006)。特に、認知症では、転倒により、介護者と高齢者の関係が変化し、介護者のアイデンティティの喪失が生じることがある（McIntyreとReynolds 2012)。

　転倒の管理と予防は、多職種チームの治療の一環として行われる。その中で、作業療法は統合的役割を果たす。コクラン・レビューによれば、転倒した高齢者には多因子介入が効果的である（Gillespieら2009)。最近の研究（無作為化比較試験）で、地域の高齢者の

多因子介入により、転倒後12か月間の再転倒が有意に減少し（55％減少）、転倒恐怖感が軽減し、救急車の要請（床からの起き上がり）が減り、毎日の活動が改善することが分かった（Loganら 2010）。この研究は、多因子介入（個人の個別の目標を設定して介入する）の要素を特定している。それによると、主に次の領域で作業療法を行う（Loganら 2010）。

- 体力の強化、バランス能力の訓練
- 健診、安全性点検
- 福祉用具の提供、自宅の環境改善
- 床から起き上がる方法の指導、集団訓練

多因子介入は、正常な認知機能を有する高齢者に行われる。認知機能障害を有する高齢者（ケリー氏（認知症）、モーリーン（学習障害））に対する多因子介入の有用性を示すエビデンスはない（Jensenら 2003, Shawら 2003, Hauerら 2006）。ただし、多くの国際的政策は、認知機能障害を有する高齢者の転倒管理で、クライエント中心の個別化アプローチを行うことを提唱している（Australian Commission on Safety and Quality in Health Care：ACSQHC 2009）。したがって、認知機能障害を有する高齢者の転倒について、研究によるエビデンスを増やす必要がある（Shaw 2007, Gillespieら 2009, American Geriatric SocietyとBritish Geriatric Society 2010）。

転倒管理については、多くの政策文書やガイダンスがある（American Geriatric SocietyとBritish Geriatric Society 2010, National Institute of Clinical Excellence 2004b -reviewed in 2011）。作業療法士協会（COT）は、専門的な転倒管理のガイダンスを作成し、エビデンスに基づく実践および介入のアセスメント・評価を提唱している（College of Occupational Therapists 2006）。また、このガイダンスは、クライエント中心のアプローチにより、転倒した高齢者の個人的ニーズを特定し、また転倒リスクを有する高齢者や作業遂行能力の困難を有する高齢者を見つけることを提唱している。多くのガイドラインが様々なアセスメントを推奨しているが、これらのアセスメントは、既に本章のそれぞれの症例研究で言及した。ただし、転倒の心理社会的側面を評価する特殊なアウトカム評価については、表5.12の転倒のアセスメントとアウトカム評価を参照いただきたい。

残念ながら、転倒のアセスメントとアウトカム評価は、認知症（認知機能障害）を有する高齢者の評価に適したものとなっていない。すなわち、ヴァル（コーレス骨折）、ミセス・ライト（パーキンソン病）、ジェームズ氏（うつ病）では使用できるが、ケリー氏（認知症）とモーリーン（学習障害）では妥当性と信頼性のある評価を行うことは難しい。

転倒管理の介入に関するエビデンスは増えている一方、高齢者の転倒管理への組み入れ率は低い。高齢者の30-70％で、介入拒否やアドヒアランス不良が見られる。転倒管理プログラムへの参加や環境改善の受容は、高齢者のアイデンティティや自律性を脅かすとの見方もある（Simpsonら 2003）。Yardleyら（2006a, b）によれば、転倒は、老化および虚弱のス

ティグマを生じる。また、高齢者は、助言や介入に対して違和感、押し付け、干渉を感じる。したがって、転倒の管理と予防では、利用者への優しさ、クライエント中心、個人のニーズに合わせた個別化が重要であり、これに加えて作業的公正の原理、アクティブ・エイジングおよびサクセスフル・エイジングの原理に適合した実践を行わなければならない。

表5.12　転倒のアセスメントとアウトカム評価

バランスへの自信

活動固有のバランス能力自信尺度（Activities-specific Balance Confidence (ABC) Scale）（PowellとMyers 1995）
http://www.pacificbalancecenter.com/forms/abc_scale.pdf

CONFBalスケール（Simpsonら 1998）http://www.feedslibrary.scot.nhs.uk/media/CLT/ResourceUploads/4002429/CONFbal.pdf

転倒恐怖感

転倒自己効力感尺度（Falls Efficacy Scale）（Tinettiら 1990）
http://www.consultgerirn.org/uploads/File/trythis/try_this_29.pdf

国際版転倒関連自己効力感尺度（Falls Efficacy Scale-International：FES-1）（Yardleyら 2005）http://eprints.soton.ac.uk/40199/1/6.pdf

高齢者の活動および転倒恐怖感調査（Survey of Activities and Fear of falling in the Elderly：SAFE）（Lachmanら 1998）
http://www.ecu.edu/cs-dhs/encfpc/upload/17-SAFFE.pdf

環境のアセスメント

HOME FAST (Designing the Home Falls and Accidents Screening Tool)（Mackenzieら 2000, 2002, 2003）
http://www.bhps.org.uk/falls/documents/HomeFast.pdf

機能およびリハビリテーション環境の安全性評価（Safety Assessment of Function and the Environment for Rehabilitation：SAFER）（Oliverら 1993）
http://www.caot.ca/cjot_pdfs/cjot60/60.2oliver.pdf

ウェストミード住まい安全性評価（Westmead Home Safety Assessment）（Clemson 1997）

まとめ

　作業療法士の課題は、エビデンスに基づく最善の介入を行うことである。また、アウトカム評価を行い、アウトカムおよび（または）目標の達成度を実証しなければならない。さらに、高齢者と介護者に対し、介入の選択肢を提示し、彼らが積極的に意思決定に参加できるようにし、そのためのエンパワーメントを行わなければならない。

参考文献

Adamson, J., Beswick, A. and Ebrahim, S. (2004) Is stroke the most common cause of disability? *Journal of Stroke and Cerebrovascular Diseases* **13**, 171–177.

Allen, C.K., Earhart, C.A. and Blue, T. (1992) *Occupational Therapy Treatment Goals for the Physically and Cognitively Disabled*. USA: The American Occupational Therapy Association.

Alzheimer's Society (2007) *Dementia UK: The full report*. London: Alzheimer's Society.

Alzheimer's Society (2011) *Learning Disabilities and Dementia*. London: Alzheimer's Society. Available at: http://alzheimers.org.uk/site/scripts/documents_info.php?documentID=103

American Geriatric Society and British Geriatric Society (2010) Prevention of falls in older persons: AGS/BGS clinical practice guideline. Available at: http://www.americangeriatrics.org/health_care_professionals/clinical_practice/clinical_guidelines_recommendations/2010/

American Heart Association (2009) Classification of functional capacity and objective assessment. American Heart Association. Available at: http://circ.ahajournals.org/content/116/3/329.full.pdf

American Psychiatric Association (2000) *Diagnostic and Statistical Manual of Mental Disorders*, 4th edition, text revision). Washington, DC: American Psychiatric Association.

Aragon A. and Kings, J. (2010) Occupational therapy for people with Parkinson's disease: Best practice guidelines. London: College of Occupational Therapists. Available at: http://www.parkinsons.org.uk/pdf/OTParkinsons_guidelines.pdf

Australian Commission on Safety and Quality in Health Care (2009) Preventing falls and harm from falls in older people: Best practice guidelines for Australian community care. Commonwealth of Australia: Department of Health and Ageing.

Bamford., J., Sandercock, P., Dennis, M. et al. (1991) Classification and natural history of clinically identifiable subtypes of cerebral infarction. *Lancet* **337(8756)**, 1521–1526.

Baron, K., Kielhofner, G., Iyenger, A., Goldhammer, V. and Wolenski, J. (2006) Occupational Self Assessment (OSA) Version 2.2, 2006. Available at: http://www.uic.edu/depts/moho/assess/osa.html

Bartels, S.J., Forester, B., Miles, K. and Joyce, T. (2008) Mental health service use by elderly patients with bipolar disorder and unipolar major depression. *American Journal of Geriatric Psychiatry* **8(2)**, 160–166.

Bazire, S. (2003) *Psychotropic Drug Directory 2003/04: The professionals' pocket handbook and aide memoire*. Wiltshire: Fivepin Publishing.

Bejerholm, U. (2010) Occupational balance with schizophrenia. *Occupational Therapy in Mental Health* **26**, 1–17.

Bejerholm, U. and Ecklund, M. (2006) Profiles of occupational engagement in people with schizophrenia, POES: Development of a new instrument based on time-use diaries. *British Journal of Occupational Therapy* **69(2)**, 58–68.

Bejerholm, U. and Ecklund, M. (2007) Occupational engagement in persons with schizophrenia: Relationships to self-related variables, psychopathology and quality of life. *American Journal of Occupational Therapy* **61(1)**, 21–32.

Bennett, S. and Liddle, J. (2008) Community-based occupational therapy improved daily functioning in people with dementia. *Australian Occupational Therapy Journal* **55(1)**, 73–74.

Borg, G.A. (1982) Psychophysical bases of perceived exertion. *Medicine and Science in Sports and Exercise* **14(5)**, 377–381.

Brazier, J.E., Harper, R., Jones, N.M.B., O'Cathain, A., Thomas, K.J., Usherwood, T. et al. (1992) Validating the SF-36 health survey questionnaire: New outcome measure for primary care. *British Medical Journal* **305**, 160–164.

Brissos, S., Videira, Dias V. and Kapczinski, F. (2008) Cognitive performance and quality of life in bipolar disorder. *Canadian Journal of Psychiatry* **53(8)**, 517–524.

British Heart Foundation (BHF) (2009) Living with heart failure. Available at: http://www.bhf.org.uk/publications/view-publication.aspx?ps=1000873

British Thoracic Society (2006) The burden of lung disease: A statistic report from the British Thoracic Society. Available at: http://www.brit-thoracic.org.uk/Portals/0/Library/BTS%20Publications/burden_of_lung_disease.pdf

Brooks, D.J. (2000) Imaging basal ganglia function. *Journal of Anatomy* **196(4)**, 543–554.

Bruce, B. and Fries, J.F. (2003) The Stanford Health Assessment Questionnaire: Dimensions and practical applications. *Health and Quality of Life Outcomes* **1**, 1–20.

Bucks, R.S., Ashworth, D.L., Wilcock, G.K. and Siegfried, K. (1996) Assessment of Activities of Daily Living in Dementia: Development of the Bristol Activities of Daily Living Scale. *Age and Ageing* **25(2)**, 113–120.

Cancer Research (2010) Summary of Cancer Incidence and Mortality in the UK Cancer Research UK. Available from: http://www.cancerresearchuk.org

Carr, J.H. and Shepherd, R.B. (1989) A motor learning model for stroke rehabilitation. *Physiotherapy* **75(7)**, 372–380.

Clare, L. and Giblin, S. (2008) Late onset psychosis. In: Woods, R. and Clare, L. (eds) *Handbook of the Clinical Psychology of Aging*, 2nd edition. Chichester: John Wiley and Sons.

Clemson, L. (1997) *Home Fall Hazards and the Westmead Home Safety Assessment*. West Brunswick: Coordinates Publications.

Close, J.C.L. (2005) Prevention of falls in older people. *Disability and Rehabilitation* **27(18–19)**, 1061–1071.

Close, J., Hooper, R., Glucksman, E., Jackson, S.H.D. and Swift, C.G. (2003) Predictors of falls in a high risk population: Results from the prevention of falls in the elderly trial. *Emergency Medicine Journal* **20(5)**, 421–425.

Cohen, C.L., Cohne, G.D., Blank, K., Gaitz, C., Katz, I.R., Leuchter, A., Maletta, G., Meyers, B., Sakauye, K. and Shamoian, C. 2000. Schizophrenia and older adults. *American Journal of Geriatric Psychiatry* **8(1)**, 19–28.

Comer, R.J. (1998) *Abnormal Psychology*, 3rd edition. New York: Freeman and Company.

College of Occupational Therapists (2004) *Occupational Therapy Intervention in Cancer: Guidance for professionals, managers and decision-makers*. London: College of Occupational Therapists.

College of Occupational Therapists (2006) *Guidance: Falls management*. London: College of Occupational Therapists.

College of Occupational Therapists (2008) *Health Promotion in Occupational Therapy*. London: College of Occupational Therapists.

Cooper, J. (2007) *Occupational Therapy in Oncology and Palliative Care*, 2nd edition. Chichester: John Wiley & Sons.

Coryell, W., Fiedorowicz, J., Solomon, D. and Endicott, J. (2009) Age transitions in the course of bipolar I disorder. *Psychological Medicine* **39(8)**, 1247–1252.

Day, J.C., Wood, G., Dewey, M. and Bentall, R.P. (1995) A self-rating scale for measuring neuroleptic side effects. Validation in a group of schizophrenic patients. *British Journal of Psychiatry* **166(5)**, 650–653.

Deane, K.H.O., Ellis-Hill, C., Playford, E.D., Ben-Shlomo, Y. and Clarke, C.E. (2001a) Occupational therapy for Parkinson's disease (review). Cochrane Database of Systematic Reviews.

Deane, K.H.O., Jones, D., Ellis-Hill, C., Clarke, C.E., Playford, E.D. and Ben-Shlomo, Y. (2001b) Physiotherapy for Parkinson's disease: A comparison of techniques (review). Cochrane Database of Systematic Reviews.

De las Heras, Carmen Gloria, Geist, R. Kielhofner, G. and Li, Y. (2007) The Volitional Questionnaire (VQ) Version 4.1. MOHO Clearinghouse. Available at: http://www.uic.edu/depts/moho/assess/vq.html

Department of Health (2000) National Service Framework for Coronary Heart Disease. London: Department of Health.

Department of Health (2001) National Service Framework for Older People. London: Department of Health.

Department of Health (2006) Our Health, Our Care, Our Say: A new direction for community services. London: Department of Health.

Department of Health (2007) Cancer Reform Strategy. London: Department of Health.

Department of Health (2009) New Horizons: A shared vision for mental health. London: Department of Health.

Department of Health (2010) Quality Outcomes for People with Dementia: Building on the work of the National Dementia Strategy. London: Department of Health. Available at: www.dh.gov.uk/publications

Depp, C.A., Jeste, D.V. (2004) Bipolar disorder in older adults: A critical review. *Bipolar Disorders* **6(5)**, 343–367.

Depp, C.A., Lindamer, L.A., Folsom, D.P., Gilmer, T., Hough, R.L., Garcia, P. and Jeste, D.V. (2006) Differences in clinical features and mental health service use in bipolar disorder across the lifespan. *American Journal of Geriatric Psychiatry* **13(4)**, 290–298.

Dixon, L., Duncan, D.C., Johnson, P., Kirkby, L,. O'Connell, H., Taylor, H.J. and Deane, K. (2009) Occupational therapy for patients with Parkinson's disease. *Cochrane Review* 3:CD002813.

Eames, J., Ward, G. and Siddans, L. (1999) Clinical audit of the outcome of individualised occupational therapy goals. *British Journal of Occupational Therapy* **62(6)**, 257–260.

Edmans, J. (2010) *Occupational Therapy and Stroke*. Oxford: Wiley Blackwells.

Eva, G. (2007) Measuring occupational therapy outcomes in cancer and palliative care. In: Cooper, J. (ed.) *Occupational Therapy in Oncology and Palliative Care*, 2nd edition. Chichester: John Wiley & Sons.

Fess E.E. (1992) Grip strength. In: Casanova, J.S. (ed.) Clinical Assessment Recommendations, 2nd ed. Chicago, pp. 41–45.

Fisher, A.G. (1995) Assessment of Motor Process Skills. Fort Collins, CO: Three Star Press.

Fisher, A.G. (2006) Assessment of Motor and Process Skill, 6th edition. Fort Collins, CO: Three Star Press.

Folstein, M.G., Folstein, S.E. and McHugh, P.R. (1975) Mini-mental state: A practical method for grading the cognitive state of patients for the clinician. *Journal of Psychiatric Research* **12(3)**, 189–198.

Freidman, J.H., Brown, R.G., Cornella, C., Garber, C.E., Krupp, L.B., Lou, J.-S., Marsh, L., Nail, L., Shulman, L. and Taylor, C.B. (2007) Fatigue in Parkinson's disease: A review. *Movement Disorders* **22(3)**, 297–308.

Future Vision Coalition (2009) A Future Vision for Mental Health. London: NHS Confederation.

Gelder, M., Gath, D., Mayou, R. and Cowen, P. (1998) *Oxford Textbook of Psychiatry*, 3rd edition. Oxford: Oxford University Press.

Gelder, M., Mayou, R. and Geddes, J. (1999) Psychiatry, 2nd edition. Oxford: Oxford University Press.

Gibb, W.R. (1997) Functional neuropathology in Parkinson's Disease. *European Neurology* **38(suppl2)**, 21–25.

Gilbert, R., Todd, C., May, M., Yardley, L. aaand Ben-Shlomo, Y. (2009) Socio-demographic factors predict the likelihood of not returning home after hospital admission following a fall. *Journal of Public Health* **32(1)**, 117–124.

Gillespie, L., Robertson, M., Gillespie, W., Lamb, S., Gate, S., Cumming, R. and Rowe, B. (2009) Interventions for preventing falls in older people. The Cochrane Collaboration. The Cochrane Library Issue 2.

Goa, F., Latash, M.L. and Zatsiorsky, V.M. (2007) Similar motion of hand held objects may trigger non-similar grip force adjustments. *Journal of Hand Therapy* **20(4)**, 300–308.

Goetz, C.G., Tilley, B.C., Shaftman, S.R., Stebbins, G.T., Fahn, S., Martinez-Martin, P., Poewe, W., Sampaio, C., Stern, M.B., Dodel, R., Dubois, B., Holloway, R., Jankovic, J., Kulisevsky, J., Lang, A.E., Lees, A., Leurgans, S., LeWitt, P.A., Nyenhuis, D., Olanow, C.W., Rascol, O., Schrag, A., Teresi, J.A., van Hilten, J.J., LaPelle, N. Movement Disorder Society UPDRS Revision Task Force (2008) Movement Disorder Society-sponsored revision of the Unified Parkinson's Disease Rating Scale (MDS-UPDRS): Scale presentation and clinimetric testing results. *Journal of Movement Disorders* **23(15)**, 2129–2170.

Goodman, J. and Locke, C. (2009) Occupations and the occupational therapy process. In: Goodman, J., Hirst, J. and Locke, C. (eds) *Occupational Therapy for People with Learning Disabilities*. London: Churchill Livingstone.

Golding, E. (1989) *The Middlesex Elderly Assessment of Mental State*. London: Pearson Assessment.

Graff, M.J.L., Vernooij-Dassen, M.J.M., Thijssen, M., Dekker, J., Hoefnagels, W.H.L. and Olde Rikkert, G.M. (2006) Community based occupational therapy for patients with dementia and their care givers: Randomised controlled trial. *BMJ* **333(7580)**, 1196–1199.

Graff, M.J., Vernooij-Dassen, M.J., Thijssen, M., Dekker, J., Hoefnagels, W.H. and Olderikkert, M.G. (2007) Effects of community occupational therapy on quality of life, mood, and health status in dementia patients and their caregivers: A randomized controlled trial. *Journals of Gerontology Series A: Biological Sciences and Medical Sciences* **62(9)**, 1002–1009.

Grant, M. (2005) Occupational therapy for people with osteoarthritis: Scope of practice and evidence base. *International Journal of Therapy and Rehabilitation* **12(1)**, 7–13.

Gosney, M. (2009) General care of the older cancer patient. *Clinical Oncology* **21(2)**, 86–91.

Gurland, B.J. and Cross, P.S. (1982) Epidemiology of psychopathology in old age: Some implications for clinical services. *Psychiatric Clinics of North Americ*, **5**, 11–15.

Gur, R.E., Petty, R.G., Bruce, I., Turetsky, B.I. and Gur, R.C. (1996) Schizophrenia throughout life: Sex differences in severity and profile of symptoms. *Schizophrenia Research* **21(1)**, 1–12.

Hakala, M., Nieminen P. and Kolvist, O. (1994) More evidence from a community based series of better outcome in rheumatoid arthritis. Data on effect of multidisciplinary care on the retention of functional ability. *Journal of Rheumatology* **21(8)**, 1432–1437.

Hammond, A. and Freeman, K. (2004) The long-term outcomes from a randomised controlled trial of an educational-behavioural joint protection programme for people with rheumatoid arthritis. *Clinical Rehabilitation* **18(5)**, 520–528.

Handoll, H.H.G., Madhokr, R. and Rowe, T.E. (2006) Rehabilitation for distal radial fractures in adults. *Cochrane Database of Systematic Reviews* **19(3)**, CD003324.

Hauer, K., Lamb, S.E., Jorstad, E.C., Todd, C. and Becker, C. (on behalf of the ProFaNE group) (2006) Systematic review of definitions and methods of measuring falls in randomised controlled fall prevention trials. *Age and Ageing* **35(1)**, 5–10.

Healthcare Commission, CSCI, Audit Commission (2006) Living well in later life: A review of progress against the National Service Framework for Older People. London: The Healthcare Commission.

Helvik, A.S., Engedal, K., Skancke, R.H. and Selbæk, G. (2011) A psychometric evaluation of the Hospital Anxiety and Depression Scale for the medically hospitalized elderly. *Nordic Journal of Psychiatry* **65(5)**, 338–344. Epub Feb 22, 2011.

Helewa, A., Goldsmith, C., Lee, P., Bombardier, C., Hanes, B., Smythe, H.A. and Tugwell, P. (1991) Effects of occupational therapy home service on patients with rheumatoid arthritis. *The Lancet* **337(8755)**, 1453–1456.

Herrero, M.-T., Barcia, C. and Navarro, J. (2002) Functional anatomy of the thalamus and basal ganglia. *Child's Nervous System* **18(8)**, 386–404.

Hochberg, M.C. (2010) Opportunities for the prevention of osteoarthritis. *Seminars in Arthritis and Rheumatism* **39(5)**, 321–322.

Horstink, M., Tolosa, E., Bonuccelli, U. et al. (2006a) Review of the therapeutic management of Parkinson's disease. Report of a joint task force of the European Federation of Neurological Societies and the Movement Disorder Society – European Section. Part 1: Early (uncomplicated) Parkinson's disease. *European Journal of Neurology* **13(11)**, 1170–1185.

Horstink, M., Tolosa, E., Bonuccelli, U. et al. (2006b) Review of the therapeutic management of Parkinson's disease. Report of a joint task force of the European Federation of Neurological Societies and the Movement Disorder Society – European Section. Part 2: Late (complicated) Parkinson's disease. *European Journal of Neurology* **13(1)**, 1186–1202.

Hudak, P., Amadio, P., Bombardier, C. and the Upper Extremity Collaborative Group (1996) Development of an upper extremity measure: The DASH (Disability of the Arm, Shoulder and Hand). *American Journal of Industrial Medicine* **29(6)**, 602–608.

Intercollegiate Stroke Working Party (2008) *National Clinical Guideline for Stroke*, 3rd edition. London: Royal College of Physicians.

Jakobsson, U. and Hallberg, I.R. (2002) Pain and quality of life among older people with rheumatoid arthritis and/or osteoarthritis: A literature review. *Journal of Clinical Nursing* **11(4)**, 430–443.

Jankovic, J. (2008) Parkinson's disease: Clinical features and diagnosis. *Journal of Neurology, Neurosurgery and Psychiatry* **79(4)**, 368–376.

Jenkinson, C.; Coulter, A. and Wright, L. (1993) Short form 36 (SF36) health survey questionnaire: Normative adults of working age. *BMJ* **306(6890)**, 1437–1440.

Jenkinson, C., Fitzpatrick, R., Peto, V., Harris, R. and Saunders, P. (2008) *New User Manual for the PDQ-9, PDQ-8 and PDQ Index*, 2nd edition. Oxford: Health Services Research Unit, University of Oxford.

Jensen, J., Nyberg, L., Gustafson, Y. and Lundin-Olsson, L. (2003) Fall and injury prevention in residential care – effects in residents with higher and lower levels of cognition. *Journal of the American Geriatric Society* **51(5)**, 627–635.

Jeste, D.V. (1996) Growing disparity between need and reality: Research in geriatric psychiatry. *Current Opinion in Psychiatry* **9(4)**, 279–280.

Kale, R. and Menken, M. (2004) Who should look after people with Parkinson's disease? *BMJ* **328(7431)**, 62–63.

Keable, D. (1997) The Management of Anxiety. A guide for Therapists, 2nd edition. London: Churchill Livingstone.

Kealey, P. and Mcintyre, I. (2005) An evaluation of the domiciliary occupational therapy service in palliative cancer care in a Community Trust: A patient and carers perspective. *European Journal of Cancer Care* **14(3)**, 232–243.

Kessler, R. (2001) CBT added to medical management improved clinical outcomes in rheumatoid arthritis. *Evidence-Based Mental Health* **4(3)**, 89.

Kuzuya, M., Masuda, Y., Hiarkawa, Y., Iwata, M., Enoki, H., Hasegawa, J., Izawa, S. and Iguchi, A. (2006) Falls of the elderly are associated with burden of caregivers in the community. *International Journal of Geriatric Psychiatry* **21(8)**, 740–745.

Lachman, M., Howland, J., Tennstedt, S., Jette, A., Assman, S. and Peterson, E. (1998) Fear of falling and activity restriction: The Survey of Activities and Fear of Falling in the Elderly (SAFFE). *Journal of Gerontology* **53(1)**, 43–50.

Lamb, S.E., Jørstad-Stein, E.C., Hauer, K. and Becker, C. (2005) Development of a common outcome data set for fall injury prevention trials: The Prevention of Falls Network Europe Consensus. *Journal of the American Geriatrics Society* **53(9)**, 1618–1622.

Lanin, N.A. and Herbert, R.D. (2003) Is hand splinting effective for adults following stroke? A systematic review and methodological critique of published research. *Clinical Rehabilitation* **17(8)**, 807–816.

Lanin, N.A., Cusick, A., McCluskey, A. and Herbert, R.D. (2007) Effects of splinting on wrist contracture after stroke: A randomised controlled trial. *Stroke* **38(1)**, 111–116.

Law, M., Baptiste, S., Carswell, A., McColl, M., Polatajko, H. and Pollock, N. (2005) *Canadian Occupational Performance Measure*. Toronto, ON: Canadian Association of Occupational Therapists Publications, ACE.

Legg, L.A., Drummond, A.E. and Langhorne, P. (2007) Occupational therapy for patients with problems in activities of daily living after stroke. *Cochrane Database of Systematic Reviews* **18(4)**, CD003585.

Liddle, J. and McKenna, K. (2000) Quality of Life: An overview of issues for use in occupational therapy outcome measurement. *Australian Occupational Therapy Journal* **47(2)**, 77–85.

Liddle, J, Turpin, M., Carlson, G. and McKenna, K. (2008) The needs and experiences related to driving cessation for older people. *British Journal of Occupational Therapy* **71(9)**, 379–388.

Lieberman, A. (2006) Depression in Parkinson's disease: A review. *Acta Neurologica Scandinavia* **113(1)**, 1–8.

Lillywhite, A. and Haines, D. (2010) *Occupational Therapy and People with Learning Disabilities*. London: College of Occupational Therapists.

Logan, P.A., Coupland, C.A.C., Gladman, J.R.F., Sahota, O, Stoner-Hobbs, V., Robertson, K., Tomlinson, V., Ward, M., Sach, T. and Avery, J. (2010) Community falls prevention for people who call an emergency ambulance after a fall: Randomised controlled trial. *BMJ* **340**, c2102.

Lord, S., Sherrington, C., Menz, H. and Close, J. (2007) *Falls in Older People*, 2nd edition Cambridge: Cambridge University Press.

Lorenzi, C., Cilione, C., Rizzardi, R., Furino, V., Bellantone, T., Lugli, D. and Clini, E. (2004) Occupational therapy and pulmonary rehabilitation of disabled. *COPD Patients Respiration* **71(3)**, 246–251.

Mackeith, J. and Burns, S. (2010) *Mental Health Recovery Star*. London: Mental Health Providers Forum.

Mackenzie, L., Byles, J. and Higginbotham, N. (2000) Designing the Home Falls Assessment and Screening Tool (HOME FAST). *British Journal of Occupational Therapy* **62**, 260–269.

Mackenzie, L., Byles, J. and Higginbotham, N. (2002) Reliability of the Home Falls Assessment and Screening Tool (HOME FAST) for identifying older people at increased risk of falls. *Disability and Rehabilitation* **24(5)**, 266–274.

Mackenzie, L., Byles, J. and Higginbotham, N. (2003) Professional perceptions about home safety: Cross-validation of the Home Falls and Accidents Screening Tool (HOME FAST). *Journal of Allied Health* **31(1)**, 22–28.

Macmillan Cancer Support (2007) What is Cancer? Available from: www.macmillan.org.uk/cancerinformation.

Macphee, G.J.A. and Stewart, D. (2007) Parkinson's disease. *Reviews in Clinical Gerontology*. Online. Cambridge University Press.

McIntyre, A. and Reynolds, F. (2012) There's no apprenticeship for Alzheimer's: The caring relationship when an older person with dementia falls. *Ageing and Society* **32(5)**, 873–896.

Martin, F.C. (2009) Next steps for falls and fracture reduction. *Age and Ageing* **38(6)**, 640–643.

Meenan, R.F., Mason, J.H., Anderson, J.J., Guccione, A.A. and Kazis, L.E. (1992) AIMS2: The content and properties of a revised and expanded Arthritis Impact Measurement Scales Health Status Questionnaire. *Arthritis and Rheumatism* **35(1)**, 1–10.

Minato, M. and Zemke, R. (2004) Occupational choices of persons with schizophrenia Living in the community. *Journal of Occupational Science* **11(1)**, 31–39.

Miwa, H. and Miwa, T. (2011) Internal medicine. Fatigue in patients with Parkinson's disease: Impact on quality of life. *Internal Medicine* **50(15)**, 1553–1558.

Moskowitz, R.W. (2009) The burden of osteoarthritis: Clinical and quality of life issues. *American Journal of Managed Care* **15(8 Suppl)**, 5223–5229.

Moussavi, S., Chatterji, S., Verdes, E., Tandon, A., Patel, V. and Ustun, B. (2007) Depression, chronic diseases, and decrements in health: Results from the World Health Surveys. *The Lancet* **370(9590)**, 851–858.

Mur, M., Portella, M., Martinez-Aran, A., Pifarre, J. and Vieta, E. (2009) Influence of clinical and neuropsychological variables on the psychosocial and occupational outcome of remitted bipolar patients. *Psychopathology* **42(3)**, 148–156.

National Institute of Clinical Excellence (2003) *Chronic Heart Failure: National Clinical Guideline for diagnosis and management in primary and secondary care*. London: National Institute of Clinical Excellence. Available at: http://guidance.nice.org.uk/CG108

National Institute of Clinical Excellence (2004a) *Improving Supportive and Palliative Care for Adults with Cancer*. London: National Institute for Clinical Excellence.

National Institute of Clinical Excellence (2004b) *Clinical Practice Guideline for the Assessment and Prevention of Falls in Older People*. London: National Institute for Clinical Excellence.

National Institute for Health and Clinical Excellence (2006a) *Parkinson's Disease: Diagnosis and management in primary and secondary care*. London: National Institute for Health and Clinical Excellence. Available at: http://www.nice.org.uk/nicemedia/pdf/cg035fullguideline.pdf

National Institute for Health and Clinical Excellence (2006b) *Bipolar Disorder. The management of bipolar disorder in adults, children and adolescents, in primary and secondary care*. London: National Institute for Health and Clinical Excellence. Available at: http://www.nice.org.uk/nicemedia/pdf/CG38niceguideline.pdf

National Institute for Health and Clinical Excellence (2009) *Depression. The treatment and management of depression in adults*. NICE clinical guideline 90. London: NICE. Available at: www.nice.org.uk

National Institute of Clinical Excellence (2010a) *Chronic Obstructive Pulmonary Disease: Management of chronic obstructive pulmonary disease in adults in primary and secondary care (partial update)*. Clinical Guideline 101. London: National Institute of Clinical Excellence. Available at: http://publications.nice.org.uk/chronic-obstructive-pulmonary-disease-cg101/introduction

National Institute of Clinical Excellence (2010b) *Schizophrenia: The NICE guideline on core interventions in the treatment and management of schizophrenia in adults in primary and secondary care*. Updated edition. National Clinical Guideline. London: The British Psychological Society and The Royal College of Psychiatrists.

National Institute for Health and Clinical (2011) Review of Clinical Guideline (CG21) – Clinical practice guideline for the assessment and prevention of falls in older people. NICE: National Institute of Clinical Excellence. Available at: http://www.nice.org.uk/CG021

Ngune, I. Howat, P. Maycock, B. and Slevin, T. (2009) Do older people perceive cancer prevention and early detection to be worthwhile? Implications for prevention. *Australian Journal of Primary Health* **15(2)**, 139–145.

Lamb, S.E., Jørstad-Stein, E.C., Hauer, K. and Becker, C. (2005) Development of a common outcome data set for fall injury prevention trials: The Prevention of Falls Network Europe Consensus. *Journal of the American Geriatrics Society* **53(9)**, 1618–1622.

Lanin, N.A. and Herbert, R.D. (2003) Is hand splinting effective for adults following stroke? A systematic review and methodological critique of published research. *Clinical Rehabilitation* **17(8)**, 807–816.

Lanin, N.A., Cusick, A., McCluskey, A. and Herbert, R.D. (2007) Effects of splinting on wrist contracture after stroke: A randomised controlled trial. *Stroke* **38(1)**, 111–116.

Law, M., Baptiste, S., Carswell, A., McColl, M., Polatajko, H. and Pollock, N. (2005) *Canadian Occupational Performance Measure*. Toronto, ON: Canadian Association of Occupational Therapists Publications, ACE.

Legg, L.A., Drummond, A.E. and Langhorne, P. (2007) Occupational therapy for patients with problems in activities of daily living after stroke. *Cochrane Database of Systematic Reviews* **18(4)**, CD003585.

Liddle, J. and McKenna, K. (2000) Quality of Life: An overview of issues for use in occupational therapy outcome measurement. *Australian Occupational Therapy Journal* **47(2)**, 77–85.

Liddle, J, Turpin, M., Carlson, G. and McKenna, K. (2008) The needs and experiences related to driving cessation for older people. *British Journal of Occupational Therapy* **71(9)**, 379–388.

Plews, C. (2005) Expert Patient Programme: Managing patients with long-term conditions. *British Journal of Nursing* **14(20)**, 1086–1089.

Pool, J. (2008) *Pool Activity Level (PAL) Instrument for Occupational Profiling: A practical resource for carers of people with cognitive impairment*, 3rd edition. London: Jessica Kinglsey Publishers.

Porter, B., Henry, S.R., Gray, W.K. and Walker, R.W. (2010) Care requirements of a prevalent population with idiopathic Parkinson's disease. *Age and Ageing* **39(1)**, 57–61.

Powell, L.E. and Myers, A.M. (1995) The Activities-specific Balance Confidence (ABC) Scale. *Journal of Gerontology* **50A(1)**, 28–34.

Pratt, A.L., Burr, N. and Stott, D. (2004) An investigation into the degree of precision achieved by a team of hand therapists and surgeons using hand goniometry with a standardised protocol. *British Journal of Hand Therapy* **10(4)**, 116–112.

Riedinger, M.S., Dracup, K.A., Brecht, M.L., Padilla, G. and Sarna, L. (2001) Quality of life in patients with heart failure: Do gender differences exist? *Heart and Lung* **30(2)**,105–116.

Robertson, I.H., Ward, T., Ridgeway, V. et al. (1994) *Test of Everyday Attention*. London: Pearson Assessment.

Robinson, S. (1992) Occupational therapy in a memory clinic. *British Journal of Occupational Therapy* **55(10)**, 394–396.

Rodda, J., Walker, Z. and Carter, J. (2011) Depression in older adults. *BMJ* **343**, d5219.

Rothwell, P.M., Coull, A.J., Silver, L.E. et al. (2005) Population-based study of event-rate, incidence, case fatality, and mortality for all acute vascular events in all arterial territories (Oxford Vascular Study). *Lancet* **366(9499)**, 1773–1783.

Rubenstein, L.Z. (2006) Falls in older people: Epidemiology, risk factors and strategies for prevention. *Age and Ageing* **35(2)**, 37–41.

Rubí, M., Renom, F., Ramis, F., Medinas, M., Centeno, M.J., Górriz, M., Crespí, E., Martín, B. and Soriano, J.B. (2010) Effectiveness of pulmonary rehabilitation in reducing health resources use in chronic obstructive pulmonary disease. *Archives of Physical Medicine and Rehabilitation* **91(3)**, 364–368.

Rustard, A., DeGroot, T.L., Jungkunz, M.L. et al. (1993) *The Cognitive Assessment of Minnesota*. London: Psychological Corporation.

Saltz, C.C., Zimmerman, S., Tompkins, C., Harrington, D. and Magaziner, J. (1999) Stress among caregivers of hip fracture patients. *Journal of Gerontological Social Work* **30**(3), 167–181.

Scottish Intercollegiate Network (2010a) Non-pharmaceutical management of depression in adults. Edinburgh: SIGN.. Available at: http://www.sign.ac.uk/pdf/sign114.pdf

Scottish Intercollegiate Network (2010b) Diagnosis and pharmacological management of Parkinson's disease. A national clinical guideline. Edinburgh: SIGN. Available at http://www.sign.ac.uk/pdf/sign113.pdf

Scottish Intercollegiate Guidelines Network (SIGN) (2010) Management of patients with stroke: Rehabilitation, prevention and management of complications, and discharge planning. A national clinical guideline. Edinburgh: SIGN. Available at: http://www.sign.ac.uk/pdf/sign118.pdf

Scudds, R. (2001) Pain outcome measures. *Journal of Hand Therapy* **14**(2), 86–90.

Shaw, F.E. (2007) Prevention of falls in older people with dementia. *Journal of Neural Transmission* **114**(10), 1259–64.

Shaw, F.E., Bond, J., Richardson, D.A., Dawson, P., Steen, I.N., McKeith, I.G. and Kenny, R.A. (2003) Multifactorial intervention after a fall in older people with cognitive impairment and dementia presenting to the accident and emergency department: Randomised controlled trial. *BMJ* **326**(7380), 73–79.

Simpson, J.M., Worsfield, C., Hawke, J. (1998) Balance confidence in elderly people: The CONFbal Scale. *Age and Ageing* **27**(suppl 2), 57-b-57.

Simpson, J.M., Darwin, C. and Marsh, N. (2003) What are older people prepared to do to avoid falling? A qualitative study in London. *British Journal of Community Nursing* **8**(4) 152–159.

Singleton, N. and Turner, A. (1993) SF36 is suitable for elderly patients. *BMJ* **307**(6896), 12612–126127.

Sivrioglu, E.Y., Sivrioglu, K., Ertan, T., Ertan, F.S., Cankurtaran, E., Aki, O., Uluduz, D., Inc,e B. and Kirli, S. (2009) Reliability and validity of the Geriatric Depression Scale in detection of poststroke minor depression. *Journal of Experimental and Neuropsychology* **31**(8), 999–1006.

Sitori, V., Corbetta, D., Moja, I. and Gatti, R. (2009) Constraint-induced movement therapy for upper extremities in stroke patients. *Cochrane Database of Systematic Reviews*, Issue **4**.

Spitzer, R.L., Williams, J.B.W., Kroenke, K., Linzer, M., deGruy, F.V., Hahn, S.R., Brody, D. and Johnson, J.G. (1994) Utility of a new procedure for diagnosing mental disorders in primary care: The PRIME-MD 1000 study. *The Journal of the American Medical Association* **272**(22), 1749–1756.

Steultjens, E.M.J. (2009) Focussed, comprehensive home visits, prevent falling when targeted to specific groups of older people at high risk of falls. *Australian Journal of Occupational Therapy* **56**(2), 144–146.

Steultjens, E.M.J., Dekker, J., Bouter, L.M., van Schaardenburg, D., van Kuyk, M.A.H. and van den Ende, C.H.M. (2004) Occupational therapy for rheumatoid arthritis. *Cochrane Review* **1**, CD003114.

Stubbs, R., Atwal, A. and Mckay, K. (2004) Searching for the Holy Grail. *International Journal of Therapy and Rehabilitation* **11**(6), 281–286.

Tandberg, E., Larsen, J.P. and Karlsen, K. (1999) Excessive daytime sleepiness and sleep benefit in Parkinson's disease: A community-based study. *Movement Disorders* **14**(6), 922–927.

Taylor, B.P., Bruder, G.E., Stewart, J.W., McGrath, P.J., Halperin, J., Ehrlichman, H. and Quitkin, F.M. (2006) Psychomotor slowing as a predictor of fluoxetine non-response in depressed outpatients. *American Journal of Psychiatry* **163**(1), 73–78.

Thompson, M., Evitt, C.P. and Whaley, M. (2010) Screening for falls and osteoporosis: Prevention practice for the hand therapist. *Journal of Hand Therapy* **23(2)**, 212–229.

Tinnetti, M.E. and Williams, C.S. (1998) The effect of falls and fall injuries on functioning in community dwelling older persons. *Journal of Gerontology: Medical Sciences* **53A(2)**, M112–9.

Tinetti, M.E., Richman, D. and Powell, L. (1990) Falls efficacy as a measure of fear of falling. *Journal of Gerontology: Psychological Sciences* **45(6)**, 239–243.

Turner, T. (1997) ABC of mental health: Schizophrenia. *BMJ* **315**, 108–111.

Turner-Stokes, L. (2009) *Goal Attainment Scaling (GAS) in Rehabilitation: A practical guide*. London: Kings College London and The North West London Hospitals. Available from: http://www.csi.kcl.ac.uk/files/Goal%20Attainment%20Scaling%20in%20Rehabilitation%20%20a%20practical%20guide.pdf

Tyerman, R., Tyerman, A., Howard, P.L. and Hadfield, C. (1986) *Chessington Occupational Therapy Neurological Assessment Battery*. Leicestershire: Nottingham Rehabilitation Supplies.

United Kingdom Department of Health (2009) *Fracture Prevention Services: An economic evaluation*. London: HMSO.

United States of America Centers for Disease Control and Prevention [CDC] (2008) A CDC Compendium of Effective Fall Interventions: What works for community-wwelling older adults. Atlanta, Georgia: CDC National Center for Injury Prevention and Control.

Vasudev, A. and Thomas, A. (2010) Bipolar disorder in the elderly: What's in a name? *Maturitas* **66(3)**, 231–235.

Velloso, M. and Jardim, J.R. (2006) Study of energy expenditure during activities of daily living using and not using body position recommended by energy conservation techniques in patients with COPD. *Chest*; **130(1)**, 126–132.

Walker, M.F., Leonardi-Bee, J., Bath, P. et al. (2004) Individual patient data meta-analysis of randomized controlled trials of community occupational therapy for stroke patients. *Stroke* **35(9)**, 2226–2232.

Ware, J.E. and Sherbourne, C.D. (1992) The MOS 36-Item Short-Form Health Survey (SF-36). *Medical Care* **30(6)**, 473–481.

Warlow, C., van Gijn, J., Dennis, M. et al. (2007) *Stroke: Practical management*, 3rd edition. Oxford: Blackwell Publishing.

Weiss, S., LaStayo, P., Mills, A. and Bramlet, D. (2000) Prospective analysis of splinting the first carpometacarpal joint: An objective, subjective and radiographic assessment. *Journal of Hand Therapy* **13(93)**, 218–226.

Whiting, S., Lincoln, N.B., Bhavnani, G. and Cockburn, J. (1985) Rivermead Perceptual Assessment Battery. Windsor: NFER-Nelson.

Williams-Gray, C.H., Foltynie, T., Lewis, S.J.G. and Barker, R.A. (2006) Cognitive deficits and psychosis in Parkinson's disease: A review of pathophysiology and therapeutic options. *CNS Drugs* **20(6)**, 477–505.

Williams-Gray, C.H., Foltynie, T., Brayne, C.E., Robbins, T.W. and Barker, R.A. (2007) Evolution of cognitive dysfunction in an incident Parkinson's disease cohort. *Brain* **30(Pt 7)**, 1787–1798.

Wilson, B.A. Cockburn, J. and Halligan, P.W. (1987) *Behavioural Inattention Test*. Oxford: Pearson Assessment.

Wilson, B.A., Alderman, N., Burgess, P.W. et al. (1996) *Behavioural Assessment of Dysexecutive Syndrome*. London: Pearson Assessment.

Wilson, B.A., Greenfield, E., Clare, L. et al. (2008) *Rivermead Behavioural Memory Test*, 3rd edition. London: Pearson Assessment.

Wolfe, C.D.A. (2000) The impact of stroke. *British Medical Bulletin* **56(2)**, 275–286.

Woodside, H., Schell, L. and Allison-Hedges, J. (2006) Listening for recovery: The vocational success of people living with mental illness. *The Canadian Journal of Occupational Therapy* **73(1)**, 36–43.

World Health Organization (2001) *The International Classification of Functioning Disability and Health*. Geneva: WHO.

World Health Organization (2002) Active Ageing: A Policy Framework. Geneva: World Health Organization.

World Health Organization (2003) Prevention and management of osteoporosis. World Health Organization Scientific Group. Available at: http://whqlibdoc.who.int/trs/who_trs_921.pdf

World Health Organization (2007) *WHO Global Report on Falls Prevention in Older Age*. Geneva: World Health Organization.

World Health Organization (2012) Fact Sheet 362. What is dementia? Available at: http://www.who.int/mediacentre/factsheets/fs362/en/index.html

Yardley, L., Beyer, N., Hauer, K., Kempen, G., Piot-Ziegler, C. and Tood, C. (2005) Development and initial validation of the Falls Efficacy Scale-International (FES-I). *Age and Ageing* **34(6)**, 614–619.

Yardley, L., Donovan-Hall, M. , Francism K, and Todd, C. (2006a) Older people's views of advice about falls prevention: A qualitative study. *Health Education Research* **21(4)**, 508–517.

Yardley, L., Bishop, F.L., Beyer, N., Hauer, K., Kempen, G.I.J.M., Piot-Ziegler, C., Todd, C.J., Cuttelod, T., Horne, M., Lauta, K. and Rosell Holt, A. (2006b) Older people's views of falls preventions in six European countries. *The Gerontologist* **46(5)**, 650–60.

Yesavage, J.A., Brink, T.L., Rose, T.L., Lum, O., Huang, V., Adey, M.B. and Leirer, V.O. (1983) Development and validation of a geriatric depression screening scale: A preliminary report. *Journal of Psychiatric Research* **17(1)**, 37–49.

Zigmond, A.S. and Snaith, R.P. (1994) The Hospital Anxiety and Depression Scale. Windsor: Nfer-Nelson.

6 身体の老化──心身機能・身体構造：第1部

スティーブン・アシュフォード、アン・マッキンタイア
(Stephen Ashford and Anne McIntyre)

　前章までは、高齢者のサクセスフル・エイジングと作業的公正の実現には、個人と環境の相互作用が関与することを明らかにした。本章と次章では、身体（機能、構造）の老化が、個人の能力（活動を遂行し、意味のある作業に参加する）に与える影響について考察する。これらは、世界保健機関の国際生活機能分類（ICF）（WHO 2001）では、心身機能と身体構造の項に分類されている。心身機能と身体構造は次のように定義される。

　「心身機能とは、身体系の生理的機能（心理的機能を含む）である。
　身体構造とは、器官・肢体とその構成部分などの、身体の解剖学的部分である。」
　(WHO 2001, p.10)

　現在、作業療法では、個人の作業的ニーズや作業の遂行を確認するため、「トップダウン」のアプローチで、アセスメントと介入を行うことが提唱されている（American Occupational Therapy Association [AOTA] 2002）。作業療法の中心は、作業、活動、参加であり、身体（機能、構造）の機能障害ではない。しかし、実際には、多くの場合、「ボトムアップ」のアプローチが必要であり、身体の機能障害が活動や参加（さらに作業の遂行）に与える影響を考察する必要がある。

　活動の解体（活動の分析）では、活動の要求（活動の内容、場所、頻度、速さ、手段）と文脈だけでなく、活動の遂行に必要な心身機能と身体構造を特定する必要がある。これらは、作業療法の専門用語では、「クライエント因子」（AOTA 2008）や、「遂行の構成要素」（LawとBaum 1997）と呼ばれる。

　高齢者が有する身体の機能障害が、病的変化（5章の疾患のような）によるものか、あるいは正常な老化によるものかを見きわめる能力は重要である。ただし、実際には、正常な加齢変化に加えて、病的変化が生じることが多い。したがって、高齢者に関わる医療専門職は、正常な加齢変化とこれによる身体の機能への影響について知識を持つ必要がある。一方、疾患（しばしば複数）の追加により生じる影響についても理解しなければならない。さらに、多くの個人的因子（個人因子、社会的因子、遺伝、生活習慣）が加齢変化（速度、程度）に与える影響も重要である。

　生理学的な老化は、まず、細胞や細胞内部で生じる。2章で見た生理学的な老化理論は、

これらの変化の理解に役立つ。ある種の細胞(骨格筋組織、心筋組織、神経細胞)では、細胞が複製されず、年齢とともに数が減少し、損傷しても新たな組織と交換されない。また、加齢により、細胞の内外でグルコースが自然にタンパク質に結合し、分子同士が不可逆的に結合し、これにより、組織が硬化して弾力性を失う。また、酸化ダメージ(フリーラジカルが安定状態にある原子から電子を奪い、原子を不安定な状態にする)が蓄積され、毒素、化学的不均衡、細胞膜の破壊が生じ、最終的に細胞死に至る。

　細胞レベルで組織化を見ると、細胞が組織化され組織となり、組織が組織化され器官となり、器官が組織化され器官系となり、複数の器官系により生体ができる。生体では、生命維持やその他のあらゆる機能が調整されている。細胞レベルの変化は、最終的に生体の変化となり、他者が観察でき自分で自覚しうる加齢変化が生じる。様々な身体系の相互的・統合的な機能や、ホメオスタシスの重要性については、次章で詳しく見る。

　本章では、ICFの分類に従い、Box6.1に挙げた心身機能と身体構造を考察する。その他の心身機能と身体構造は次章で考察する。

Box6.1　心身機能と身体構造
- 神経系の構造
  - 中枢神経系
  - 末梢神経系
- 音声と発話の構造と機能
- 精神機能
  - 全般的精神機能
    - 意識と睡眠
    - 見当識
    - 知的機能
    - 活力と動機づけ
    - 人格と気質
  - 個別的精神機能
    - 注意
    - 記憶
    - 精神運動機能
    - 実行機能
    - 情動
    - 知覚
    - 言語
- 感覚系の構造と機能
  - 触覚
  - 痛み
  - 目
  - 耳
  - バランス

神経系

　神経系の機能は、内的および外的な情報の獲得と処理、これに基づく適切な反応を通じた身体の制御である。適切な反応には、運動、認知機能、コミュニケーションなどがある。人間にとって、運動の制御は、複雑な課題であり、多くの身体系の相互作用が必要である。神経系は、運動の発生と制御において、重要な役割を有する。同様に、感覚的知覚は、環境の知覚、適切な反応、意味のある仕方での運動の制御（個人にとって有益な行動）にとって必要である。

　通常、脳の神経が損傷されると（脳卒中や外傷）、損傷された脳（左または右）と反対側の身体で、麻痺（脱力）が生じる（片側不全麻痺）。麻痺には、部分的な麻痺と完全な麻痺がある。麻痺により、片側の身体の運動が障害される。軽度の場合は繊細な運動、重度の場合は粗大運動が障害される。損傷後の初期に、麻痺が生じた上下肢は弛緩する（筋緊張低下による不全麻痺）。数週間後には、筋緊張が回復し始め、筋肉の過活動すなわち「痙性」が生じる。痙性はしばしば不快な症状（痛みなど）を伴い、二次的に筋硬直や筋拘縮が生じる。一方、重度の弱化は、しばしば持続し、重大な機能障害を生じ、活動制限をもたらす。自動運動が回復しても、弱化に加えて痙性が生じると、繊細な運動の協調性（高度な技能的課題に必要）が妨げられる。

　神経系は中枢神経系（CNS）と末梢神経系（PNS）に分かれる。CNSは脳と脊髄から成り、PNSは末梢神経（CNSを筋肉や感覚受容体につなぐ）から成る。CNSと筋肉をつなぐ神経は「運動神経」、CNSと感覚受容体をつなぐ神経は「感覚神経」である。CNSとPNSのいずれの神経も、多くはミエリン（神経の伝導速度を速める絶縁体）で覆われている。

　アポトーシスは、正常な細胞死である。アポトーシスは、病的過程ではなく、神経細胞間の接合が適切に保持される（JoaquinとGollapudi 2001）。アポトーシスと正常な老化の関連は重要である。というのも、老化により、アポトーシスに変化が生じ、細胞死する細胞の

　神経系を詳述する前に、神経系の全体的な構造と機能を把握しておくとよい。特に神経系の解剖学と主な機能を知っておくとよい。

脳の主要な四領域
(1) 大脳半球
(2) 間脳（視床、視床下部、視床上部）
(3) 脳幹（中脳、橋、延髄）
(4) 小脳

脊　髄
(1) 主要部
(2) 末梢神経系（運動神経および感覚神経）との接合部

数が増加するとされるからである（Vollochら 1998, Savoryら 1999, Fillenbaumら 2001, O'Sullivan 2009）。

　また、神経細胞の正常な老化を促す因子もある。神経細胞の老化により、ある種の疾患（アルツハイマー病、血管性認知症など）の発症が促されることもある（van Paasschenら 2009）。神経細胞の老化を促すものとして、フリーラジカルによる酸化、カルシウムのホメオスタシス、遺伝子の発現の変化、ミトコンドリアの機能不全、ホルモン値の変化などがある（TrollerとValenzuela 2001, O'Sullivan 2009）。

　これらはいずれも、加齢とともに、細胞死を増加させ、ある種の病態を生じることもある。例えば、低エストロゲン状態は、閉経後の女性のアルツハイマー病の発症率を上昇させるとされる（Richardsら 1999）。これは、ホルモン補充療法により、アルツハイマー病の原因となる脳内変化の発生が減り、認知機能が維持されることを証明した研究によっても裏づけられている。（MakiとResnick 2000）。また、加齢によるCNSにおけるホモシステイン（血漿中のアミノ酸）の増加は、心血管疾患、脳卒中、末梢血管障害の発症率の上昇の危険因子とされる（Perry 1995, Selhubら 1995）。

　また、正常な老化により、脳の様々な構造的変化が生じることが報告されている。脳画像を用いた研究では、加齢による側脳室の拡大が証明され（Raz 1996, O'Sullivan 2009）、大脳半球の萎縮が示唆されている。MRI画像を用いた研究では、加齢による脳の容量の減少が証明され、やはり脳の広範な萎縮（特に大脳半球）が示唆されている（Raz 2000）。また、多くの研究で、加齢により大脳皮質の前部（前頭葉）が萎縮することが分かっている（Cowellら 1994, Razら 1997）。さらに、神経細胞がまるごと失われ、白質（神経細胞間をつなぐ軸索が存する部分）が急速に失われる変化も、前頭葉の前頭前皮質で見られる（Ylikoskiら 1995）。

　他に神経細胞が失われる重要な領域として、内側側頭葉の海馬がある。前頭葉と同様に、海馬で神経細胞が失われると、認知機能に様々な影響が生じる（O'Sullivan 2009）。アルツハイマー病の早期には、海馬の神経細胞が失われるため、海馬の脳画像を早期診断に役立てる試みが行われている（Pruessnerら 2000）。この画像上の変化は、神経原線維変化の密度（死後の病理解剖によるアルツハイマー病の診断で確認される）とほぼ一致することが分かっている（O'Sullivan 2009）。

　前頭前皮質の白質（有髄神経が集まる領域）の変化により、実行機能（高度な課題の計画や組織化）に関わる課題の遂行の能力が低下する（Valenzuelaら 2000, van Paasschenら 2009）。前頭前皮質の白質が失われると、特に、情報処理の速度が低下するとされる（Ylikoskiら 1993）。

　老化した脳（60歳以降）では、脳の細胞内に老人斑や神経原線維変化が生じる。アルツハイマー病患者や50歳を過ぎた学習障害者では（5章のケリー氏やモーリーン）、脳内でこれらが大量に見られる（Selkoe 1992, JonesとFerris 1999, Holland 2000, Pruessner

ら 2000, O'Sullivan 2009)。

　また、神経伝達物質も、正常な老化やある種の疾患の発症に関与している。神経伝達物質は、神経細胞の末端部で放出される化学物質であり、これにより活動電位がシナプス(神経細胞間にある)を越えて伝導する。様々な神経伝達物質が、CNSおよびPNSの各部の活動電位の伝導に関与している。

　アセチルコリンは、皮質の一部の領域で作用する神経伝達物質であり、アルツハイマー病の患者の学習や記憶に影響を与えるとされる(Op den Velde 1976, Simsら 1980)。正常な老化においても、コリン作動性の神経伝達は低下し、学習や記憶の機能が低下するとされる(TrollorとValenzuela 2001)。これらの知見に基づき、軽度のアルツハイマー病で、コリン作動薬の投与が行われている(ForetteとRockwood 1999)。

　ドーパミンは、基底核で多く見られる神経伝達物質である。ドーパミンは運動の開始に必要であり、基底核(視床外側)は運動の制御に関与している。基底核におけるドーパミンの減少や線条体細胞(ドーパミン産生細胞)の喪失は、パーキンソン病の原因となる。また、PET(陽電子放出断層撮影)による研究で、加齢によりドーパミンの神経伝達に有意な変化が生じることが示唆されている(Volkow 1996)。また、正常な老化により、ドーパミン産生細胞が失われ、運動課題(指タッピング検査など)の遂行能力が低下するとされる(Volkowら 1998)。このように、ドーパミン産生能の低下により、運動の遂行能力が低下することを示す有意なエビデンスがある。一方、他の神経伝達物質(セロトニン、グルタミン酸)では、加齢により、これらの受容体の数が減少する(Mattsonら 2004)。このように、正常な老化により、様々な神経伝達物質の供給に変化が生じ、高齢者の脳機能に変化が生じる要因となりうる。

　また、正常な老化によりCNSに変化が生じ、特定の脳機能が低下することを示唆するエビデンスもある。肉眼的な所見(加齢による脳の容積の縮小)も、正常な老化によりCNSの機能に影響を及ぼす脳の構造的な変化が生じるとの仮説を支持する。ただし、脳の「正常」な老化では、可塑性の兆候も見られる(Selkoe 1992, Sofroniew 1997)。作業療法の介入では、この可塑性の活用を考える必要がある。

末梢神経系(PNS)

末梢神経系(PNS)は、運動神経と感覚神経から成る。運動神経は、筋肉とシナプス接合し(運動終板)、筋肉を刺激し収縮させる。一方、感覚神経は、様々な感覚受容体と接合する。これらの受容体は、刺激(機械的刺激(触覚、圧力)、熱(温度変化)、光(視覚)、化学的刺激(味覚、臭覚)、傷害性刺激(痛み))を電気的インパルス(活動電位)に変換し、感覚神経を通じてCNSに伝達する。

末梢神経は、自律神経反応にも関与しており、汗腺、血管周囲の平滑筋(静脈の拡張・収縮)、体毛と接合する。これらの効果器(エフェクター)は、末梢神経と接合することにより、自律神経系(ANS)とつながり、体温の調節を助ける。

神経のインパルス(活動電位)の伝導速度は重要であり、多くの身体機能は、神経のインパルスの高速の伝導によって支えられている(Box6.2)。

ヒトの神経の老化を再現した動物モデルによる電気生理学的研究で、神経のインパルスの伝導速度は加齢により低下することが分かっている(DorfmanとBosley 1979, Buchthalら1984, Mattsonら2004)。また、Verduら(2000)によれば、加齢とともに、PNSの有髄および無髄の神経線維(動物モデル)の数は減少し、無髄の神経線維に比べて、有髄の神経線維の減少は緩やかである。

末梢神経の損傷により、神経(運動神経、感覚神経、自律神経)による標的器官の制御が失われることがある。ただし、神経が適切に再生し標的器官に再接合すれば、この制御は回復しうる。Parhadら(1995)によれば、損傷した神経の再生能力は、加齢とともに低下し、特に神経の成長を促す化学物質(神経成長因子)の産生が減少する。Parhadらの研究は、動物モデルによる研究であったが、ヒトを対象とした研究でも同様の結果が出ている(Mattsonら2004)。したがって、高齢者では、損傷した神経の回復の速度が遅く、回復度も低いと考えられる(Vaughan 1992, Verduら1995)。

Box6.2　つまずき時のバランス修正メカニズム
- ものにつまずいた時、筋肉が直ちに反応し、転倒を防ぐ。
- 筋肉の反応には、CNSの迅速な反応が必要である。すなわち、多くの「脊髄反射」が生じ、脳が意識する以前に、多くのバランスの修正が生じる。
- ただし、末梢神経の伝導速度が速くなければ、これらは間に合わない。
- 5章のミセス・ライトの場合、加齢のため神経の伝導速度がやや低下していた。多くの高齢者では神経の伝導速度の低下は顕著ではないが、ミセス・ライトはパーキンソン病を有し、疾患による機能障害と正常な老化(神経の伝導速度の低下)が組み合わされ、転倒の傾向が強まると考えられる。

音声と発話

身体(機能、構造)の老化は、音声と発話にも影響を与える。音声と発話は、複数の身体系(呼吸器系、喉頭、共鳴、発音。これらは発話の下位システムとされる)の感覚や運動の過程の複雑な協調により可能である。

> 解剖学と生理学のテキストを参照し、発話に関わる解剖学的構造と生理学的プロセスを確認されたい。

多くの身体部位と同様に、正常な老化により、喉頭でも変化が生じる。まず喉頭の軟骨および軟骨性結合が骨化および石灰化し、声帯の柔軟性が低下し、声質が悪化する。また、内喉頭筋の萎縮および喉頭粘膜の退化により、声帯の機能が低下し、これにより発声の機能が低下し、声が低音化する(Linville 2004, Baken 2005)。声質の変化は要注意であり、特に大量の喫煙や飲酒の既往を有する場合、GP(家庭医)に紹介し助言を受ける必要がある。上皮性悪性腫瘍でも声質が変化するため、声質の永続的な変化があれば必ず検査を行う。

その他の身体部位が発声に影響を与えることもある。例えば、肺の組織の柔軟性が低下すると、肺活量と肺機能が低下し、発話(音量、速度)にも影響し、様々な変化(気息音が混じる、声がかれる、声質が粗くなる)が生じる(RobertsonとThompson 1987)。他に、咽頭、顔面、口腔(舌、歯茎、歯)も、発声に影響を与える。これらはいずれも、正常な老化により萎縮し、これにより発音や声の共鳴に変化が生じる(RobertsonとThompson 1987, Murdoch 1998, Linville 2004)。

精神機能

多くの高齢者にとって、精神機能の悪化は、老いの始まりの目安であり、恐るべきものである(認知症になると考えられるため)。老年期の精神機能の表現として、「老犬に新しい芸を教えることはできない」と言われる。一方、現在の政策やガイダンスでは、生涯を通じて認知機能や情動機能を健やかに保つ必要があるとされている(Foresight Mental Capacity and Wellbeing Project 2008)。Dearyら(2009, p.136)も、「老年期の脳は、受胎以降の人生で生じる脳の作用の総括である」としている。

認知機能障害は、世界的な医学的問題であると同時に社会問題でもある。イギリスでは、長期ケア入院の40%は、認知機能障害による入院である(Dearyら2009)。ただし、認知症につながる精神機能の低下は、老化により生じる不可避なものではなく、疾患の一部である(Haydenら2011)。認知機能の低下については様々な見方があり、しばしば対立するエビ

デンスが提出される。Haydenら（2011）によれば、その原因は研究の方法にある。高齢者は非均一な集団であり、この文脈の中でエビデンスを考える必要がある（研究の参加者の募集も同様である）。一方、身体活動が高齢者（超高齢者を含む）の認知機能に好影響を与えることを示すエビデンスは増えている（Sumicら 2007）。この場合、身体活動とは、心肺機能を使う活動である（Angevarenら 2008, Middletonら 2008）。また、精神機能や知的機能を刺激する活動も、認知機能に好影響を与える（「使わなければ機能は失われる」）。生涯を通じてこれらの活動を行うと、認知予備能が増し、認知機能障害を予防または遅らせることが可能であるとの仮説もある（Vergheseら 2003, Dearyら 2009）。他に、全身の健康障害（中高年の高血圧、高コレステロール、高血糖、体重増加）により、全般的に認知機能が低下し（Christensen 2001, Gilhoollyら 2003）心理学的安寧も低下するとされる（Llewellynら 2008）。

全般的精神機能

意識と睡眠

　覚醒と睡眠は、意識の両極にあり、連続している。両者は、共通の神経生理学的および神経化学的メカニズムを有する。したがって両者は併せて考察すべきである。作業療法士は、意識のアセスメントを行う機会が少なく、外傷性脳損傷（TBI）や高齢者の眠気などに限られる。

　覚醒は、認知機能（特に記憶、学習、注意）にとって不可欠である。覚醒と睡眠は、社会的活動や行動の影響を受ける。例えば、退職の直後は、日課が急変し、必要な認知機能や身体活動が変化し、これにより睡眠に変化が生じる。前頭葉は、脳幹の上行性網様体賦活系（覚醒系）を抑制する役割を有し、前頭葉の機能が低下すると、覚醒と睡眠のパターンに変化が生じると考えられる（Woodruff-Pak 1997）。ただし、興味深いことに、正常な老化により日中の覚醒に変化が生じることを示すエビデンスは少ない（Kimら 2000）。

　意識レベルは、刺激物（アルコール、ニコチン、カフェイン、さらにバルビツール酸系薬、麻薬、幻覚薬）により影響を受ける。ベビーブーマーが老年期を迎え、高齢者の違法薬物の使用は増加している。また、高齢者では、処方薬や市販薬の乱用が多く、大量の飲酒も多い。今後10-20年で、高齢者の薬物乱用は倍増すると予想されている。残念ながら、高齢者の薬物乱用は見過ごされることが多く、対策のニーズは高いが実現されていない（Christensenら 2006, Cromeら 2011, Royal College of Psychiatrists 2011, WuとBlazer 2011）。

　他に、意識に影響を与える因子として次のものがある。

- 失神：心疾患、低血圧、反射的活動、中枢神経系疾患、低血糖により生じる（Lipsitzと

Jonsson 1992)
- てんかん：高齢者では他の疾患の症状と誤診されることが多い（KilpatrickとLowe 2002）
- せん妄（急性錯乱状態）：未診断が多く、注意、見当識、記憶、実行機能などの機能が障害される（Schuurmansら 2001）。
- 全身麻酔：術後に認知機能障害や痛みが生じる（SelwoodとOrrell 2004）

　一方、老化により、睡眠障害が増えるとされる（Wolkoveら 2007）。典型的な睡眠の加齢変化は、夜間の睡眠時間の減少であり（ただしAncoli-Israel（2009）はこれに異論を唱えている）、入眠の遅れにより睡眠が大きく障害され、日中の昼寝や傾眠が増加する（Münchら 2005, Wolkoveら 2007）。睡眠と覚醒は、二相の概日リズム（体内時計）により制御されている。概日リズムは、視床下部（加齢による細胞死の影響を受けやすい）の視交叉上角により制御されている（Hastings 1998, Münchら 2005）。睡眠の加齢変化は不可避なものではない。一方、睡眠障害は、うつ病（早朝覚醒、入眠困難）、アルツハイマー病（睡眠パターンが分断され夜間に覚醒し日中に睡眠が生じる）、心疾患、呼吸器疾患、筋骨格疾患（変形性関節症）により生じることが多い。他に、頻繁に覚醒する睡眠障害もあり、高齢者の20-25%で、睡眠時無呼吸や夜間の不随意脚運動が見られる（Münchら 2005, Wolkoveら 2007, Ancoli-Israel 2009, Eggermontら 2010）。

　また、薬物療法（コリンエステラーゼ阻害薬、β遮断薬、うっ血除去薬、コルチコステロイド、利尿薬、ドーパミンアゴニスト、SSRI系抗うつ薬など）も、不眠症の原因となりうる（Münchら 2005, Ancoli-Israel 2009）。高齢者への睡眠薬（ベンゾジアゼピン系など）の処方には問題が多い。睡眠薬の作用時間が短く、処方の見直しをせず漫然と使用されることが多い。高齢者では、腎機能が低下するため（7章参照）、薬の体内半減期が長くなり（8章参照）、日中の意識レベルに影響が生じる（判断や反応に時間がかかるなど）。また、ベンゾジアゼピン系睡眠薬の減薬では、離脱症状として不眠症が生じることがある。現在、高齢者に睡眠薬を処方しないよう助言がなされ（錯乱、運動失調、これによる転倒や負傷のリスクがあるため）（British National Formulary 2011）、非薬物療法（日光浴の増加、運動量の増加、高炭水化物食）が推進されている（WolfsonとKatzman 1992）。ただし、これらのアドヒアランスは、環境因子（施設における長期ケアなど）に大きく左右される。

　また、睡眠障害により生じる結果（全身の健康障害、身体機能の低下、転倒、認知機能障害、疲労、死亡率の上昇）についても考慮する必要がある（Ancoli-Israel 2009, Hawkerら 2010）。これらは、高齢者の能力（選択的作業への積極的で安全な参加）に影響を与えると考えられる。

見当識

　通常、見当識(時間、日付、場所、季節)は、認知機能のアセスメントにおいて監視する。見当識には多くの機能(注意、記憶、情報更新)が必要であり、教育水準の影響もある(Sweet 1999)。見当識障害は、多くの疾患(うつ病、アルツハイマー病、脳卒中)で見られる症状である。今日の日付が分からない(または忘れる)と、見当識障害(真性)とされる。多くの人は、何らかの戦略(時計、地図、日記)を用いて、見当識障害に対応しうるが、時間、場所、人についての見当識がそろって失われると、様々な問題が発生し、作業の遂行、自己統制感、自尊心に影響が生じる。

知的機能

　知的能力は、老化により低下するという見方と、生涯を通じて保持されるという見方がある(GoldmanとCoté 1991)。知能の定義は様々だが、個人の知的能力は、行動のアセスメントにより判定される。知的機能は、結晶性知能と流動性知能に分けられる。結晶性知能は、学習された情報や事実についての経験および知識である(計算、語彙など)。流動性知能は、複雑な関係の知覚、推論、問題解決、新たな状況への適応である。加齢により流動性知能は低下するが、結晶性知能は保持されるといわれる(Salthouseら 2008)。Rabbitt (1997)、BeierとAckerman (2005)によれば、高齢者は、問題を直ちに解決する技能(流動性知能)を要する課題は苦手だが、長い時間をかけてより良い問題解決の戦略を立てることに長けている(過去の経験や情報が役立つ)。多くの文化において、年長者による良質で望ましい問題解決の戦略が、知恵として実践されている(JesteとHarris 2010)。

活力、動機づけ、人格、気質

　全般的精神機能の劇的な変化は、老化によるものとは限らない。活力、欲求(動機づけ)、人格、気質に何らかの変化が生じた場合、疾患の症状である可能性がある。活力、動機づけ、人格、気質は、前頭葉(特に前頭前皮質)により制御されている。前頭葉を損傷すると、様々な変化(軽度から重度まで)が生じ、意欲の減退(うつ病の主症状)、軽度の機能障害(焦燥、動機づけの低下、短気、かんしゃく)、さらに人格変化、社会的抑制の喪失などが見られる。これらの変化は「前頭葉症候群」と呼ばれ、脳卒中、長期のアルコール依存症、コルサコフ症候群、アルツハイマー病で見られる(Woodruff-Pak 1997)。

個別的精神機能

　最近では、「加齢による認知機能の低下」は、「認知機能の正常な老化」と解釈されるようになっている。個別的精神機能のうち、老化が顕著に認められるのは、注意、記憶、実行

機能、処理速度である。これらは、効率的な学習や毎日の活動の遂行に必要である。一方、これらの精神機能の老化をどのように判定するかについては議論が続いており、主観的な判定（個人の過去の認知機能や知能との比較）とならざるをえないとされる（JonesとFerris 1999, Dearyら 2009）。

注 意

　ICFでは、注意は、「所定の時間、外的刺激や内的経験に集中する個別的精神機能」と定義されている（WHO 2001, p.53）。注意と記憶は表裏一体であり、いずれかが機能しなければ、作業の遂行に支障が生じる。注意は単一のものではなく、幾つかの機能がある。以下で注意の機能について見るが、その前に、注意の加齢変化についての議論を見ておく。Grady（2008）は、高齢者が若年者と同等の成果を達成しようとすると、活性化する脳領域が変化するとし、高齢者では、多大な注意を要する課題の遂行により、前頭部と頭頂部が過剰に活性化するという仮説を提出している。ただし、この変化は、他の脳領域の変化（神経機能の効率性の低下）を代償するための神経の可塑的な変化にすぎないのではないかとの見方もある（Grady 2008）。

　注意の維持（sustained attentionまたはvigilance）は、所定の時間（正式なアセスメントなど）、注意を集中する精神機能である。PerryとHodges（1999）によれば、注意の維持には、大脳の前頭-頭頂皮質が関わる。ただし、こういった脳領域の特定は、適切なツールが考案されておらず、臨床的に主観的アセスメントにより特定されている。注意の維持には、適切なレベルの覚醒および感度（様々な情報のインプットに対する）が必要であるが、高齢者では、多くの課題（特に複雑な課題）において、注意の維持が低下する（Baddeleyら 1999）。中等度のアルツハイマー病では、注意の維持に問題が生じるとされるが、初期のアルツハイマー病については結論が出ていない（Baddeleyら 1999, PerryとHodges 1999）。また、うつ病（5章のジェームズ氏）では、集中力の低下の愁訴が多く、注意を維持できる時間が短くなる（Buttersら 2000）。

　注意の選択（selective attention）は、単一の刺激に集中すると同時に、注意を逸らせる無関係の刺激を無視する機能である。注意の選択には、大脳の後頭-頭頂皮質および基底核が関わるとされる（PerryとHodges 1999）。注意の選択では、無関係の刺激を選り分ける抑制が必要である。認知機能の研究によれば、加齢によりこの抑制は低下し、高齢者は無関係の情報を抑え込むのが困難になる（Woodruff-Pak 1997）。抑制の低下は、特に学習障害、アルツハイマー病、うつ病で顕著である。Buttersら（2000）によれば、うつ病では、認知機能が否定的思考に費やされ（薬物療法はこれを改善する）、注意の選択に問題が生じる。また、アルツハイマー病では、複数の刺激からの離脱および識別が困難になるとされる（PerryとHodges 1999）。

　注意の配分（divided attention）は、同時に2つ以上の刺激や過程に注意を向ける精神機能である。注意の配分には、大脳の前頭前皮質および前部帯状回が関わるとされ

る（PerryとHodges 1999）。中央実行系（記憶の項で述べる）に問題が生じると、注意を配分できなくなるとされる。アルツハイマー病では、注意の配分に問題が生じることが多い（Baddeleyら1991, Camicoliら1997）。また、二重課題（8章で述べる）は、健康な高齢者でも困難になる場合があるが、困難が生じた場合、基礎疾患の存在が示唆される（Rabbit 1997, Woodruff-Pak 1997）。注意の配分（および二重課題）については、実践的な関心が高い。一般に、毎日の活動では、同時に2つの課題（運動課題と視覚課題、運動課題と認知課題など）を遂行しなければならないからである。

したがって、作業療法では、クライエントが課題や刺激に集中できる環境を整えることが重要である。アセスメントや介入では、快適性を確保し、注意を逸らせる痛み、騒音、視覚的刺激を排除し、課題（特に新しい課題や複雑な課題）の学習や遂行を促進する。高齢者の作業の遂行では、注意の機能（選択、維持、配分）への配慮が重要である。

記 憶

記憶は、「情報を登録し、貯蔵し、再生する」機能である（JonesとFerris 1999, p.212）。記憶の低下は、認知症とも関連するため、特に関心が高い。一般に、正常な老化により記憶は直線的に低下すると考えられ、加齢性の記憶障害と呼ばれる（JonesとFerris 1999）。

記憶痕跡を残すには、動機づけ、覚醒、知覚、注意などの機能が必要である。記憶と学習により、学習された技能（記憶から再生される）が貯蔵される。記憶と学習の検査は、行動や遂行の観察を通じて行う。記憶のメカニズムは完全には解明されていないが、注意と同様に、記憶には幾つかの種類がある。多くの高齢者は、検査で判明しない記憶の問題を有するとされる。また、正常な老化以外の原因による記憶障害もある（表6.1）。

記憶は、短期記憶、作動記憶、長期記憶（陳述記憶、手続き記憶）の3種類に分けられる（表6.1）。以下、これらについて見ていく。

陳述記憶は、長期記憶の一つであり、顕在記憶（事実についての知識の想起）とされ、エピソード記憶と意味記憶に分けられる（表6.1）。手続き記憶も、長期記憶の一つであり、潜在記憶（課題や活動（歩く、話す、食べる）の遂行の方法の記憶）とされる。短期記憶は、過去数分以内の知識や情報を一時的に貯蔵する記憶である。作動記憶は、学習、推論、理解に必要な言語的・非言語的な情報を一時的に貯蔵する記憶である。作動記憶には、中央実行系（注意の統制に関わる）が含まれる。BaddeleyとHitch（1974）は、作動記憶は注意システムの一部であるという概念を提出した。また、作動記憶は、「人間の精神機能の進化において達成された最も重要な偉業」とされる（Goldman-Rakic 1992, p.73）。作動記憶には、中央実行系が含まれ、中央実行系には、短期記憶のための従属システムがある。すなわち、視空間スケッチパッド（視覚イメージに関わる）と、音韻ループ（発話インプットに関わる）である。このような作動記憶の概念が提出される以前は、作動記憶は単一の短期記憶の貯蔵庫と考えられていた。中央実行系は、長期記憶にもアクセスするとされる。また、中央実行系

表6.1 記憶の種類（機能、関連部位、加齢変化、病的変化）

記憶の種類	機 能	CNSの関連部位	正常な老化	病的変化
短期記憶	過去数分以内の出来事や情報の一時的な貯蔵	海馬、内側側頭葉	加齢変化が生じる	アルツハイマー病やうつ病で著しく変化する
長期記憶				
1.陳述記憶（顕在記憶）	意識的な想起のため直接的にアクセス可能			
エピソード記憶	個人の経験、文脈（時間、空間）	内側側頭葉の海馬、間脳	正常な老化が見られる	コルサコフ症候群、うつ病
意味記憶	蓄積された知識（世界、概念、言語）	前頭葉	安定性が高く変化しない	認知症
2.手続き記憶（潜在記憶）	技能の学習、認知操作	様々な部位（運動皮質、小脳など）	安定性が高く変化しない	外傷性脳損傷（TBI）、脳血管発作（CVA）、多発梗塞性認知症で変化が生じる
展望記憶	記憶の操作および組織化（情報の獲得や貯蔵ではなく）	内側側頭葉	老年期に変化する	うつ病や認知症で変化が生じる
作動記憶	短期記憶のためのワークスペース。中央実行系と従属システムを有する	前頭前皮質	加齢による影響あり	認知症、パーキンソン病、うつ病で問題が生じる

(Squire 2004, Shimamura 1990, KatzmanとTerry 1992, Woodruff-Pak 1997, StevensとRipich 1999)

は、監督的注意システム(supervisory attentional system: SAS)として働き(NormanとShalliece 1980)、様々な情報源の情報を調整するとされる。また、SASは、二重課題などの複数の活動(会話しながら歩くなど)の遂行を停止させるとされる。SASの機能は、前頭葉の損傷や劣化により低下するとされる(Baddeleyら1991)。一方、作動記憶は、前頭前皮質と海馬の相互作用により支えられている。前頭前皮質は、脳の他所から記憶(事実、出来事、規則)を再生するとともに、脳の様々な部位への命令(発動、プログラミング、促進、取り消し)を通じて、運動や行動を統制する。海馬は、情報の新たな関連性や学習した記憶を固定化する(Goldman-Rakic 1992)。既に述べたとおり、前頭前皮質と海馬は、正常な老化による萎縮が生じやすいため、作動記憶と注意機能はきわめて脆弱であるとされ、特に、入ってきた情報の処理、これに基づく課題の遂行に影響が生じる(Fabiani 2012)。

精神運動機能と処理速度

先に、PNSとの関連で、神経の伝導速度について述べたが、単純な運動課題の速度も、神経の伝導速度の影響を受ける(ただし中枢神経系の処理能力の低下の影響の方が大きい)。時間制限つきの課題遂行(反応時間:RT)は20歳でピークに達し、その後は低下するとされ、Christensen(2001)によれば、処理速度は40歳で20%、80歳で40-60%低下する。一方、暦年齢ではなく、過去の能力と相関して処理速度が低下する運動課題もある(書く、スポーツなど)。また、課題の複雑性(8章で述べる)も、処理速度に影響し、高齢者は複雑な課題ほどエラーを避けようとして時間がかかるとされる (Rabbitt 1997, Endrassら 2012)。一方、認知課題の処理速度も低下する。これまで、知能や学歴の高い高齢者は、そうでない高齢者よりも、認知課題の遂行能力が高いとされてきたが、Christensenら(1997)は、両者の反応時間はほぼ同じであり、知能の高い高齢者は言語的課題(結晶性知能)の遂行能力が高いことを明らかにした。また、前頭葉の白質の変化も、認知課題の処理速度の低下をもたらす(Christensen 2001, Dearyら2009)。

うつ病(Buttersら 2000)やアルツハイマー病(PerryとHodges 1999)では、反応時間が健康な高齢者よりも長くなるが、これは、神経の伝導速度ではなく、中枢神経系の処理速度に問題が生じるためとされる。

実行機能

ICFでは、実行機能は高次認知機能とされている (WHO 2001, p.57)。実行機能は、人間の精神機能で最も高度な機能(計画、抽象的思考、意思決定、認知の柔軟性、適切な行動の活用)とされる(Woodruff-Pak 1997)。多くの場合、高齢者で生じる認知機能の低下は、これらの高度な機能の低下であり(Salthouseら 2003, Dearyら2009)、アルツハイマー病、学習障害、脳卒中、パーキンソン病で、これらの機能が著しく低下する(Bellelliら 2002)。老年期には、特に自発的柔軟性(アイデアの創出、新しい考えや状況への柔軟な反

応（切換セット））が障害される（Woodruff-Pak 1997）。このような非柔軟性は、CNSにおけるドーパミンの枯渇（老化やパーキンソン病による）が原因とされる。

　実行機能には、展望記憶（計画、組織化、自己監視など）も含まれる。高齢者では、将来の事象（誕生日、約束、服薬）の想起が悪化するとされる（Shimamura 1990）。外部の手がかり（日記、カレンダー、付箋紙）を用いて、展望記憶の低下を補うことは重要である。また、自己監視についても問題が生じ、社会的に不適切な発言、衝動的な行動、話や会話の繰り返し（話の流れが分からなくなるため）が生じる。

　実行機能のアセスメントは、広く行われており、毎日の課題（買物リストの作成など）の愁訴を有する場合（5章のケリー氏）、アセスメントがアルツハイマー病の診断につながることもある（PerryとHolmes 1999）。ただし、実行機能のアセスメントは、実際の課題遂行の環境との整合性がなく（Morrisら 2000）、特殊なアセスメントであるため（Salthouseら 2003）、有効でないとの批判もある。

情　動

　老年期には情動の安寧や安定性が生じるとされる（ScheibeとCarstensen 2010）。しかし、5章で見たとおり、高齢者のうつ病は多く、否定的な情動（悲しみ、無力、喪失）が見られる。安寧感は、作業遂行の維持にとって重要である（Borellら 2001）。自立性の自発的放棄（学習性無力感）は、認知機能の低下やうつ病と直接的に関連している。他にも、アルツハイマー病では、実行機能の障害により、情動の変化（不適切な反応、情緒障害など）が生じる。

知　覚

　脳卒中後や外傷性脳損傷（TBI）では、知覚機能に問題が生じることが多い。ただし、正常な老化によっても知覚機能は変化する。加齢に伴い、水晶体調節や網膜照度が低下し、奥行き知覚、距離知覚、色知覚のいずれもが悪化する（Fozzardら 1977）。Suら（1995）によれば、図地、視覚記憶、空間関係も悪化する。Grady（2008）は、高齢者では、視覚課題の遂行により、前頭前皮質が活性化するが、これは、視覚皮質の機能と処理を補うため、注意の統制が強まるからであるとしている。

　他の多くの作業療法と同じく、知覚の機能低下を有する高齢者の作業療法（介入戦略）には強固なエビデンス・ベースがない。とはいえ、高齢者の注意と記憶（新たな技能の学習と習得にとって重要）をアセスメントし、これに基づき、治療的アプローチまたは適応的アプローチ（Zoltan 1996）のいずれかを選択する。

言　語

　認知や言語の処理に関わる身体部位でも、多くの加齢変化が生じる。これにより、認知機能とともに記憶に問題が生じ、さらに言語的技能にも問題が生じる。認知と言語的技能は、

言語とコミュニケーションの足場を形成するものであり、これらが損なわれると、コミュニケーションに悪影響が生じる。

前に述べたとおり、意味記憶（単語の意味の理解に関わる）は、正常な老化による影響が小さく、安定している。ただし、単語を記憶から再生して発する機能（スペリングなど）は、加齢により低下しやすい（BurkeとMacKay 1997）。

健康な高齢者では、コミュニケーションの技能は、ほとんど変化しないが、認知や聴力に加齢変化が生じると、会話の能力が低下する。また高齢者で多く見られる神経性疾患（脳卒中、パーキンソン病、認知症）によっても、コミュニケーションの技能に問題が生じる。StevensとRipich（1999）によれば、軽度から中等度のアルツハイマー病では、コミュニケーションや単語の意味の理解に問題が生じる。認知症の進行に伴い、まず統語能力、次に発音に問題が生じ、末期には無言症が表れる。

感覚系の構造と機能

正常な老化により、感覚様式は変化する。すなわち、加齢に伴い、感覚の閾値は上昇する。これは、感覚が意識されるのに、より多くの感覚刺激が必要になることを意味する（Dugdale 2010）。嗅覚や味覚の変化は、老年期の食習慣や食事に影響を与え、食物の腐敗を判別できず、食中毒のリスクが高まる。正常な老化による感覚（触覚、振動覚、視覚、温度覚、聴覚、バランス能力）の変化は、生活の質にも影響を与える（Woodruff-Pak 1997）。

触覚

触覚の変化は、血液循環の悪化（皮膚表面下の毛細血管の閉塞）だけでなく、触覚受容体（マイスナー小体）の減少により生じる。また、加齢に伴い、振動覚や圧覚も低下する。これらの知覚の低下は、手の機能、握力、姿勢反応、バランス能力に影響を与える。また、負傷、火傷、褥瘡のリスクが高まる（Dugdale 2010, Shumway-CookとWoollacott 2012）。

痛み

先に、CNSと加齢の関連や、PNSの感覚受容体（機械的刺激（触覚、圧力）、熱（温度変化）、傷害性刺激（痛み）を検出する）について述べたが、CNSとPNSの両方が関与する問題が痛みである。痛みは、負傷から身体を守る重要な感覚機能である一方、苦痛をもたらし、活動を大きく制限する原因にもなる。身体に加わる刺激に比して過大な反応（痛み）が生じることもあり、これにより活動が制限される。

痛みの感覚は、末梢神経を通じてCNSに伝達されるが、前に述べたとおり、この過程は加齢により変化する。すなわち、高齢者では、痛みの感覚の伝達の頻度と速度が低下する。ただし、年齢と無関係に、痛みの感覚が変化することもある（Gagliese 2009）。また、高齢者

は、痛みの強度を実際よりも弱く訴えることが多い。これは、痛みの感覚が低下しているだけでなく、強い痛みは病気の進行の表れという恐れがあるからである（NishikawaとFerrell 1993, Ferrell 1996）。老年期に多い疾患では、持続性の痛を伴うことが多い。高齢者自身も医療専門職も、しばしば持続性の痛みを老化の一部と考え、疼痛管理が行われないことが多い。高齢者は自発的に痛みを訴えることが少ないため、医療専門職は、高齢者の痛みに注意し、積極的に疼痛管理を行う必要がある。

　認知症では、痛みは複雑な問題であり、認知症の高齢者が、痛みをどのように感じているかは明確でない。実際、多くの認知症の高齢者で、骨折や負傷の後に、鎮痛剤が少なめに投与されているとの報告がある。これは、認知症の高齢者は、健常な高齢者と同等の強度や頻度で痛みを感じないとされているからである。しかし、Scherderら（2009）は、認知症の高齢者は、健常な高齢者と同等の強度と頻度で痛みを感じており（本人が訴えなくても）、したがって認知症の高齢者に関わる医療専門職は、様々な痛みの表出（表情、疼痛回避、行動の変化）に気づく必要があるとしている。

目と視覚機能

　感覚器としての目は、環境の知覚の受容体である。ただし、環境の視覚化が意味のある有用なものとなるまでには、多くの過程を要する。解剖学的および発生学的に目と脳は密接につながっており、目からの情報は、視神経を通じて脳に伝達され、さらに視覚情報は後頭葉で解釈され、脳は環境を視覚的に知覚することができる。

> 　目の機能を詳述する前に、目の全体的な構造と機能を把握しておくとよい。特に目の解剖学と主な機能を知っておくとよい。

　視力の悪化は、最もよく見られる加齢変化の一つであり、75歳以上の5人に1人が視覚機能障害を有するとされる（Philp 2003）。老年期に多いのは、加齢性黄斑変性症、白内障、糖尿病性眼疾患、緑内障である（National Ageing Research Institute 2009）。

　高齢者は、近くのものを見る機能を障害されることが多い。また、目の角膜の劣化も多い。角膜の細胞死により、角膜の機能（目に光を取り入れる）が低下し、白内障が多くなる。他にも、空間的弁別の障害、上方視の制限、動く物体の追視の能力の低下なども見られる。

耳と聴覚機能

耳は、聴覚刺激を知覚する一方、空間中の身体の方向付けを司る器官の一つでもある。耳は、解剖学的に外耳、中耳、内耳(迷路)の3部分に分けられる。

耳の機能を詳述する前に、耳の全体的な構造と機能を把握しておくとよい。特に耳(外耳、中耳、内耳)の解剖学と主な機能を知っておくとよい。

内耳の主な機能は、聴力とバランス情報である。いずれも老化により低下する。高齢者の聴力の低下は、よく研究され、一般によく知られている。実際、聴力の低下は、老年期に最も多く見られる慢性症状であり(Daltonら 2003)、安寧感の減少、生活の質の低下、社会的孤立(他者とのコミュニケーションの機会が減少するため)が生じるとされる(Daltonら 2003, Gopinathら 2012)。

加齢による聴力の低下は、老人性難聴といわれ、聴覚障害の中で最も多い(Langan 2010, Deafness Research UK 2012)。老人性難聴は、内部因子と外部因子の組み合わせにより生じる。内部因子として、耳と脳の間でインパルスを伝導する神経細胞の死がある。また、特殊な有毛細胞(不動毛)の喪失や死により、ある種の周波数の音を検出するシステムが機能しなくなる。加齢により、内耳の血管の血液供給が悪化し、神経細胞や不動毛が失われることもある。また、鼓膜の肥厚、耳小骨の弾性の低下、蝸牛の萎縮によっても、聴力が障害される(Zoltan 1996)。一方、外部因子として、慢性的な騒音曝露(高齢者の聴力低下の単一の原因では最も多い)、喫煙、高脂肪食などがある(Verschuurら 2012)。老人性難聴では、ある種の周波数の音に対する聴力が低下し、聞き取りに不利な条件下で会話やスピーチを追うのが困難になる(Langan 2010, Deafness Research UK 2012)。

Box6.3　バランス能力
- 二人一組で、向かい合って立つ。
- 一人は静止立位(約30-45秒間。最初は開眼、次に閉眼)、もう一人は観察。これを交代で行う。
- 観察の結果を伝える。

バランス

バランス能力の低下は、複数の身体部位の老化により生じる。バランスのメカニズムは、視覚系・PNS・前庭（内耳）からの情報のインプットとCNSの情報の処理により支えられている。耳では、聴覚に関わる細胞が劣化するとともに、前庭（内耳）の細胞も劣化する。前庭には球形嚢、卵形嚢、半規管があり、これらは特殊な感覚細胞を有する。不動毛に似たこの感覚細胞は、前庭の各部（球形嚢、卵形嚢、半規管）の液体の動きを伝え、それにより空間中の身体の位置の情報を提供する。正常な老化により前庭の細胞が失われると、バランスの動揺（前庭の各部が検知する）に対する反応時間が遅れる。また、小脳や高次脳中枢で細胞が失われることによっても、反応時間が遅れる。

内耳の各部の劣化に加えて、PNSの伝導速度の低下や、感覚受容体の感度の低下も、バランス能力の低下に関わっている。高齢者では、神経の発火のため、関節位置覚の受容体（固有受容体）、筋紡錘、皮膚圧覚の受容体で、より大きな刺激が必要となる。これは、加齢により、身体の位置の情報（関節の位置、筋長、皮膚への圧力から得られる）が減少することを意味する。これらの情報は、CNSによって、内耳や視覚系からの情報と関連づけられる。バランス能力は、固有受容体、内耳、視覚系の三者の共働により生じる。バランスの動揺（バランスの喪失）が生じると、バランス能力により、バランスが修正される。

Shumway-CookとWoollacott（2012）によれば、バランスの制御では、前庭系が特に重要である。というのも、前庭系は、視覚系やPNSの感覚神経にとっての基準点となるからである。

一方、静止立位では、固有受容体系や前庭系よりも、視覚系が重要であるとされる。例えば、健常者は、閉眼の静止立位で、前後の動揺（姿勢動揺という）が増大する。一方、視力低下を有する人、幼児、高齢者では、開眼の静止立位でも、姿勢動揺が増大する。バランスの修正は、毎日の活動の様々な状況で必要である。Shumway-CookとWoollacott（2012）は、バランスの制御を、反応性制御と予測的制御の二種類に分けている。これらはいずれも、持続的な姿勢の調整（適応）、平衡機能、立ち直り反応、防御反応によって支えられている。反応性制御は、静止立位、座位、動く面上の立位（バスなど）、突然のバランス動揺への反応において必要である。一方、予測的制御は、バランスが不安定になりやすい状況で、事前に姿勢を調整するために必要である（洗濯物を高いロープに干す、重い買物かごを持ち上げるなど）。また、歩行では、両方の制御が必要である（床上の障害物につまずくのを避ける、つまずいた後にバランスを回復するなど）。これらのバランス制御が必要となる状況では、バランスに関わる身体系へのプレッシャーが増大する。一方、加齢により、姿勢のバランス機能が徐々に低下する。ただし、これには、暦年齢よりも、身体活動量や健康度が関連している（Spirdusoら 2005）。姿勢のバランス機能を低下させる因子が幾つか組み合わされると、バランスが悪化し、転倒リスクが上昇する（5章参照）。

> **まとめ**
>
> 　本章では、主に中枢神経系(CNS)と末梢神経系(PNS)に関わる身体構造および心身機能を考察した。CNSとPNSの機能は、正常な老化により、また疾患(脳卒中、パーキンソン病、認知症)により、障害され、運動の技能だけでなく、複雑な高次機能(認知、言語)にも影響を与える。多くの高次機能はまだ完全には解明されていない。PETやMRIなどの画像検査が普及してきた昨今、ようやく人間の高次機能や老化についての理論や概念が検証されるようになっている。

参考文献

American Occupational Therapy Association (2002) Occupational Therapy Practice Framework: Domain and process. *American Journal of Occupational Therapy* **56(6)**, 609–639.

American Occupational Therapy Association (2008) Occupational Therapy Practice Framework: Domain and process, 2nd ed. *American Journal of Occupational Therapy* **62(6)**, 625–683.

Ancoli-Israel, S. (2009) Sleep and its disorders in ageing populations. *Sleep Medicine* **10**, S7–S11.

Angevaren, M., Aufdemkampe, G., Verhaar, V.A., Aleman, A., Vanhees, L. (2008) Physical activity and enhanced fitness to improve cognitive function in older people without cognitive impairment. *Cochrane Database of Systematic Reviews*, Issue 3. Art.No.: CD005381.

Baddeley, A.D., Bressi, S., Della Salla, S., Logie, R. and Soinnler, H. (1991) The decline of working memory in Alzheimer's disease. *Brain* **114(pt6)**, 2521–2542.

Baddeley, A.D., Cocchini, G., Della Sala, S., Logie, R.H. and Spinnler, H. (1999) Working memory and vigilance: Evidence from normal ageing and Alzheimer's disease. *Brain and Cognition* **41(1)**, 87–108.

Baken, R.J. (2005) The ageing voice: A new hypothesis. *Journal of Voice* **19(3)**, 317–325.

Beier, M.E. and Ackerman, P.L. (2005) Age, ability and the role of prior knowledge in the acquisition of new domain knowledge: Promising results in a real world learning environment. *Psychology and Ageing* **20(2)**, 341–355.

Bellelli, G., Lucchi, E. and Cipriani, G. (2002) Executive dysfunction and depressive symptoms in cerebrovascular disease (letter). *Journal of Neurology, Neurosurgery and Psychiatry* **73(4)**, 460–464.

Borell, L., Lilja, M., Sviden, G.A. and Sadlo, G. (2001) Occupations and signs of reduced hope: An explorative study of older adults with functional impairments. *American Journal of Occupational Therapy* **55(3)**, 311–316.

British National Formulary (2011) BNF No. 61 (March 2011). London: British Medical Association and Royal Pharmaceutical Society of Great Britain.

Buchthal, F., Rosenfalck, A. and Behse, F. (1984) Sensory potentials of normal and diseased nerves. In: Dyck, P.J., Thomas, P.K., Lambert, E.H. and Burge, R. (eds) *Peripheral Neuropathy*. Philadelphia: WB Saunders, pp. 981–1105.

Burke, D.M. and MacKay, D.G. (1997) Memory, language and ageing. *Philosophical Transactions of the Royal Society: B Biological Sciences*, **352**, 1845–1856.

Butters, M.A., Mulsant, B.H., Hagerty, B.M., Therrien, B. and Williams, R.A. (2000) Changes in attention and short processing speed mediate cognitive impairments in geriatric depression. *Psychological Medicine* **30(3)**, 679–691.

Camicoli, R., Howieson, D., Lehman, S. and Kaye, J. (1997) Talking while walking: The effect of a dual task in ageing and Alzheimer's disease. *Neurology* **48(4)**, 955–958.

Christensen, H. (2001) What cognitive changes can be expected with normal ageing? *Australian and New Zealand Journal of Psychiatry* **35(6)**, 768–775.

Christensen, H., Henderson, A.S., Griffiths, K. and Levings, C. (1997) Does ageing inevitably lead to declines in cognitive performance? A longitudinal study of elite academics. *Personality and Individual Differences* **23(1)**, 67–78.

Christensen, H., Low, L.-F. and Anstey, K.J. (2006) Prevalence, risk factors and treatment for substance abuse in older adults. *Current Opinion in Psychiatry* **19**, 587–592.

Cowell, P.E., Tuetsky, B.I., Gur, R.C., Grossman, R.I., Shtasel, D.R. and Gur, R.E. (1994) Sex differences in ageing of the human frontal and temporal lobes. *Journal of Neuroscience* **14(8)**, 4748–4755.

Crome, I.B., Crome, P. and Rao, R. (2011) Addiction and ageing – awareness, assessment and action. *Age and Ageing* **40(6)**, 657–658.

Dalton, D.S., Cruickshanks, K.J., Klein, B.E.K., Klein, R., Wiley, T.L. and Nondahl, D.M. (2003) The impact of hearing loss on quaity of life in older adults. *The Gerontologist* **43(5)**, 661–668.

Deafness Research UK (2012) Age-related hearing loss. Accessed 16.07.2012. Available at: http://www.deafnessresearch.org.uk/content/your-hearing/main-types-of-hearing-loss/age-related-hearing-loss/

Deary, I.J., Corley, J., Gow, A.J., Harris, S.E., Houlihan, L.M., Marioni, R.E., Penke, L., Rafnsson, S.B. and Starr, J.M. (2009) Age-associated cognitive decline. *British Medical Bulletin* **92**, 135–152.

Dorfman, L.J. and Bosley, T.M. (1979) Age related changes in peripheral and central nerve conduction in man. *Neurology* **29(1)**, 38–44.

Dugdale, D.C. (2010) Aging changes in the senses. Medline Plus. Accessed 20.05.12. Available at: http://www.nlm.nih.gov/medlineplus/ency/article/004013.htm

Eggermont, L.H.P., Blankevoort, C.G. and Scherder, E.J.A. (2010) Waking and night-time restlessness in mild-to-moderate dementia: A randomised control trial. *Age and Ageing* **39(6)**, 746–749.

Endrass, T., Schreiber, M. and Kathmann, N. (2012) Speeding up older adults: Age-effects on error processing in speed and accuracy conditions. *Biological Psychology* **89**, 426–432.

Fabiani, M. (2012) It was the best of times, it was the worst of times: A psychologist's view of cognitive ageing. *Psychophysiology* **49**, 283–304.

Ferrell, B.A. (1996) Overview of aging and pain. In: Ferrell, B.R. and Ferrell, B.A. (eds) *Pain in the Elderly*. Seattle: IASP Press, pp. 1–10.

Fillenbaum, G.G., Landerman, L.R., Blazer, D.G., Saunders, A.M., Harris, T.B. and Launer, L.J., (2001) The relationship of APOE genotype to cognitive functioning in older African-American and Caucasian community residents. *Journal of the American Geriatrics Society* **49(9)**, 1148–1155.

Forette, F. and Rockwood, K. (1999) Therapeutic intervention in dementia. In: Wilcock, G.K., Bucks, R.S. and Rockwood, K. (eds) *Diagnosis and Management of Dementia: A manual for memory disorders teams*. Oxford: Oxford University Press, pp. 294–310.

Foresight Mental Capacity and Wellbeing Project (2008) *Final Project Report*. London: The Government Office for Science.

Fozzard, J., Wolf, E., Bell, B., McFarland, R. and Podolsky, S. (1977) Visual perception and communication. In: Birren, J. and Schaie, K. (eds) *Handbook of Psychology of Aging*. New York: Van Nostrand Reinhold Co.

Gagliese, L. (2009) Pain and aging: The emergence of a new subfield of pain research. *The Journal of Pain* **10(4)**, 343–353.

Gilhooly, M., Phillips, L., Gilhooly, K. and Hanlon, P. (2003) Quality of life and real life cognitive functioning. Economic Social Research Council Growing Older Programme. Accessed 06/05/2012. Available at: http://www.shcf.ac.uk/uni/projects/gop/MaryGilQOL_F15.pdf

Goldman, J. and Coté, L. (1991) Ageing of the brain: Dementia of the Alzheimer's type. In: Kandel, E.R., Schwartz, J.H. and Jessell, T.M. (eds) *Principles of Neural Science*, 3rd edition. Connecticut: Prentice-Hall International Inc., pp. 974–982.

Goldman-Rakic, P.S. (1992) Working memory and the mind. *Scientific American* **9**, 73–79.

Gopinath, B., Schneider, J., McMahon, C.M., Teber, E., Leeder, S.R. and Mitchell, P. (2012) Severity of age-related hearing loss is associated with impaired activities of daily living. *Age and Ageing* **41(2)**, 195–200.

Grady, C.L. (2008) Cognitive neuroscience of aging. *Annals of New York Academy of Sciences* **1124**, 127–144.

Hastings, M. (1998) The brain, circadian rhythms, and clock genes. *BMJ* **317**, 1704–1707.

Hawker, G.A., French, M.R., Waugh, E.J., Gignac, M.A.M., Cheung, C. and Murray, B.J. (2010) The multidimensionality of sleep quality and its relationship to fatigue in older adults with painful osteoarthritis. *Osteoarthritis and Cartilage* **18**, 1365–1371.

Hayden, K.M., Reed, B.R., Manly, J.J., Tommet, D., Pietrzak, R.H., Chelune, G.J., Yang, F.M., Revell, A.J., Bennett, D.A. and Jones, R.N. (2011) Cognitive decline in the elderly: An analysis of population heterogeneity. *Age and Ageing* **40(6)**, 684–689.

Holland, A.J. (2000). Ageing and learning disability. *British Journal of Psychiatry* **176**, 26–31.

Jeste, D.V. and Harris, J.C. (2010) Wisdom: A neuroscience perspective. *Journal of the American Medical Association* **304(14)**, 1602–1603.

Joaquin, A.M. and Gollapudi, S. (2001) Functional decline in aging and disease: A role for apoptosis. *Journal of the American Geriatrics Society* **49(9)**, 1234–1240.

Jones, R.W. and Ferris, S.H. (1999) Age-related memory and cognitive decline. In: Wilcock, G.K., Bucks, R.S. and Rockwood, K. (eds) *Diagnosis and Management of Dementia: A manual for memory disorders teams*. Oxford: Oxford University Press, 211–230.

Katzman, R. and Terry, R. (1992) Normal ageing of the nerious system. In: Katzman, R. and Rowe, J.W. (eds.) *Principles of Geriatric Neurology*. Philadelphia: FA Davis Company, pp. 18–58.

Kilpatrick, C.J. and Lowe, A.J. (2002) Management of epilepsy in older people. *Journal of Pharmacy Practice and Research* **32(2)**, 110–114.

Kim, M., Beversdorff, D.Q. and Heilman, K.M. (2000) Arousal response with aging: Pupillographic study. *Journal of the International Neuropsychological Society* **6(3)**, 348–350.

Langan, M. (2010) Age-related hearing loss. Medline Plus. Accessed 16/07/2012. Available at: http://www.nlm.nih.gov/medlineplus/ency/article/001045.htm

Law, M. and Baum, C. (2001) Measurement in occupational therapy, In: Law, M., Baum, C. and Dunn, W. (eds) *Measuring Occupational Performance: Supporting best practice in occupational therapy*. Thorofare: Slack Incorporated, pp. 3–19.

Linville, S.E. (2004) The aging voice. The ASHA leader. Accessed 16/07/2012. Available at: http://www.asha.org/Publications/leader/2004/041019/041019e.htm

Lipsitz, L.A. and Jonsson, P.V. (1992) Transient loss of consciousness. In: Katzman, R. and Rowe, J.W. (eds) *Principles of Geriatric Neurology*. Philadelphia: FA Davis Company, pp. 300–313.

Llewellyn, D.J., Lang, I.A., Langa, K.M. and Huppert, F.A. (2008) Cognitive function and psychological well-being: Findings from a population-based cohort. *Age and Ageing* **37(6)**, 685–689.

Maki, P. and Resnick, S. (2000) Longitudinal effects of oestrogen replacement therapy on PET cerebral blood flow and cognition. *Neurobiology and Aging* **21(2)**, 373–383.

Mattson, M.P., Maudsley, S. and Bronwen, M. (2004) A neural signaling triumvirate that influences ageing and age-related disease: Insulin/IGF-1, BDNF and serotonin. *Ageing Research Reviews* **3**, 445–464.

Middleton, L.E., Mitnitski, A., Fallah, N., Kirkland, S.A. and Rockwood, K. (2008) Changes in cognition and mortality in relation to exercise in late life: A population based study. *PLoS ONE* **3(9)**, e3124.

Morris, R.G., Worsley, C. and Matthews, D. (2000) Neuropsychological assessment in older people: Old principles and new directions. *Advances of Psychiatric Treatment* **6(5)**, 362–372.

Münch, M., Knoblauch, V., Blatter, K., Schröder, C., Schnitzler, C., Kräuchi, K., Wirz-Justice, A. and Cajochen, C. (2005) Age-related attenuation of the evening circadian arousal signal in humans. *Neurobiology of Ageing* **26**, 1307–1319.

Murdoch, E. (1998) *Dysarthria: A physiological approach to assessment and treatment*. Cheltenham: Stanley Thornes.

National Ageing Research Institute (2009) Tips on healthy ageing: Vision. Accessed 13/04/2012. Available at: http://www.mednwh.unimelb.edu.au/tips_on_ageing/vision_tips.htm

Nishikawa, S.T. and Ferrell, B.A. (1993) Pain assessment in the elderly. *Clinical Geriatric Issues in Long Term Care* **1**, 15–28.

Norman, D.A. and Shallice, T. (1980) Attention and Action: Willed and automatic control of behaviour. GHIP Report 99. San Diego: University of California.

O'Sullivan, M. (2009) Patterns of brain atrophy on magnetic resonance imaging and the boundary between ageing and Alzheimer's disease. *Reviews in Clinical Gerontology* **19**, 295–307.

Op den Velde, W. (1976) Some cerebral proteins and enzyme systems in Alzheimer's presenile and senile dementia. *Journal of the American Geriatrics Society* **24(1)**, 12–16.

van Paasschen, J., Clare, L., Woods, R.T. and Linden, D.E.J. (2009) Can we change brain functioning with cognition-focused interventions in Alzheimer's disease? The role of functional neuroimaging. *Restorative Neurology & Neuroscience* **27**, 473–491.

Parhad, I.M., Scott, J.N., Cellars, L.A., Bains, J.S., Kerkoski, C.A. and Clark, A.W. (1995) Axonal atrophy in aging is associated with a decline in neurofilament gene expression. *Journal of Neuroscience Research* **41(3)**, 355–366.

Perry, I. (1995) Prospective study of serum total homocysteine concentration and risk of stroke in middle-aged British men. *Lancet* **346**, 1395–1398.

Perry, R.J. and Hodges, J.R. (1999) Attention and executive deficits in Alzheimer's disease: A critical review. *Brain* **122(pt3)**, 383–404.

Philp, I. (2003) *Improving the Way Health and Social Care Organisations Provide Services for Older People with Sight Problems*. London: RNIB.

Pruessner, J.C., Li, L.M. and Serles, W. (2000) Volumetry of hippocampus and amygdala with high-resolution MRI and three-dimensional analysis software: Minimizing the discrepancies between laboratories. *Cerebral Cortex* **10**, 433–442.

Rabbitt, P. (1997) Ageing and human skill: A 40th anniversary. *Ergonomics* **40(10)**, 962–981.

Raz, N. (1996) Neuroanatomy of the aging brain: Evidence from structural MRI. In: Bigler, E. (ed.) *Neuroimaging. II Clinical Applications*. New York: Academic Press, pp. 153–182.

Raz, N. (2000) Aging of the brain and its influence on cognitive performance: Integration of structural and functional findings. In: Craik, F., Salthouse, T. (eds) *The Handbook of Aging and Cognition*. New Jersey: Lawrence Erlbaum Associates, pp. 1–90.

Raz, N., Gunning, F.M., Head, D., Dupuis, J.H., McQuain, J., Briggs, S.D., Loken, W.J., Thornton, A.E. and Acker, J.D. (1997) Selective aging of human cerebral cortex observation in vivo: Differential vulnerability of the prefrontal grey matter. *Cerebral Cortex* **7(3)**, 268–282.

Richards, M., Kuh, D. and Hardy, R. (1999) Lifetime cognitive function and timing of the natural menopause. *Neurology* **53(2)**, 308–314.

Robertson, J. and Thompson, S. (1987) *Working with Dysarthric Clients: A practical guide to therapy for dysarthria*. Austin, Texas: Pro Ed.

Royal College of Psychiatrists (2011) *Our Invisible Addicts*. London: Royal College of Psychiatrists.

Salthouse, T.A., Atkinson, T.M. and Berish, D.E. (2003) Executive functioning as a potential mediator of age-related cognitive decline in normal adults. *Journal of Experimental Psychology* **132(4)**, 566–594.

Salthouse, T.A., Pink, J.E. and Tucker-Drob, E.M. (2008) Contextual analysis of fluid intelligence. *Intelligence* **36**, 464–486.

Savory, J., Rao, J.K., Huang, Y., Letada, P.R. and Herman, M.M. (1999) Age-related hippocampal changes in Bcl-2 Bax ratio, oxidative stress, redox-active and apoptosis associated with aluminium-induced neurodegeneration: Increased susceptibility with ageing. *Neurotoxicology* **20(5)**, 805–817.

Scheibe, S. and Carstensen, L.L. (2010) Emotional aging: Recent findings and future trends. *Journal of Gerontology: Psychological Sciences* **65B(2)**, 135–144.

Scherder, E., Herr, K., Pickering, G., Gibson, S., Benedetti, F. and Lautenbacher, S. (2009) Pain in dementia. *Pain* **145**, 276–278.

Schuurmans, M.J., Duursma, S.A. and Shortridge-Baggett, L.M. (2001) Early recognition of delirium: A review of the literature. *Journal of Clinical Nursing* **10(6)**, 721–729.

Selkoe, D.J. (1992) Ageing brain, ageing mind. *Scientific American* **267(3)**, 134–142.

Selhub, J., Jacques, P.F., Bostom, A.G., D'Agostino, R.B., Wilson, P.W., Belanger, A.J., O'Leary, D.H., Wolf, P.A., Schaefer, E.J. and Rosenberg, I.H. (1995) Association between plasma homocysteine concentrations and extra cranial carotid-artery stenosis. *New England Journal of Medicine* **332(5)**, 286–291.

Selwood, A. and Orrell, M. (2004) Long term cognitive dysfunction in older people after non-cardiac surgery. *BMJ* **328**, 120–121.

Shimamura, A.P. (1990) Aging and memory disorders: A neuropsychological analysis. In: Howe, M.L., Stones, M.J. and Brainerd, C.J. (eds) *Cognitive and Behavioural Performance Factors in Atypical Ageing*. New York: Springer, pp. 37–65.

Shumway-Cook, A. and Woollacott, M.H. (2012) *Motor Control: Translating research into clinical practice*, 4th edition. Baltimore: Lippincott, Williams & Wilkins.

Sims, N., Bowen, D. and Smith, C. (1980) Glucose metabolism and acetylcholine synthesis in relation to neuronal activity in Alzheimer's disease. *Lancet* **1**, 333–336.

Sofroniew, M.V. (1997) Cellular recovery. In: Greenwood, R., Barnes, M.P., McMillan, T.M. and Ward, C.D. (1997) *Neurological Rehabilitation*. Hove: Psychology Press, pp. 67–84.

Spirduso, W., Francis, K. and MacRae, P. (2005) *Physical Dimensions of Aging*. Champaign, IL: Human Kinetics.

Stevens, S. and Ripich, D. (1999) The role of the speech and language therapist. In: Wilcock, G.K., Bucks, R.S. and Rockwood, K. (eds) *Diagnosis and Management of Dementia: A manual for memory disorders teams*. Oxford: Oxford University Press, pp. 137–157.

Su, C.Y., Chien, T.H., Cheng, K.F. and Lin, T.Y. (1995) Performance of older adults with and without cerebrovascular accident on the test of visual perceptual skills. *American Journal of Occupational Therapy* **49(6)**, 491–499.

Sumic, A., Michael, Y.L., Carlson, N.E., Howieson, D.B. and Kaye, J.A. (2007) Physical activity and the risk of dementia in the oldest old. *Journal of Aging and Health* **19(2)**, 242–259.

Sweet, J.J. (1999) Normative clinical relationships between orientation and memory: Age as an important moderator variable. *The Clinical Neuropsychologist* **13(4)**, 495–508.

Troller, J.N. and Valenzuela, M.J. (2001) Brain ageing in the new millennium. *Australian and New Zealand Journal of Psychiatry* **35(6)**, 788–805.

Valenzuela, M.J., Sachdev, P.S., Wen, W., Shnier, R., Brodaty, H. and Gillies, D. (2000) Dual voxel proton magnetic resonance spectroscopy in the healthy elderly: Subcortico-frontal axonal N-acetylaspartate levels are correlated with fluid cognitive abilities independent of structural brain changes. *Neuroimage* **12(6)**, 747–756.

Vaughan, D.W. (1992) Effects of advancing age on peripheral nerve regeneration. *Journal of Comparative Neurology* **323(2)**, 219–237.

Verdu, E., Buti, M. and Navarro, X. (1995) The effect of aging on efferent nerve fibre regeneration in mice. *Brain Research* **696(1–2)**, 76–82.

Verdu, E., Celballos, D., Vilches, J.J. and Xavier, N. (2000) Influence of aging on peripheral nerve function and regeneration. *Journal of the Peripheral Nervous System* **5(4)**, 191–208.

Verghese, J., Lipton, R.B., Katz, M.J., Hall, C.B., Derby, C.A., Kuslansky, G., Ambrose, A.F., Sliwinski, M. and Buschke, H. (2003) Leisure activities and the risk of dementia in the elderly. *New England Journal of Medicine* **348(25)**, 2508–2516.

Verschuur, C.A., Dowell, A., Syddall, H.E., Ntani, G., Simmonds, S.J., Baylis, D., Walsh, B., Cooper, C. and Lord, J.M. (2012) Markers of inflammatory status are associated with hearing threshold in older people: Findings from the Hertfordshire Ageing Study. *Age and Ageing* **41**, 92–97.

Volkow, N. (1996) Measuring age-related changes in DA D2 receptors with [11C] raclopride and with [18F] N-methylspiroperidol. *Psychiatry Research* **67(1)**, 11–16.

Volkow, N., Gur, R. and Wang, G. J. (1998) Association between decline in brain dopamine activity with age and cognitive and motor impairment in healthy individuals. *American Journal of Psychiatry* **155(3)**, 344–349.

Volloch, V., Mosser, D.D., Massie, B. and Sherman, M.Y. (1998) Reduced thermotolerance in aged cells results from a loss of an hsp72-mediated control of JNK signalling pathway. *Cell Stress Chaperones* **3(4)**, 265–271.

Wolkove, N., Elkholy, O., Baltsan, M. and Palayew, M. (2007) Sleep and aging: 1. Sleep disorders commonly found in older people. *Canadian Medical Association Journal* **176(9)**, 1299–1304.

Wolfson, L. and Katzman, R (1992) The neurologic consultation at 80 II: Some specific disorders observed in the elderly. In: Katzman, R. and Rowe, J.W. (eds) *Principles of Geriatric Neurology*. Philadelphia: FA Davis Company, pp. 339–355.

Woodruff-Pak, D.S. (1997) *The Neuropsychology of Aging*. Malden, USA: Blackwell Publishing.

World Health Organization (2001) *The International Classification of Functioning Disability and Health*. Geneva: World Health Organization.

Wu, L.-T. and Blazer, D.G. (2011) Illicit and nonmedical drug use among older adults: A review. *Journal of Aging and Health* **23(3)**, 481–504.

Ylikoski, R., Ylikoski, A., Erkinjuntti, T., Sulkava, R., Raininko, R. and Tilvis, R. (1993) White matter changes in healthy elderly persons correlate with attention and speed of metal processing. *Archives of Neurology* **50(8)**, 818–824.

Ylikoski, A., Erkinjuntti, T., Raininko, R., Sarna, S., Sulkava, R. and Tilvis, R. (1995) White matter hyper-intensities on MRI in the neurologically non-diseased elderly: Analysis of cohorts of consecutive subjects aged 55–85 years living at home. *Stroke* **26(7)**, 1171–1177.

Zoltan, B. (1996) *Vision, Perception and Cognition: A manual for the evaluation and treatment of the neurologically impaired adult*, 3rd ed. New Jersey: Slack Inc.

7 身体の老化──心身機能・身体構造：第2部

リンダ・ニャナセカラン
(Linda Gnanasekaran)

　老化は、時間と生物学の相互作用による不可避の結果である。老化は、身体の構造（解剖学）および機能（生理学）の変化（低下）を特徴とする。老化による変化は、しばしば否定的に見られ、喪失（極限まで努力する能力、身体的魅力、健康の）と表現される。若年者から見ると、高齢者は、機能障害により行動や生活習慣が変化し、活動が制限され、参加が制約されている。しかし、高齢者自身にとって、行動や生活習慣の変化は適応であり、身体の能力や機能の緩やかな変化に合わせた、習慣・活動・役割の調整である。老年期には、ホメオスタシス機能の低下は自然であり、不可避である。ただし、ホメオスタシス機能の低下（速度、時間スケール、開始）には個人差がある（老化や健康に関連する因子については2章やVictor (2010)の研究を参照）。例えば、成人期に屋外の肉体労働に従事した人は、日光への曝露により皮膚の老化が加速するかもしれないが、心血管系や筋骨格系は、屋内のデスクワークに従事した人に比べて良好と考えられる。ホメオスタシス機能の低下（パターン、質）には、個人因子と背景因子（健康、性別、栄養、教育、生活習慣、職業、障害の有無）が影響する。老年期にはどんな人でも健康障害や虚弱に陥るリスクを有する。ただし、通常、生理学的機能は緩やかに低下するため、必ず活動や能力が制限されるわけではなく、また障害は不可避ではない。

　全ての身体系はホメオスタシスにとって不可欠であるが、作業の遂行に影響を与えるのは、個人と環境（物理的、社会的）の相互作用に直接的な影響を与える身体系である（心血管系、呼吸器系、神経筋系、筋骨格系）。一方、直接的な影響を与えないのは、ホメオスタシスの支持、生物学的健全性の維持、自律機能に関わる身体系である（内分泌系、免疫系、消化器系、生殖系、外皮系）。

> 本章は身体系の解剖学的・生理学的な基礎知識を前提としているため、医療系の学生向けの解剖学や生理学のテキストを用意して参照されたい。
>
> 本章では、2つの重要概念、すなわち身体系の統合と、ホメオスタシスによる回復力に焦点をあてる。高齢者とその支援ネットワークに関わる医療・社会的ケア専門職は、これら2つの概念、また老年期の健康と安寧にとってのこれらの意味を理解する必要がある。そのためには、身体(構造・機能)の生理学的な加齢変化の知識が必要である。
>
> 本章を読めば、次の知識と理解が得られるはずである。
>
> - 主要な身体系で生じる加齢変化
> - 加齢変化が身体的能力や作業遂行に与える機能的影響
> - 加齢変化がホメオスタシスに与える影響(脅威、困難)
> - 複数の身体系における横断的な変化による影響(疾患や健康障害症候群の発症を促す)
> - これらの知識や理解を作業療法で活用する方法
>
> 一つの身体系で生じた加齢変化は、他の身体系の機能にも影響を与える可能性があり、病気や負傷に対する身体の反応が変化することもある。高齢者は、健康であっても、若年者に比べて、合併症を発症しやすく、回復時間が長くなり、身体(構造・機能)において回復不能または治療抵抗性の変化が生じやすく、これにより機能的能力が低下する。例えば、下肢の浅い傷の治癒時間が長くなるが、その原因は、組織の代謝活動の変化、心血管機能の効率性の低下、免疫応答の低下である。すなわち、一つではなく四つの身体系(外皮系、内分泌系、心血管系、免疫系)が回復時間と治癒に影響を与える。このような知識と理解は、既存の問題を悪化または加速させることなく、適切で効果的な介入を行う上で重要である。

身体系(構造、機能)における重要な生理学的変化

表7.1は、主要な身体系の構造・機能を表にまとめたものである。前章と同様に、ICF(WHO 2001)の枠組みに従って記載している。また、Box7.1は、表7.1で取り上げた身体系の一覧である。

表7.1の右欄には、それぞれの身体系の加齢変化を記載している。表7.1は、要点の確認やレファレンスに有用であり、本章の考察も、表7.1を参照しながらお読みいただきたい。

> ### Box7.1
> - 外皮系
> - 心血管系、呼吸器系、免疫系
> - 神経筋骨格系
> - 消化器系、代謝系、内分泌系
> - 泌尿生殖器系

表7.1　身体の構造・機能における正常な加齢変化

身体系：主要な構造と機能	加齢変化
外皮系 表皮、真皮、爪、毛髪、汗腺、毛包、皮下脂肪組織。外皮系は身体の中で最大の器官である。その機能は、外的環境に対する物理的な防御、感覚的情報（外的**物理的環境**による身体への作用）の媒介、皮下の下層部の保護、体温の調節、断熱および緩衝、防水、老廃物の分泌、ビタミンDの合成、感染を防止する化学物質の産生、有害な光波からの保護である。	● 真皮のコラーゲン線維が徐々に硬化し分裂する。線維の数が減少し、線維がもつれ、無秩序な構造になる。 ● 弾性繊維の弾性が失われ凝集する。 ● コラーゲン線維と弾性線維の双方の産生量が減少し、線維の新たな産生よりも線維の変性が多くなる。 ● ランゲルハンス細胞の数が減少し、免疫反応が低下する（免疫系を参照）。 ● 脂腺と汗腺の数が減少し、皮脂と汗の産生が減少する。このため、皮膚が乾燥し、壊れやすくなり、冷却機能が働かなくなる。 ● ケラチノサイトの産生が遅くなる。皮膚が薄くなる。 ● メラノサイトが減少する。毛髪の色素沈着が失われ、皮膚の色素沈着が不均一になる ● 脂肪層が薄くなる。 ● 血管壁が硬くなり、透過性が低下する。 ● 毛髪と爪の成長が遅くなる。
心血管系 心臓、血管、血液。あらゆる細胞・組織・器官の生存・成長・機能にとって不可欠な物質を届ける輸送系。あらゆる代謝過程にとって最適な体液環境を維持する。化学伝達物質を産生点から標的組織へ運び、標的組織に変化をもたらす情報伝達系。	心　臓： ● 刺激伝導系の組織が線維化し、心悸動の速度が低下し不規則になる。 ● 心筋の弾力性がなくなり線維化する。心筋収縮力の低下により、1回拍出量が減少し、心臓の反応能力が低下する。筋線維の量が減少する。 ● 心臓の弁が硬くなり柔軟性が低下する。 血　管 ● 弾性が低下し、剛性が増し、伸展性が失われる。 ● 静脈系の血液貯留機能が低下する。 ● 動脈の血圧が上昇する。 ● 神経やホルモンに対する平滑筋の反応性が低下する。 血　液 ● 赤血球の産生が減少し、酸素運搬能力が低下する。 ● 白血球数が減少し、免疫反応が低下する（免疫系を参照）。 ● 全身血圧が上昇し、毛細血管の内外の血液の拡散およびバルク・フローが変化する。

表7.1　（続き）

身体系：主要な構造と機能	加齢変化
呼吸器系 上気道、下気道、胸郭、呼吸筋。 外呼吸：空気と血液の間の ガス交換を行う。 血液ガスのホメオスタシス。	● 気道の細部の弾性が低下する。 ● 肺胞が線維化し弾性が低下する。 　呼気時の弾性収縮力が低下し、 　残気量（呼気の終わりに肺に残る空気）が 　増加する。 ● 肺胞の表面積や肺毛細血管床が減少する 　（BonderとDal Bello-Haas 2009）。 　筋骨格系の変化（関節の硬直、 　筋線維の萎縮、肋軟骨の石灰化）により、 　呼吸時の胸壁の運動量が減少する。 ● 腹筋の筋力の低下により、咳機能が低下する。 ● 感覚神経の機能低下により 　防御的反射反応が弱まる。 　このため、血液ガス交換に応じて 　呼吸パターンを調整する機能が低下する。
免疫系 リンパ液、リンパ管、リンパ節、 胸腺、赤色骨髄、脾臓。 抗微生物タンパク質、 ナチュラルキラー細胞、食細胞。 免疫機構（非特異的、特異的）を 通じて、身体を異物（病原体）から 保護する。 鼻（粘膜、繊毛）、涙、唾液、消化液、 皮膚。これらは防御の第一線を担う。 免疫細胞や抗体を介した反応は 特定の病原体に対して生じる。 炎症は組織の損傷に対する 反応として生じる。 発熱は体内の毒素に対する 反応として生じる。 炎症と発熱はウイルスや細菌の 活動を抑制する。	免疫系の一次的な加齢変化 ● 胸腺の萎縮 　（思春期から始まり老年期まで続く） ● T細胞濃度が低下し、 　抗原に対する反応性が低下する ● B細胞の反応性が低下し、 　抗体の産生が障害される ● 自己免疫反応（除去されずに残った自己抗原に 　対するB細胞の反応）のリスクの上昇 ● 炎症反応に変化が生じ、 　創傷治癒の時間が長くなる 　（KirwoodとRitter 1997、HoranとAshcroft 　1997） 二次的な因子 ● 外皮系、心血管系、呼吸器系の加齢変化により、 　病原体が先天の一次的防御機構を容易に突破する 　ため、免疫系の負担が増加し効率が低下する。
神経筋骨格系 下位運動ニューロン（LMNs）、 骨格筋、骨関節。 機能的役割：姿勢、随意運動、 コミュニケーション （発話、身ぶり、表出）	● 加齢に伴い、LMNの数が減少する。 　機能的運動単位は、数は減少するが、大きさは 　拡大する（残存した軸索が近接の筋線維 　（本来の神経支配を失った）を支配するため）。 　個々のLMNによる筋線維の支配は強まる 　とされる（KevorkianとMorley 1998）。

（続く）

表7.1　(続き)

身体系：主要な構造と機能	加齢変化
ホメオスタシスへの寄与： 骨：ミネラルの貯蔵、 血中カルシウム量の変動の緩衝。 筋肉：熱の発生、血液循環や リンパ排出の補助、 栄養不足下のエネルギー およびタンパク質の供給。 筋収縮により発生する力は 骨の成長を刺激する。	● 骨格筋線維の総数の減少(サルコペニア)、 　筋線維の老化(大きさに比して筋力が弱くなる) ● 筋肉中の各種の筋線維の比率が変化する。 　Ⅱ型筋線維(遅筋、有酸素性、疲労耐性が高い)の 　割合が低下する。これにより、筋収縮特性が 　変化し、筋肉の疲労耐性が低下する。 　(KevorkianとMorley 1998)。 ● 速筋であり無酸素性の筋線維が 　徐々に失われる。 ● 関節包の滑膜が肥厚し硬化する。 ● ホルモンの変化(内分泌系を参照)や 　消化器系の変化(消化器系を参照)により、 　ミネラルが失われ、骨組織密度が低下する。
消化器系 口、舌、唾液腺、歯、食道、胃、小腸、 大腸、膵臓、肝臓、胆のう。 栄養素および水分(食物や飲料)の 口からの摂取。 咀嚼、口内の操作、唾液分泌、 嚥下、消化、栄養素の吸収、 排便による老廃物の排出。	● 歯が失われ、咀嚼機能が低下し、 　食べられる食物の種類が減る ● 唾液分泌が低下する ● 一部の栄養素(カルシウムなど)の吸収が低下する ● 食物の消化器系の通過時間が遅くなる
内分泌系 内分泌器官(松果体、視床下部、 下垂体、甲状腺、副甲状腺、膵臓、 副腎、卵巣、精巣)と、これらの 器官で産生されるホルモン。 内分泌器官は、ホルモンを産生し、 ホルモンを血中へ分泌する。 ホルモンは体内の組織に対し 様々な作用を有する (ホメオスタシス、代謝、成長、成熟、 生殖、生命維持反応)。	ホルモンに関連する加齢変化 ● インスリンの産生の減少、インスリン抵抗性の発生 ● テストステロンおよびエストロゲンの産生が減少し、 　これにより認知機能、筋肉量、骨塩量が低下し、 　さらに生殖機能の低下や喪失が生じる ● 栄養素の摂取不足および日光浴の不足により、 　ビタミンDの産生が減少する 　(Drakeら 2000, Morley 2003) ● 甲状腺ホルモンの産生の減少(代謝率の低下) ● カルシトニンの減少、副甲状腺ホルモンの産生の 　増加(骨吸収の亢進)
泌尿生殖器系 腎臓、尿管、膀胱、尿道。 生殖器。 体液のホメオスタシス、水溶性老廃 物や化学物質の排出。 性機能。	● 腎機能が低下し、これにより体液の 　ホメオスタシスや薬物クリアランス時間に 　変化が生じる ● 膀胱の機能(容量、収縮性)が低下する ● エストロゲン値が低下し、これにより子宮の萎縮、 　膣の弾性の低下、膣の潤滑の低下が生じる ● テストステロン値が低下し、 　これにより性機能が徐々に低下する

外皮系

　老化の目に見える徴候の中で、最も目立つのは、皮膚とこれに付随する毛髪の変化である。皮膚は身体の中で最大の器官である。その主要な機能は、外的環境に対する物理的な防御、感覚的情報（外的な物理的環境による身体への作用）の媒介である。他に、皮下の下層部の保護、体温の調節、断熱および緩衝、防水、老廃物の分泌、ビタミンDの合成、感染を防止する化学物質の産生、有害な光波からの保護などの機能を有する（TortoraとDerrickson 2009）。

　外皮組織の外観と質感は、自己と他者にとって可視的信号となる。これらは、外皮組織の健康状態だけでなく、個人の身体的健康や精神状態を表す。皮膚の血色の良さは、感情喚起により自律神経系が活性化し、直ちに血液循環が増え、皮膚の色が変化することを意味する。健康障害（低体温、貧血、低血圧）を有すると、皮膚の血流が低下する。皮膚の血流により、中核体温は維持され、また重要な器官（心臓、脳）への血液循環や血液供給が適切に維持される。他の身体系（器官）の疾患による二次的変化が皮膚に表れることもある。したがって、皮膚の観察により、何らかの健康状態の徴候が見つかることもある。

　一般に、加齢に伴い、皮膚は痩せ、乾燥し、弾性を失い、損傷しやすくなる。またショックを吸収する緩衝機能が低下する。体温調節機能（断熱、冷却）も低下するため、高齢者では身体の冷却が困難になり、熱中症のリスクが高まるとされる。

　皮膚の老廃物の分泌機能が低下すると、微生物に対抗する能力が低下し、細菌が容易に皮膚や血流の中に入り込む。また、創傷治癒の時間が4倍になり、日光のダメージを受けやすく、新生物（腫瘍）を生じやすくなる。

他の身体系の加齢変化による影響

　あらゆる身体系の加齢変化は、皮膚の健康（健全性）に影響を与え、さらに皮膚の老化にも影響を与える。例えば、

- 血管と心臓は、皮膚の栄養素の供給および老廃物の排出、さらに酸化に影響を与える。また、心血管系は、免疫物質や炎症物質を運び、免疫反応や炎症反応を媒介するため、皮膚の感染抵抗力や創傷治癒に影響を与える。
- 栄養摂取と水分補給も、皮膚に影響を与える。タンパク質とカルシウムは、創傷治癒とコラーゲン保持に不可欠である。水はあらゆる組織の血液循環および体液の維持に不可欠である。また、不適切なカロリー摂取により、体重が減少し、皮下の脂肪組織が失われると、皮膚の断熱や保護の機能が失われる。

外皮系の疾患

　皮膚の原発性疾患(障害)として、感染症(膿痂疹)、アレルギー(じんま疹)、新生物(疣贅、がん)、外傷(切り傷、火傷)がある。これらのリスクは、どの年齢層でもほぼ同じであるが、一部の障害は高齢者で生じやすい。例えば、長寿により日光への曝露が累積すると、悪性メラノーマのリスクが高まる。また、加齢により皮膚の強度や回復力が低下すると、長時間の圧迫により褥瘡性潰瘍のリスクが高まる。一方、他の身体系の疾患により、皮膚が損傷することもある。微生物への感染は、皮膚の重篤な損傷をもたらし、さらに循環器系や免疫系の機能が低下していれば(糖尿病、AIDS、全身性感染症)、侵入した微生物に対抗できず死亡することもある。また、心不全や呼吸器疾患などの既存疾患を有する場合、皮膚(既に加齢変化を有する)の血液供給や創傷治癒力が大幅に悪化する。また、薬の副作用により、長期的・永続的な影響が皮膚に生じることもある。例えば、コルチコステロイドは、コラーゲンを分解し皮膚の菲薄化を生じる。光に対する過感受性を生じさせる薬もある。

　このように、皮膚の疾患(損傷)には、原発性のものと、他の身体系の疾患による二次的なものがある。一般に、加齢変化により、皮膚の機能全般は低下する。したがって、作業療法において、外皮系(器官)の健全性(構造、機能)は、介入の対象であると同時に、参考すべき対象としても重要である。

実践で考慮すべき問題

予 防

　皮膚の変化は日光への曝露により生じることが多い。したがって、生涯にわたる予防が必要である。基本的な予防策は次の3つである。

- 可能な限り日焼けを防止する
- 屋外では良質な日焼け止めを使用する(冬も必要)
- 必要に応じて日焼け防止の衣服や帽子を着用する

　十分な栄養摂取と適切な水分補給も有用である。脱水は皮膚の負傷のリスクを高める。また、微量の栄養素の不足により、発疹、皮膚の病変、その他の皮膚の変化が生じることがある(他の症状がなくても)。

　ローションや保湿剤により、皮膚を保湿することは重要である。ただし、香料を多く含む石鹸は避けた方がよい。バスオイルも、滑りや転倒の原因となるため推奨できない。皮膚の保湿は快適性を高め、創傷治癒を速める。

アセスメントと介入

皮膚の検査は、通常の身体のアセスメントに含まれており、色、質感、保湿性、温度、血液供給、損傷や感染の徴候の有無、既知の過敏症(硬膏剤など)やアレルゲンを調べる。また、医薬品の知識は重要であり、副作用の徴候に気づき、相互作用(日光曝露と薬の相互作用など)の防止策をとることが可能になる。

圧迫のリスクアセスメント(併せて既知の高リスク部位を視診により確認する)により、回避可能な褥瘡性潰瘍を防止しうる。いったん褥瘡性潰瘍が生じると、感染症に罹患しやすくなり、痛みや障害が生じ、治癒に数週間から数カ月を要する。

作業療法では、皮膚を対象とした介入(火傷の治療など)に加えて、皮膚からの情報(構造、機能、加齢変化)を活用して、治療計画を修正したり、介入のパラメーターを調整することもある。老化により皮膚の温度調節の機能が低下している場合、アセスメントや介入の際、体温喪失の最小にするため室温を高めにする。また、屋外の活動中の日光への曝露を減らすよう配慮する。

高齢者は、打撲傷を生じやすい。また、脂肪層が薄いため、強い痛みが生じる。さらに、皮膚受容体からの感覚的情報の処理能力が低下し、運動反応時間が遅くなるため、活動時(料理、ガーデニング、裁縫)に皮膚を損傷するリスクが高まる。また、義肢や整形外科装具の着用により、皮膚を損傷することもある(皮膚の弾性や回復力が低下し、ぜい肉が少ないため)。

既存疾患により外皮系の健全性が損なわれている場合、スキンケアを学習し、日常生活の日課に組み入れる。また、外皮系の健康を促すため、視覚的な点検、皮膚の衛生管理、極端な温度変化の回避、四肢の負傷(打ち傷、切り傷)の防止、体液循環の促進(運動、下肢挙上)を行うとよい。

最後に、皮膚のコミュニケーション機能にも留意すべきである。皮膚は感情の状態を表す(赤面、蒼白)。一方、原因不明の打撲(組織の外傷)は、転倒などを示唆するが、高齢者がこれを認めない場合がある。また、身体的虐待や自傷による外傷もある。原因不明の皮膚の損傷は、慎重に繊細に調べる必要がある。

心血管系

心血管系(心臓、血管、血液)は、あらゆる細胞・組織・器官の生存・成長・機能にとって不可欠な物質を届ける輸送系である。また、あらゆる代謝過程にとって最適な体液環境を維持する。さらに、化学伝達物質を産生点から標的組織まで運び、標的組織の活動に変化をもたらす情報伝達系でもある。また、免疫反応を媒介する機能も有する(免疫物質を運び、免疫活性化の環境を整える)。このように、心血管系の挙動は、他の身体系(組織、器官)の活動に影響を与え、変化をもたらす。心血管系の変化は、生体全体の健康および機能に影響を与える。

老化は心血管系の構成要素(心臓、血管、血液)に影響を与える(表7.1を参照)。ただし、

多くの他の身体系と同様に、心血管系は予備能を有する。特に異常がなく健康であれば、老化自体が心血管系に与える影響はわずかである。一方、心血管疾患の発生率および有病率は重要であり、これらは年齢（高齢）や特定の生活習慣因子と相関性を有する。加齢変化により何らかの疾患を発症すると、生活機能や心血管系の健康について重大な懸念が生じる。

心血管系の機能的効率が低下すると、あらゆる身体系に影響が生じる。すなわち、酸素と栄養素の供給が低下し、老廃物のクリアランスが低下し、身体組織からの急な要請への反応能力が低下する。また、有効に温度調節がなされず、創傷治癒や組織修復が遅れ、感染症に対する免疫反応が弱まる。また、抗重力的な姿勢変化への反応として生じる体液量の調節（起立性調節）に遅れが生じる。

他の身体系の加齢変化による影響

他の身体系の変化が、心血管系の悪化因子となり、累積作用を生じることもある。例えば、筋骨格系や呼吸器系の変化は、心血管系の機能的効率に影響を与える。骨格筋の作用には、血液循環を助ける役割もあるが（TortoraとDerrickson 2009）、筋肉量が減少し筋収縮力が低下すると、骨格筋のポンプ機能（脚の筋肉が収縮し、静脈を締め付け、静脈還流を助ける）が低下する。一方、呼吸時には、吸気により胸腔内に陰圧勾配が生じ、心臓への静脈還流が強まるが、胸郭が硬化し、胸部の筋力が低下し、肺活量が低下すると、呼吸が浅くなり、心臓への静脈還流が低下する。また、慢性の呼吸器疾患では、広範囲の肺組織が損傷され、肺血流が障害される。このため、右心に血液が残留し、次第に右心室が膨張して損傷し、心不全に至る。また、内分泌疾患である糖尿病では、血糖が調節されないため、循環器系が徐々に損傷される。糖尿病患者の心血管障害（冠動脈心疾患、脳卒中、末梢血管疾患）のリスクは非常に高い。

心血管系の疾患

加齢による血圧の上昇は、特に西洋の工業化した先進社会で多く見られる。高血圧は疾患の一つであるが、イギリスでは有病率が高いため、正常な老化の一部と考えられている。ただし、他の疾患と因果関係を有する高血圧は、治療が必要である（NHS Choices 2011）。腎不全や大動脈狭窄などの既知の疾患による高血圧（二次性高血圧）を除くと、多くは「一次性高血圧」（または本態性高血圧）であり、明確な原因を特定できない。表7.2に、イングランドの45歳以上の高血圧の有病率を示した。

西洋社会では、心血管疾患は、高齢者で最も多い疾患の一つである。イギリスでは、3人に1人が心血管疾患で死亡しており、主要な死因の一つとなっている（British Heart Foundation 2010）。表7.3は、原因別の死亡率をまとめたものである。多くの場合、心血管系および循環器系の障害の原因となるのは、高血圧やアテローム性動脈硬化などの基礎的な病態である（糖尿病と腎疾患を除く）。高血圧とアテローム性動脈硬化は、一般的な危

表7.2 イングランド(2008年)の45歳以上(年齢別／男女別)の高血圧*の有病率
(British Heart Foundation 2010)

	45-54歳 %	55-64歳 %	65-74歳 %	75歳以上 %
男 性	33	52	62	68
女 性	25	41	62	73

* 高血圧の定義：収縮期血圧が140mmHg以上あるいは拡張期血圧が90mmHg以上

表7.3 イングランド(2008年)の65歳以上の心血管疾患による死亡の割合
(British Heart Foundation 2010)

死 因	65-74歳 %	75歳以上 %	65歳以上の合計 %
冠動脈心疾患	16.6	15.7	15.9
脳卒中	5.7	8.9	8.2
その他の循環器系疾患	7.0	12.4	11.3
全死亡に占める心血管疾患による死亡の割合	29.3	37	35.4

険因子(喫煙、劣悪な食事(高塩分、高脂肪、体重増加、肥満)、運動不足、飲酒)を一つ以上有すると発症するとされる。これらの危険因子は修正可能とされる一方、遺伝的性質や既存疾患などの因子は修正できない。危険因子は累積的に作用し、危険因子が増えるほど、心血管疾患の発症リスクは高まる。

　心血管疾患のリスクは、既知の修正可能な危険因子に注意することにより、低下させることができる。心血管疾患の確定診断を受けた高齢者は、病気の進行を止めるまたは遅らせるため、生活習慣の改善の助言を受ける必要がある(体重の減量、禁煙、運動、食生活の改善)。ただし、生活習慣の改善は容易ではない。高齢者は、他の疾患(骨粗鬆症など)や何らかの制限(経済的問題など)を有することが多く、生活習慣の改善の実行は難しい。また、成人して以降ずっと続けてきた習慣や、楽しみの一つであり我慢や変更ができない習慣の変更を迫るのは難しい。

実践で考慮すべき問題

　高齢者の心血管疾患の有病率は高い。したがって、作業療法士は何らかの心血管疾患(愁訴の有無を問わず)を有する高齢者と関わらざるをえない。心血管疾患の有無が不明または未診断の場合でも、作業療法で最初に行うアセスメントの項目に、心血管系の健康状

態が分かるもの（身体活動、食事、生活習慣因子）が含まれている。また、運動耐容能や個人の能力（身体的負担を伴う課題を遂行できるか、遂行後に回復できるか）を確認する。多くの高齢者は、ぎりぎりの心血管機能で生活していると考えられる。一方、長期の健康障害や入院（手術、他の疾患の治療）により、一部の身体系を一定の期間使わない状態となり、体力の低下が悪化する場合もある。これは、リハビリテーションや介入を計画する際に確認し考慮すべきである。また、インタビュー、症状や徴候のスクリーニング（心血管の機能制限、苦痛）、ADLの観察を組み合わせると、心血管系の機能低下の初期の兆候を見つけられる。活動と休息のバランス、睡眠（質、量）、嗜癖（喫煙、飲酒）についても調べる。さらに、息切れ、過度の疲労、めまいや失神、愁訴（不快感、体力低下、胸痛、腕の痛み）、皮膚の色の変化、その他の心血管系の機能不全の兆候など、エピソードを調査し、注意を払う必要がある。

　作業療法士は、アセスメントに加えて、リスク管理や予防策を治療的介入に組み込む必要がある。禁忌の活動や課題もあるため、本書の5章や他のテキストを参照して心臓リハビリテーションについて確認されたい（TromblyとRadomski 2002, Crepeauら 2009）。ここでは、心血管機能の加齢変化や作業療法の介入に関連する問題のうち、考慮すべきものを幾つか挙げておく。

- 起立性調節の遅れや障害に注意する。移乗や大きな体位変換では、慎重な準備が必要である。また、体位性低血圧（作用、予防、管理）の教育（クライエント、介護者）も必要である。
- 心理的・身体的ストレス反応、例えば交感神経の興奮が心血管系に与える影響（心拍出量の増加、血管収縮の亢進、血圧の上昇、静脈還流の促進）についての知識を持つ。
- 不安や精神的苦痛を避ける
- 適切な情報や安心感を適時に提供する
- リラクゼーションや安眠を促すテクニックは有用である（副交感神経の活動を促し、交感神経の活動を静める）
- 環境中のストレス因子に注意する。急激な温度変化や急な変化（末梢の血液循環の調節（血管の収縮と拡張）が必要になるような変化。血圧や血液供給（末梢組織）に影響が生じる）を避ける。心臓はこれらの変化に反応して機能的効率を上げることができないと考えられる。
- その他の因子
  - 急性の精神的苦痛により生じる不整脈
  - 心血管系への副作用のリスクを有する医薬品（医原性の心血管系症状）
- 心血管疾患の発症を促すとされる嗜癖（喫煙、飲酒、食生活の乱れ）の有無および継続

呼吸器系

　呼吸器系は、空気と血液の間のガス交換を担う。血液ガスのホメオスタシス（特に血液pHコントロール）は、あらゆる身体系（構造）にとって不可欠である。また、呼吸器系と心血管系（血液を肺へ送り、さらに全身へ送る）の機能は密接に関連している。

　一般に、呼吸器系は、上気道（鼻、咽頭、これらに付随する構造。6章参照）と下気道（喉頭、気管、気管支、肺）から成るとされる（TortoraとGrabowski 2009）。ただし、これは、呼吸器系の機能が他の身体系により支えられていることを考慮していない。ICF（WHO 2001）は、より正確であり、呼吸器系には、胸郭、肋間筋、補助筋（肺の拡張（吸気）と収縮（呼気）、矯正呼吸に関わる筋肉）も含まれるとしている。一方、呼吸器系は、機能的に2つのゾーン（気道ゾーン（conducting zone）、ガス交換ゾーン（respiratory zone））に分けられることもあるが（TortoraとGrabowski 2009）、これには筋骨格部分が含まれていない。

　呼吸器系の加齢変化は、組織（気道、肺実質、筋骨格部分（胸郭、胸筋、腹筋）、神経）で生じる。また、後述するとおり、心血管系の機能低下（心血管疾患）により、ガス交換の効率が低下し、これにより肺機能の低下が加速する。

　気管や気管支ではほとんど加齢変化が生じない。一方、気道の細部では弾力性が低下する。肺胞が線維化し弾性が低下すると、呼気時の弾性収縮力が低下し、残気量（呼気の終わりに肺に残る空気）が増加する。また、肺胞の表面積と肺毛細血管床のいずれもが縮小する（BonderとDal Bello-Haas 2009）。一方、筋骨格系の加齢変化（関節の硬直、筋線維の萎縮、肋軟骨の石灰化）により、呼吸時の胸壁の運動量が減少する。腹筋の筋力が低下すると、咳機能が低下する。つまるところ、呼吸器系の老化とは効率の低下である。肺が十分に収縮せず、また胸壁や横隔膜の運動（吸気時、呼気時）が不十分になると、全体的に空気の流れが減少する。また、肺の残気量の増加に加えて、肺胞表面積の縮小や肺毛細血管の減少が生じると、ガス交換の効率が低下する。

　健康な高齢者では、呼吸器系の加齢変化の影響は最小にとどまる。呼吸（回数、量）は可変的であり、呼吸の回数を少し増やせば、呼吸量の減少を補うことができる。不活動（運動・移動の制限）は、老化を進行させるため、活動や運動の継続は、呼吸筋の筋力や関節可動域の維持にとって重要であり、さらに肺の弾力性の低下を防止しうる。身体活動は、心血管系の健康にとって重要であるだけでなく、肺機能の効率の維持を助ける。

　高齢者は、病原体に対して脆弱になる。加齢に伴い、気道ゾーンの内側上皮の線毛運動が弱まり、肺胞のマクロファージの活動が低下する。これにより、病気に対する非特異的な抵抗力が低下する。また、免疫系の老化（特異的免疫反応の効率の低下）により、感染症を発症しやすくなるとともに、重症化しやすくなる。身体的不活動は、この状態をさらに悪化させる。残気量の増加により、肺胞内の空気が停滞し湿気がたまると、細菌増殖の理想的な条件が整う。心不全（肺鬱血を引き起こす）も同様の状態を引き起こす。したがって、高齢者、呼

吸器疾患の患者、心疾患の患者では、予防策（合併症の防止のため、毎冬インフルエンザワクチンを接種する）が重要である。

他の身体系の加齢変化による影響

呼吸器系の構成部分には、他の身体系に属するものもあり（胸郭、呼吸筋、免疫系の一部）、これらの加齢変化については、上に述べたとおりである。

一方、感覚神経の機能が低下すると、防御的反射反応が弱まる。これにより、血液ガス交換に応じて呼吸パターンを調整する機能が低下する。感覚神経の機能低下を促す因子として、心血管疾患、アテローム性動脈硬化（大動脈、頸動脈管）、脳幹への血液供給の減少などがある。

呼吸器系の疾患

健康で活動的な高齢者では、肺機能は、若年者のそれとほとんど変わらない。健康な高齢者においても若年者においても、持続性咳嗽、痰（粘液性の痰、血痰）の過剰産生、喘鳴、息切れ（安静時、軽度の労作時）、痛みなどの症状は、何らかの異常を示すものであり、検査が必要である。また、肺疾患や心血管疾患を有する場合、呼吸機能が低下するため、注意が必要である。

呼吸器系の健康にとって最大の脅威は、環境中にあり呼吸で吸入される空気に含まれる物質である。タバコの煙（能動喫煙、受動喫煙）、職場（紡績工場、製材所、パン工場、炭鉱）における刺激性物質（粒子）への曝露、有毒ガスへの曝露（水泳プールの塩素処理）、大気汚染物質などが累積すると、気道の防御機構が損傷され、さらに肺実質の細部が損傷される。これらが損傷されると、気管支炎や肺気腫などの慢性閉塞性肺疾患（COPD）を発症することもある。

慢性呼吸器疾患の進行期の症状（咳、呼吸困難など）は、それ自体が苦しく、体力を消耗させる。筋骨格部分（これらも加齢により硬化し機能が低下する）は、病んだ肺を拡張・収縮させるために余分な力学的な仕事を要求されるため、呼吸に必要なエネルギーが増大する。また、筋肉の代謝コストを最小にするため、呼吸が浅く速くなり、呼気が長くなる。低酸素症や高炭酸ガス症では、血液の化学的バランス（pH）が変化し、全ての細胞の代謝に影響が生じる。また、活動能力や運動耐容能が制限され、疲労が生じ、気分障害を発症することもある。重度の慢性呼吸器疾患でも、抑うつ状態や不安が多く見られるが、これらの精神症状の薬物療法における過少投与が指摘されている（ScullionとHolmes 2011, Swigrisら 2008）。また、心機能不全を併発することもある。右心室後負荷が増大し、これに心筋の低酸素状態や心機能の悪化が組み合わされると、心不全を発症するとされる。こうなると、食事をとるのも困難となる（呼吸のリズムが妨げられ、消化のための代謝が増大し、酸素必要量が増大する）。実際、呼吸器疾患が進行すると、体重減少がよく見られる。これは、食欲や食べる能力が低下するからである（ScullionとHolmes 2011）。

実践で考慮すべき問題

呼吸器系と心血管系の機能は密接に関連しており、心血管系の項で述べたことの多くは、呼吸器系にもあてはまる。ここでは、次のことを追加しておく。

- 自律神経系でストレスが生じると、交感神経がこれに反応し、気道が拡張し、主要な器官で代謝が亢進し、酸素必要量が増大する。このような生理学的なストレス反応や、その引き金となる因子についての知識は重要である。
- 活動時に身体的要求に合わせて呼吸(回数、量)を変化させる能力が制限され、調整時間が長くなる。また、労作後の回復時間が長くなる。これらは、活動の計画を立てる際に考慮すべきである。
- 姿勢の改善や身体活動(個人の能力の限界内の最適な量)は、呼吸器系および心血管系の健康の維持に役立つため、介入に組み入れるべきである。
- 感染症を発症しやすくなり、免疫反応や防御反応が弱まるため、感染症コントロールが重要である。医療専門職は、衛生管理を徹底し、自分が呼吸器感染症に罹患した場合、他者に感染を広げてはならない。
- 急性呼吸器疾患については、合併症を避けるため、早期発見および早期治療が不可欠である。医療専門職は、速やかな治療および予防(インフルエンザワクチンなど)を促す。
- 炎症性の呼吸器疾患の治療薬(ステロイド)は、重い副作用を生じることがある。特に長期使用には注意が必要である。ステロイドには、皮膚の菲薄化、骨粗鬆症、筋肉の萎縮、体重増加などの副作用がある。医療専門職は、これらの副作用を理解しておく必要がある。また、作業療法のアセスメントや介入では、これらの副作用を考慮して、適切な活動を選択する。また、予防策や禁忌(一部の活動の禁止)が必要な場合もある。

免疫系

免疫系は、免疫機構(非特異的、特異的)を通じて、異物(病原体)から身体を保護する。免疫系の機能には、細胞や抗体を介した免疫反応や、リンパ系(リンパ液、リンパ管、リンパ節)の機能がある(TortoraとDerrickson 2009)。

先天の非特異的な防御機構(鼻の粘膜や繊毛、皮膚)も、防御の第一線を担っており、身体を保護し、病原体を除去する。これらは、免疫系に含まれず、呼吸器系や外皮系に属するものとされている。

非特異的な免疫機構には、抗微生物タンパク質、ナチュラルキラー細胞、食細胞がある。これらは血中を移動し、身体各部の組織中へ拡散する。通常、炎症は組織の損傷に対する反応として生じる。また、発熱は体内の毒素に対する反応として生じる。炎症と発熱は、ウイ

ルスや細菌の活動を抑制する(TortoraとDerrickson 2009)。

特異的抵抗力は、特定の抗原を認識して破壊する細胞や抗体の産生により生じる。これには、抗原の検出と監視、速やかな反応、「記憶細胞」(将来、同じ病原体が体内に侵入すると、直ちに抵抗力を再活性化させる免疫細胞)の残留などのメカニズムが必要である。

免疫系の加齢変化(免疫老化)には、一次的なもの(免疫系の組織や器官に直接的に生じる)と、二次的なもの(他の身体系の加齢変化が免疫機能に影響を与える)がある。

一次的な加齢変化として、胸腺の萎縮(思春期に開始)、T細胞濃度の低下、抗原に対する反応性の低下、B細胞の反応性の低下(抗体の産生も障害される)などがある。自己免疫反応(除去されずに残った自己抗原に対するB細胞の反応)のリスクも上昇する。また、急性の炎症反応が弱まり、創傷治癒の時間が長くなる。一方、これとは矛盾するが、加齢に伴い、慢性の炎症機構(アテローム性動脈硬化、がん、骨粗鬆症などの慢性疾患に関与)は亢進する(Grahamら 2006; Weiskopfら 2009)。

他の身体系と同様に、免疫系の機能低下には個人差がある。免疫機能は、栄養、心血管系や筋骨格系の健康状態、遺伝、環境、ストレスなどの影響を受けるとされる。一般に、老化(およびストレス)により、免疫系のホメオスタシス機能および全般的な機能は悪化する(Grahamら 2006; Lovallo 2005)。

また、ワクチンの効果は、加齢とともに低下する。ただし、インフルエンザワクチンなど、合併症(胸部感染症、心臓の作業負荷の増大など)のリスクが高いウイルスに対するワクチンの接種は、高齢者に勧めるべきである。

一方、免疫系の加齢変化が有利となる例もある。Tリンパ球やBリンパ球が減少すると、アレルギー反応(有害物質に対する)が弱まり、臓器(組織)移植後の拒絶反応の発生率も低下する。また、高齢者は、長い人生で抗原に曝露されることで、記憶B細胞の数が増加する。このため、若年者が罹患しやすい疾患に対して抵抗力を有する場合もある。最近のH1N1型インフルエンザの流行では、高齢者よりも若年者で重症化が多く見られたが、これは高齢者の免疫応答が優っていたためと考えられる。とはいえ、加齢とともに、感染症、自己免疫疾患、新生物(腫瘍)の発症率が上昇することに変わりはない。また、身体的ストレス(急激な温度変化、運動、体液バランスの変動)への適応反応や、ホメオスタシスのベースラインへの回復が生じるのに長い時間を要するようになる(Herbert 1991)。

他の身体系の加齢変化による影響

免疫系の二次的な加齢変化とは、一次的防御機構や、免疫機能を支える他の身体系において生じる変化である。皮膚などの一次的防御機構が老化すると、病原体がこれらの防御機構を容易に突破するため、非特異的および特異的免疫機構(加齢により機能が低下している)の負担が増大する。また、心血管系の老化により、血行動態(血圧、血流、血管抵抗)が変化すると、リンパ球や血小板の循環や、毛細血管・間質腔・リンパ管の間での体液・細胞・

粒子の動きにも影響が生じる。

　老年期には多くのストレス事象が発生する（病気、入院、死別、孤立、経済的問題、住居の問題、障害を有する近親者の介護）。ストレスにより、交感神経が活性化し、神経内分泌反応が生じる。否定的感情（悲嘆）やストレス事象（慢性的、反復的）に曝露されると、血中コルチゾール値（ストレスの強さを示す）が低下せず、免疫機能が抑制される。免疫機能が抑制されると、新たな感染症への抵抗力が低下し、潜伏ウイルス（帯状疱疹の原因となる水痘帯状疱疹ウイルスなど）が再活性化する（Lovallo 2005）。

　アルツハイマー病の配偶者を持つ高齢者についての研究によれば、精神的苦痛、社会的支援の少なさ、細胞性免疫の三者は互いに相関している。これらの高齢者では、介護をしていない高齢者に比べて、気道感染症が多く、創傷治癒が遅い（Kiecolt-Glaserら 1995）。免疫機能とストレスの関係についての詳細は、Lovallo（2005）、Grahamら（2006）の研究を参照されたい。

　免疫機能に影響を与える他の身体系の疾患のうち、特に心血管疾患は重要である。例えば、右心不全では、静脈系の鬱血が生じ、これにより、体液が毛細血管から組織へ過剰に漏出し（特に下肢や足では重力の作用によりこれが顕著となる）、浮腫が生じる。このように循環が障害され、過剰な間質液が発生すると、物質の正常な拡散（細胞内外）が困難になり、損傷部や感染部位で免疫反応の発生が遅れる。また、皮膚の損傷部から侵入した病原体を封じ込めて破壊することができず、下肢などに潰瘍が生じることもある。さらに、リンパ管ではリンパ排出に支障が生じる（排出されたリンパ液の還流先である大静脈が鬱血しているため）。

免疫系の疾患

　免疫系の疾患（機能不全）は、基本的に5種類に分けられる。すなわち、アレルギー反応、自己免疫反応（自己寛容の喪失）、免疫組織を特異的に攻撃するウイルスへの感染（ヒト免疫不全ウイルス（HIV）など）、リンパ組織のがん、遺伝性疾患による原発性免疫不全（まれ）である（TortoraとDerrickson 2009）。

　前に述べたとおり、免疫老化には、有利な面もあるが、感染症と戦う力が弱まり、免疫監視が低下する。このため、高齢者では、腫瘍組織が発生し成長しやすい。また、ある種のウイルスや細菌に感染しやすくなり、回復時間が長くなるため二次的合併症を発症しやすい。

　また、加齢に伴い、自己反応性のT細胞やB細胞を不活性化する機能が低下するため、自己免疫反応のリスクが増大する。一方、加齢によりT細胞やB細胞の反応性が低下し、自己免疫反応のリスクが相殺される場合もある。老年期には、一部の自己免疫疾患（リウマチ性関節炎など）の活動性が弱まる（炎症の鎮静化）とされる。

　免疫の抑制には、投薬による意図的な抑制（臓器（組織）移植など）と、病気による抑制（HIV感染による後天性免疫不全症候群（AIDS）など）がある。基本的な免疫機構（免疫監視、免疫応答）が抑制されると、生体で日和見感染症や新生物（腫瘍）が生じやすくなる。ただし、HIV感染やAIDSでは、治療法が改善され、最新の薬物療法を受ければ、免疫機能

を保持しながら老年期まで生きることが可能となっており、日和見感染症もそれほど大きな脅威ではなくなっている(TortoraとDerrickson 2009)。

実践で考慮すべき問題

　免疫系は、作業療法(アセスメント、介入)の主な対象ではないが、高齢者と関わる際には考慮すべきである（特に免疫機能の悪化や異常を有することが分かっている場合）。免疫機能の強化のための作業療法は、専門職向けの基準(ケアおよび実践)に従い、健康や安全性に関するガイドラインや要件の知識を持ち、これらを順守して行う必要がある。

　作業療法で、HIV感染者、AIDS患者、他者にとっても危険なウイルス(肝炎ウイルスなど)のキャリア、免疫抑制剤の投与を受けている患者に関わる場合、本人、作業療法士、他の人々にとってのリスクをアセスメントし、適切な手順書(プロトコル)と予防策を作成する必要がある。これらの患者を専門的に治療する病院やケアサービスでは、適切な手順が定められており、作業療法士はこれらの手順について熟知する必要がある(4章参照)。

　また、免疫系に関連する問題(アレルギー、心疾患、気管支炎になりやすい傾向)を検出できるスクリーニングやアセスメントを取り入れ、情報を収集する必要がある。

　これまでに述べたとおり、免疫機能に影響を与える因子は多数ある。免疫系は作業療法の主な対象ではないものの、作業療法士が免疫機能の強化のために出来ることは多い(作業療法の介入は全身の健康に作用する)。表7.4に、一般的な作業療法の介入のうち、免疫系の機能にも間接的な利益をもたらすものを挙げた。

表7.4　免疫系の機能に利益をもたらす作業療法の介入

作業療法の介入	免疫系に与える利益
リラクゼーションの訓練／ストレスの管理	血中コルチゾール値の低下、免疫応答の改善
セルフケア：洗体／入浴	衛生状態の改善、皮膚の防御機能の強化、病原体の脅威の低下
セルフケア：食事	栄養および脱水の改善、免疫系の健全化、創傷治癒の強化
家庭生活のADL：料理	栄養摂取の改善
アクセスの環境の改善	運動・移動の促進、身体活動の増加、これによる血液循環および筋肉作用の改善(リンパ排出、創傷治癒)
車いすの提供、シーティング、支援システム	褥瘡の予防、血液循環の維持　感染および浮腫のリスク低下

神経筋骨格系

　目的をもった運動を行うには、感覚神経（情報の処理・統合）、運動神経（アウトプット）、筋肉系（反応）、関節の骨格（筋力が作用する）が必要である。運動機能にとって、中枢神経系（CNS）、末梢神経系（PNS）、骨格筋、骨格系は不可欠である。

　運動は、繊細で微小なもの（表情など）から、大きな力が発生するもの（重量挙げなど）まで様々である。また、自己表現、コミュニケーション（発話、表出、身ぶり）、環境との相互作用、ニーズの充足はいずれも、筋肉の作用に媒介されて行われる。また、個人の運動にはパターンや癖があり、加齢とともに運動や姿勢に変化が生じる。

　骨と筋肉の組織は、代謝やホメオスタシスに寄与する一方、身体の運動や安定においても重要な役割を有する。例えば、骨は、ミネラルの重要な貯蔵庫であり、血中カルシウム量の変動の緩衝の役割を有する。筋肉は、熱の発生、血液循環やリンパ排出の補助、栄養不足下のタンパク質の供給源などの役割を有する。また、筋肉で発生した力は、骨に作用して骨の成長を促すため、運動は骨の密度と強度にとっても重要である。

　6章で神経系の様々な機能を見たが、これを念頭におき、運動器系の老化を考察する必要がある。脳の大部分は直接的および間接的に運動に関与している。したがって、脳（構造、機能）の変化は、運動（プロセス）に影響を与える。また、精神機能（感覚、統合、認知、知覚）の悪化は、反射反応にも随意運動にも影響を与える。また、皮質下や脳幹の構造的劣化は、反射、筋緊張、姿勢調節に影響を与える。

　運動機能の低下の原因（神経か筋骨格か）を区別することは難しい。運動は、CNSから下位運動ニューロン（LMN）へのアウトプット、神経（CNS、LMN）と筋線維のコミュニケーション（神経と筋肉の結合点で生じる）、これによる筋線維の収縮挙動によって生じる。運動の質と量は、これらによって決まる。

　運動機能の低下をもたらす加齢変化については、2つのモデルが提出されている。一つは、主に神経（神経の喪失、神経変性）を原因として運動機能の低下が生じるとするものであり、もう一つは、二次的因子（疾患、障害に伴う不動、環境因子、生活習慣因子）を原因として運動機能の低下が生じるとするものである。運動に直接的な影響を与える身体（構造）の重要な変化は、表7.1に記述したとおりである。

　骨組織にはミネラル部分（硬度）とコラーゲン基質（抗張力）があり、いずれでも加齢変化が生じる。小児期から青年期までは、ミネラル沈着が骨吸収を上回り（ただし食事や運動も影響する）、骨の密度と強度は上昇する。年齢が進むと、再吸収がミネラル沈着を上回り、骨密度は毎年およそ1％ずつ低下するとされる（ただし年齢、性別、他の因子により変動する）（TortoraとDerrickson 2009）。タンパク質の合成も低下し、これにより、コラーゲン基質が劣化し、骨がもろくなる。女性は、閉経（エストロゲンが減少する）により、この過程が加速し、骨粗鬆症のリスクが上昇する（5章参照）。ただし、骨塩量（bone mineral density:BMD) は、定期的な運動により上昇する。骨格が運動の刺激に反応し、BMDを上昇させる。BMDの上昇は80歳代まで可能である。したがって、毎年1%のミネラルの喪失を運動で補うことは重要である(Bassey 2001)。

関節は、骨(関節面)、軟骨、滑膜、滑液、関節包、靭帯、その他の結合組織から成る。加齢に伴い、結合組織で加齢変化が生じる。すなわち、関節包や靭帯が硬化して弾力性を失い、線維が短縮する。また、滑液の産生が減少し、軟骨も薄くなる。変形性関節症は、関節疾患であり、関節の長年の消耗も原因の一つである。高齢者は、長年の消耗と組織の加齢変化を併せ持つ。その意味で、ほぼ全ての70歳以上の高齢者は何らかの変形性関節症の変化を有するといえる(TortoraとGrabowski 2009)。

神経筋骨格系の組織化・柔軟性・能力が良好であれば、生涯を通じて(老年期を含む)、新たに運動技能を学習し、運動能力を発達させることが可能である。一方、老化は全身のあらゆる部分に影響を与え、身体機能が低下する。ただし、これには個人差があり、健康状態(過去、現在)や活動量により大きく左右される。前に述べた免疫系と同様に、神経筋骨格系の加齢変化の中でも、リスク、脆弱性、ストレス(生理学的、力学的)に耐える能力と関連する加齢変化が重要である。

高齢者では、次の機能的変化が見られることが多い。

- 筋力と筋持久力が低下し、疲労耐性も低下する
- 関節の柔軟性の低下
- 姿勢のアライメントが変化し(脊椎の屈曲の増大)、これにより歩行、姿勢、平衡の調節が変化する
- 感覚刺激(バランスの動揺も含む)に対する反応時間の遅れ
- 骨の密度および抗張力の低下(骨折しやすくなる)
- 組織の治癒の遅れ
- 熱の発生および保有の機能の障害(筋肉量が減少し代謝活動が低下するため)
- 身体活動の減少による静脈還流の効率の低下

また、軟部組織(筋肉、脂肪)が失われ、緩衝部分が減少する。これに骨の加齢変化が加わると、転倒やその他の衝撃により重大な損傷が生じるリスクが高まる。また、関節の柔軟性が低下するため、軟部組織でひずみや捻挫が生じやすくなる。靭帯や腱は血管を有さないため、突然の過大な外力により断裂しやすく、治癒に長い時間を要する。

他の身体系の加齢変化による影響

心血管系と呼吸器系の機能(血液供給、ガス交換、老廃物除去)の低下は、筋肉の機能に影響を与える。逆に、骨格筋の機能の低下も、呼吸機能や静脈還流に影響を与える。例えば、胸部運動(吸気時、呼気時)の減少や、骨格筋のポンプ作用(静脈還流を助ける)の低下

などがある。

　骨密度にとって、内分泌機能、身体運動、栄養は重要である。血中カルシウム濃度は、副甲状腺ホルモン（PTH）（骨からカルシウムを吸収する）とカルシトニン（骨にカルシウムを沈着させる）の相互作用により制御されている。食事から摂取されるカルシウムやビタミンDが不足すると、血中のPTHが増加し、骨からカルシウムが取り去られる。また、身体活動が減少すると、カルシトニンの産生が抑制され、再び血中のPTHが増加し、骨からカルシウムが失われる(Huntら 2010a, b, Di Pietro 2001)。

　このように、ホメオスタシスと健康は、複数の身体系の相互作用により維持されている。一方、様々な身体系の加齢変化が組み合わされて、身体の構造が劣化し、機能が低下し、健康と安寧に重大な影響を与える(これについては本章の最終節で考察する)。

神経筋骨格系の疾患

　神経筋骨格系の原発性疾患は多数ある。これらの疾患により、下位組織（神経、筋肉、骨格）のいずれかまたは全てが侵され、運動に関連する機能やホメオスタシス機能に影響が生じる。また、これらの疾患の多くは、脳卒中、変形性関節症、パーキンソン病などと同様に、加齢が原因であることが多く、高齢になるほど増加する。ただし、必ずしも老年期に特有のものではない。ここでは、神経筋骨格系の疾患と老化の相互作用、またこれらの疾患が高齢者に与える影響について考察する。

　神経筋骨格系の疾患の共通点は、身体活動への悪影響が避けられないことである。疾患により運動・移動が障害されると、運動・移動の減少、老化、身体の機能的能力の三者の間で、複雑な生理学相互作用が生じる(8章参照)。この相互作用はしばしば、身体活動の減少と機能障害の悪化という悪循環をもたらす。この悪循環は、原疾患により生じるが、それだけによるものではない。この悪循環により、身体の構造・機能の悪化が強まり、加速する。次節で、この問題をさらに詳しく見る。また本章の最終節でもこの問題を考察する。

実践で考慮すべき問題

　Box7.2では、ある高齢女性のケースを紹介している。この症例は、疾患（変形性関節症）と身体活動の制限の相互作用、それが複数の身体系に与える影響（これにより健康と機能が悪化する悪循環が生じる可能性がある）を具体的に示している。

　この症例が示すとおり、移動・運動の機能が低下した場合、包括的なアセスメントが必要である。全ての身体の構造・機能は、運動に影響を与えるとともに、運動からも影響を受ける。例えば、運動は、脳内でエンドルフィンの放出を促し、気分に好影響を与えるとされる。したがって、様々な機能（気分、認知、感覚、運動、関節可動域、筋肉）のアセスメントを行い、機能障害のレベルを評価する。また、活動および作業のアセスメントを行い、習慣、パターン、日課、課題要求、個人的能力、作業遂行能力を評価する。

> **Box7.2　膝の変形性関節症——ミセス・ロビンソンの場合**
>
> 　患者はミセス・ロビンソン、両膝の変形性関節症を有する77歳の女性である。彼女が有する機能障害は、両膝関節の可動性（特に屈曲）の低下（関節面の損傷、骨棘の形成、関節包の肥厚および硬化を原因とする）と、運動時の疼痛である。
>
> 活動の制限
> - 疼痛のため、1日を通じて、歩行量、立ち座りの回数が制限される
> - 膝の屈曲の制限を有するため、肘掛け椅子に座り、両下肢をスツールに載せて挙上している
> - 段差や階段で、症状の軽い方の下肢を先に動かし、他方の下肢の膝の屈曲を避ける
> - 浴槽の出入、車の乗降、便座の立ち座りが困難である
> - 歩行時に、適度に両膝を屈曲できないため、足を床上で引きずっている。このため、つま先からつまずくリスクがある
>
> 機能および全身に与える影響
> - 両膝の最大可動域までの屈曲を習慣的に避けるため、関節包が硬化し、膝の伸筋の筋線維の短縮が助長される
> - 膝の運動が減少するため、滑液の循環が低下し、軟骨の栄養状態が悪化する
> - 膝の屈筋と伸筋の使用が減るため、筋肉が萎縮し、サルコメアが失われる（筋線維が短縮する）
> - 筋肉への血液供給が減少する（筋収縮が減るため）。全般的に活動（移動）や運動が減少するため、呼吸能力が低下し、心機能が悪化する
> - 静脈還流の効率が低下する
> - 骨への力学的ストレスが不足するため、骨のカルシウム吸収が亢進し、骨粗鬆症の変化が生じるリスクが高まる
> - 筋肉の活動が減少するため、熱が産生されない
> - 心肺の健全性が低下し、胸部感染症にかかりやすくなる
> - 疼痛と転倒恐怖感により、社会的活動や地域へのアクセスが制限されるため、ストレス反応が活性化し、不安が増大し、抑うつ状態に陥るリスクが高まる
> - 活動の減少により食欲が失われる。また、運動・移動が困難なため料理ができず、栄養不足のリスクが生じる
> - 運動不足と食事の変化により、便秘のリスクが高まる

　移動・運動の制限や困難を有するクライエントへの介入では、一つの目標（作業）を設定し、この目標（作業）を通じて、日常生活の日課における身体活動を維持する（必ずしも改善しなくてもよい）。運動は、作業の文脈の中で行うと、遂行および反復が容易になる（作業の文脈において、運動は、意味のある重要な目的を有するため）。作業療法士は、有益な運動や姿勢を作業の遂行に組み入れる技能が必要である。すなわち、関節可動域、筋肉の働き（質、量）、筋肉が骨格に作用する力、一日を通じた姿勢やポジショニングの変化に注意する必要がある。これらを怠ると、Box7.2が示すとおり、複数の身体系（構造、機能）のさらなる悪化（回避可能であるにも関わらず）につながる。

消化器系

ICFでは、消化器系の機能は、食物の摂取と消化、老廃物の排泄とされている（WHO 2001）。栄養摂取と食事は、健康維持のため、生涯を通じて重要であり、特に老年期には重要である（8章参照）。それにも関わらず、多くの高齢者はしばしば栄養不足のリスクを有する。その原因は、食物の入手の制限、多様な食物の摂取の制限（低栄養、栄養不良）、栄養素の摂取・消化・吸収・利用の障害（慢性疾患、薬と栄養素の相互作用）などである。

摂取と消化

6章で見たとおり、嗅覚と味覚は、正常な老化により低下するが（Morley 2001）、投薬や病気により障害されることもある。風味は、食べることの重要な要素であり、風味が分からなければ、食べることを楽しめないだけでなく、食物の成分（塩、砂糖）の多少や有無、新鮮さ、腐敗に気づくことができない。また、咀嚼能力も重要であり、歯の状態が悪い高齢者は、摂取できる食物の種類が少なくなる。歯が少ない場合、食物を咀嚼し適切なカロリーを摂取するため、適合性のよい義歯が必要である。ただし、脳卒中後や球麻痺の高齢者では、適合性のよい義歯の提供が難しい。多くの高齢者は、歯周病（口腔の衛生管理の悪さが原因）により歯を失う。したがって、歯磨きや歯茎の掃除は、最適な栄養の摂取にとって重要である。また、加齢により、しばしば唾液分泌の減少やドライマウスが生じ、食物の咀嚼や嚥下に影響を与える。ただし、これらは、投薬や治療（放射線療法など）により生じることも多い（Phillips 2003）。

胃粘膜の萎縮は、60歳以上の高齢者の3分の1で見られ（Horwarth 2002）、これにより胃酸、ペプシン、内因子の分泌が減少する。その結果、ビタミンB_{12}、葉酸、カルシウム、鉄の吸収が低下する。ビタミンB_{12}と葉酸の不足は、認知機能と免疫機能を低下させ、カルシウムの不足は骨密度を低下させ、鉄の不足は鉄欠乏性貧血を生じる（Phillips 2003）。さらに、ビタミンDの不足は、カルシウムの吸収不良を生じる。また、加齢により胃内容排出が遅れ、食事誘発性の満腹感が長く持続すると、食欲不振や体重減少が生じることがある。また、高齢者では、消化管ホルモンであるレプチンやコレシストキニンが脂肪と反応することで、これらのホルモン値が変化し、満腹感が生じ、「加齢性食欲不振」の原因となることもある（Morley 2003）。

膵臓では、加齢により、膵酵素が減少し、脂肪の消化が妨げられる。また、膵臓の内分泌機能の変化により、インスリンの効率が低下し、グルコース不耐性やインスリン非依存性糖尿病（NIDDM）の発症率が高まる。

肝臓では、加齢に伴い、肝容積および血流が減少するとされる。これにより、通常の肝機能は大きな影響を受けないが、薬の体内からの排出が遅れるとされる。一方、胆のうでは、より多くの加齢変化が生じる。胆のうは、胆汁酸（腸内の脂肪を溶解し消化を促す）の濃縮と分泌を行う。高齢者では、胆汁酸の分泌が減少するため、胆石の発生率が上昇するとされる。胆石は手術で除去しなければならない場合もあり、そのままにしておくと、重度の上腹部痛、膵

炎、黄疸が生じる恐れがある(Bateson 1999)。

排泄

　小腸と大腸では加齢変化は生じず、これらを通過する食物や老廃物の移動に影響はないとされる。しかし、加齢による排便習慣の変化(便秘、便失禁)を訴える高齢者は多い。便秘は、様々な要因が関与しており、原因の特定が難しい。今の高齢者は、幼少期に規則正しい排便のため緩下剤を使っていた世代であるが、現在では毎日の排便はそれほど重要視されていない。

消化器系の疾患

　正常な老化による嚥下の困難(老嚥という)については対立するエビデンスが出されている(Leslieら 2003, Robbinsら 2006)。一方、嚥下はしばしば、中枢神経系障害(脳卒中、パーキンソン病、球麻痺に続発する)により嚥下反射が妨げられることで障害される(嚥下障害)。この種の嚥下障害は、脳卒中後のクライエントの60％で見られ、その結果として胸部感染症を発症することもある。嚥下は複雑な作用であり、適切な呼吸停止と気道閉鎖が必要である。嚥下に問題が生じた場合、適切な栄養摂取、ホメオスタシスの維持、肺への食物の吸引の防止のため、速やかに徹底した調査を行わなければならない。

　便失禁は悩ましい問題であり、65歳以上の高齢者の7％で見られる。また、介護施設に入所する理由の第2位となっており、介護施設で暮らす高齢者の3分の1で見られる(Kamm 1998)。

　便失禁については、「老年期に不可避なもの」あるいは「医療および介護の管理の失敗」という2つの見方がある(Allen 1998, p.62)。高齢者は、便失禁により、困惑、恥、恐怖(幼児返りと見られる恐怖)を持つようになり、身体活動や社会的活動を減らすようになる。また、多くの介護者(近親者)にとって、便失禁は介護の限界点となる。便失禁の原因には次のものがある。

- 限度を超えた便秘
- 結腸直腸疾患(過敏性腸症候群)
- 薬による誘発
- 消化管感染症
- 神経原性の便失禁(皮質による抑制の低下。認知症で多く見られる)
- 環境(移動・運動の能力の低下、トイレに行けない、更衣の困難など)
- 宿便
- 下痢
- 食物(成分)が胃、小腸、大腸に吸収されない

実践で考慮すべき問題

　作業療法士にとって、高齢者の消化器系の機能障害は重要である。作業療法士は、栄養(摂取、補給)の助言に加えて、食事の適切性と安全性を確保する。これらは、改良を加えた

スプーンやフォーク、滑り止めマット、姿勢の改善など、簡単な方法によっても可能である。嚥下障害を有する場合、言語療法士と合同で介入を行う。また、補助用具を活用して口腔内を清潔に保つことも重要である。また、薬と消化器系の相互作用や、便秘や便失禁の原因となりうる因子（特に環境内の阻害因子）についても知っておく必要がある。

また、栄養士や専門家（健康増進）との協働も重要である。これにより、食費のやりくり、低価格で栄養のある食事の計画、一人分の食事の調理を楽しむ工夫についての助言が可能である。また、他者とともに料理や会食をする機会の提供（昼食会、レストラン、気軽に立ち寄れるカフェ）、インターネットの利用の促進（食料品の買物、レシピの検索）も、作業療法士の役割に含まれる。

代謝

ICFでは、代謝は、「炭水化物、タンパク質、脂肪などの身体の基本的な構成要素を制御し、それらをある物質から他の物質に変換したり、分解して活力にする機能」と定義されている（WHO 2001, p.85）。代謝は、摂取された栄養素や液体を燃料として行われ、内分泌系（次節を参照）により制御されている。

基礎代謝率（BMR）は、安静時の身体機能の維持に必要なエネルギーの消費率である。BMRは加齢により低下するとされ、70歳のBMRは30歳のBMRよりも9-12％低い。BMRの低下の主な原因は、除脂肪体重の減少（筋肉が失われるため）である（Phillips 2003）。BMRの低下は、カロリー摂取や体重調整にも影響を与える。一方、正常な老化により、ミネラルの代謝も変化する。ミネラルやコラーゲン基質が失われると、骨密度が低下する。前に述べたとおり、これらの喪失が加速すると、骨粗鬆症を発症する。

水分と電解質のバランスは、渇き、空腹、腎機能により制御されているが、これらはいずれも正常な老化により変化する。通常、これらの変化は身体のホメオスタシスに影響を与えることはない。ただし、高齢者では、水と電解質のバランスが辛うじて保たれており、感染、気象の変化、投薬などにより、これらのバランスが崩れることがある（Allen 1998）。高齢者では、渇きに対する反応が遅く弱いため、水分の摂取が抑制される。脱水は、高齢者で水分と電解質のバランスが崩れる原因の第1位であり（Brownie 2006）、軽度の脱水により乾燥肌、認知機能の変化、嗜眠、失神が生じ、極度の脱水により脳卒中、心臓発作、腎不全を発症することもある。したがって、高齢者では、脱水による様々な問題を防止するため、病気や暑い時に、水を多く飲むだけでなく、ナトリウムも補給するよう促す必要がある。

内分泌系

ホルモンの産生は、概日リズムの維持、エネルギー代謝、内的・外的ストレスへの対処にとって不可欠である（Morley 2003）。内分泌系の老化により、「ホルモンの放出は、滑らかな振動性の放出から、無秩序なパターンによる放出に変化する」とされる（Morley 2003, p.333)。また、高齢者では、ホルモンの受容体や効果器（エフェクター）の効率（感度）が低下するため、内分泌系の反応が鈍くなり、ストレスに対して有効に反応できなくなる（BennettとEbrahim 1995）。

表7.1に、ホルモンに関連する重要な加齢変化を記載しているが、その特徴は、多くのホルモンの産生の調節異常である。これにより、複数の身体系で機能障害が生じる。例えば、インスリンの産生が減少するとグルコース代謝が障害される。甲状腺ホルモンが減少すると細胞代謝の速度が遅くなる。テストステロンやエストロゲンの産生が減少すると、認知機能が低下し、また筋力、筋肉量、骨塩量、さらに生殖能力が失われる（Drakeら 2000, Morley 2003）。一方、老年期にはコルチゾール値が上昇する。これにより、免疫系と内分泌系において、一連の複雑な相互作用が生じ、その結果として炎症が増える。炎症の増加により、様々な身体系で機能低下が生じ、慢性疾患を発症する（Huntら 2010a, b）。

一方、ホルモン補充療法も行われており、最も有効なのはエストロゲン補充療法である。その利点は、認知機能の改善、骨の喪失の減少、心血管疾患リスクの低下であり、欠点は、乳がんおよび子宮内膜がんのリスクを有することである。男性では、テストステロン補充療法が行われており、筋力、筋肉量、性欲、骨密度、認知機能のいずれもが増大するとされる。ただし、脳卒中のリスクが上昇するとされる。また長期的なリスクが明らかになっていない。ビタミンDの補給も行われているが、在宅でも介護施設でも、1日30分の日光浴（屋外）によりビタミンD値の回復が可能である（Reidら 1986）。

他の身体系の加齢変化による影響

多くの内分泌系の過程は、自律神経系（ANS）により、神経の信号とホルモンの信号が組み合わされて、制御されている。ANSは視床下部により制御されている。視床下部の機能およびフィードバック・メカニズムは、様々な生理学的過程（性的成熟、生殖、成長、空腹と満腹、ストレス反応、免疫機能、その他多数）の制御において、重要な役割を有する。ホルモンの放出（内分泌系）は、他の身体系の加齢変化による影響を受ける。ただし、内分泌器官が直接的に影響を受ける場合と、視床下部への作用を通じて影響を受ける場合の二通りがある。以下、その具体例を見ていく。

ビタミンDの産生が減少し吸収が低下すると、食事で摂取されたカルシウムの吸収が低下する。さらに、血中カルシウム濃度が低下すると、副甲状腺ホルモン（PTH）の産生が亢進し、骨からカルシウムが取り去られ（骨吸収）、骨量が減少する。

また、腎臓の動脈にアテローム性動脈硬化が生じると、腎臓への血流が減少する。これに対する反応が、レニン-アンジオテンシン-アルドステロン（RAA）の経路で生じる。すなわち、一連の幾つかの段階を経て、副腎が刺激され、アルドステロンが産生される。アルドステロンは、腎臓から水分が失われるのを防ぐ作用を有し、また強力な血管収縮作用を有する。これらの作用により、血液の量が増え、血圧が上昇する。これにより、脱水や血液が失われた場合

に、血液が腎臓に還流する(TortoraとDerrickson 2009)。ただし、アテローム性動脈硬化症などの疾患を有する場合、アルドステロンの作用により、既に高い血圧がさらに上昇し、心血管系の負担が増大し、これにより疾患が悪化する。ACE（アンギオテンシン変換酵素）阻害薬は、この悪循環を断ち切って血圧コントロールを助ける作用を有する薬の一群である。

刺激のインプット（関節や筋肉の動きは固有受容覚にフィードバックされる）や、血液ガスの組成の変化（運動の開始時に生じる）が生じると、視床下部は、ストレス反応を活性化させる。このストレス反応は重要であり、これにより、心血管系や筋骨格系で、運動に対する反応が生じる。高齢者では、身体活動が減り、座って過ごすことが多くなり、生理学的刺激が不足するため、ホルモン（アドレナリンなど）の放出が減る。これにより、体調の悪化、変化への反応能力の喪失、筋組織の急速な喪失が生じる。

内分泌系の疾患

ストレス反応の活性化は、精神的苦痛により長引くこともある（Lovallo 2005）。精神的苦痛により、神経系、内分泌系、免疫系において一連の複雑な変化が生じ、その結果、心血管系、精神状態、免疫、消化、睡眠、食欲、感情への悪影響が生じる。ストレスには、内分泌系疾患により一次的に生じるのではない慢性のストレスもあり、健康障害リスクを伴う。困難な状況（人体が進化的に適応していない状況）に直面すると、慢性のストレスは、神経内分泌ホメオスタシスのメカニズムの不適応として表れる。高齢者は、心理的ストレスの原因に直面することが多い（死別、病気や障害を有する配偶者の介護、経済的問題、自身が有する障害、慢性的な健康障害、入院）。

甲状腺機能低下症および甲状腺機能亢進症は、年齢と関係なく発症するが、前者は老年期で最も多い甲状腺障害である。甲状腺機能低下症は、自己免疫疾患の一つであり、中年以降に発症することが多く、有病率は、高齢女性では約2%であるのに対し、高齢男性ではわずか0.2%である。よく見られる初期症状は、体重増加、疲労感、だるさ、便秘、皮膚や髪の乾燥、爪の劣化、冷え症である。潜行性に発症するため（甲状腺機能が徐々に低下する）、全身疲労感の一種あるいは閉経によるものと誤診されることもある。過小診断が多く、別の理由で受けた血液検査により判明することが多い。ホルモン補充療法（ホルモン剤）による治療が有効である。

他に、原発性の内分泌疾患として、2型糖尿病がある。2型糖尿病では、インスリン感受性が低下し、その代償として膵臓のインスリン分泌不全が生じ、その結果として血糖値が上昇する(National Collaborating Centre for Chronic Conditions (NCCCC) 2008)。インスリン分泌およびインスリン感受性は老化により低下するという仮説も提出されているが、結論は出ていない（Barbieriら2001, Ningら2010）。ただし、2型糖尿病の発症率は急激に上昇しているため、環境因子（肥満、運動不足、社会的剥奪、飽和脂肪の多い食事）が2型糖尿病の発症因子とされている。他に2型糖尿病の発症リスクを高める因子として、家族歴（糖尿病

表7.5 内分泌系機能を強化するための作業療法の介入

作業療法の介入	内分泌系にとっての利点
リラクゼーションの訓練／ストレスの管理	ストレスホルモンの放出(回数、量)の減少、慢性のストレス反応の活性化による悪影響の低減
コミュニティ活動(身体的、社会的)への参加(昼食会、グループ活動、体操、水泳)	社会的孤立を防ぐ、支援団体につながる、ストレス因子を減らす。また、身体活動を増やし、内分泌系によるストレス反応(運動に対する)を健康的に活性化する(心血管系と筋骨格系の健康状態の維持にもなる)
アクセスの環境の改善、移動の補助用具	運動・移動の促進、身体活動の増加、内分泌系を介する反応の健康的な活性化(上記)
セルフケア：食事	栄養および脱水の改善、カルシウムのホメオスタシスの維持、骨密度の維持、活動に必要なエネルギー量の維持血糖値の管理
家庭生活のADL：料理	同上

の家族がいる)や遺伝子(アジア系、アフリカ系、カリブ系)がある(NCCCC 2008)。

実践で考慮すべき問題

　内分泌系は作業療法の対象ではないと思われる。しかし、これまでに見たとおり、内分泌系は、ほぼ全ての身体部位が機能する上で重要な役割を果たしており、生理学的および精神的な健康にとって不可欠である。医療専門職は、高齢者で多く見られる内分泌疾患を理解しておく必要がある。作業療法士は、内分泌機能を強化するための介入を計画し、内分泌疾患(甲状腺機能低下症、初期の糖尿病など)の発症が判明する前の徴候や症状に気づく必要がある(表7.5参照)。

　また、骨粗鬆症の予防のため、ビタミンDのサプリメントの服用を促すことも、作業療法士の役割の一つである。

泌尿生殖器系の構造と機能

泌尿器系

　腎臓の老化は、腎臓の排尿機能だけでなく、心血管系(血圧コントロール)にも影響を与える。加齢により、腎臓は縮小するとされ(20歳で300g、80歳で200g)、正常に機能する糸球体の数は80歳までに40%減るとされる(TortoraとDerrickson 2009)。40歳以降になると、糸球体濾過量は着実に低下する(血圧が上昇するため)。また、ヘンレのループのナトリウム再吸収能力が低下するため、水分枯渇時の尿濃縮の機能が低下する。これは高齢者

に深刻な影響を与え、暑さによる脱水が加速し、夜間の排尿が見られるようになる（Bennett と Ebrahim 1995）。また、糸球体濾過の速度が遅くなるため、薬物の腎臓からのクリアランスが遅れ、薬物が蓄積すると薬物毒性が生じる（Mangoni と Jackson 2003）。

不随意の排尿（尿失禁）は、高齢者に惨めさをもたらし、社会的にも衛生的にも問題である。尿失禁は高齢者の20％で見られ、介護施設で長期ケアを受ける高齢者の50％で見られる。また男性よりも女性で多く見られる（Thakar と Stanton 2000）。

排尿の随意調節には、下部尿路の機能（基底核・前頭皮質・小脳が中枢神経系（CNS）を通じて抑制または亢進する）に加えて、認知機能、意欲、運動・移動、手先の器用さが良好に保たれていることが必要である。失禁は、正常な老化の一部ではなく、むしろ加齢による疾患（脳卒中、認知症など）が原因となって生じる。

尿失禁には、一過性尿失禁と永久的尿失禁がある。高齢者では前者が多く、原因として次のものがある。

- せん妄
- 萎縮性腟炎および尿道炎
- 精神的な問題（抑うつ状態など）
- 利尿剤（カフェインも含む）
- 便秘（Lui 2007）
- 尿路感染症
- 飲酒、常用薬剤
- 多尿（水分摂取が多い）
- 運動・移動の制限

永久的尿失禁は主に3種類あり（排尿筋過活動、腹圧性失禁、膀胱出口部閉塞）、その原因は、膀胱や尿道の構造的・機能的な問題あるいはCNSによる調節の問題である。高齢者は、加齢に伴い、膀胱の容量および収縮性が低下し、排尿を延期する能力も低下する。また、CNSによる膀胱収縮の制御が弱まり、排尿後の膀胱内の残尿量が増加する。女性では尿道の短縮、括約筋の筋力低下、男性では前立腺の肥大が見られる（Abrams 1995, Thakar と Stanton 2000）。

実践で考慮すべき問題

永久的尿失禁の管理には様々な方法があり、膀胱の再訓練（排尿筋過活動）や、2-3時間おきの定期的な排尿などがある。定期的な排尿は、脳卒中後や認知症で有効である。また、体重の減量（必要であれば）や、尿漏れの原因（咳など）を改善する。これらの効果がない場合、骨盤底筋の訓練が有効とされる（全ての年齢層で有効）。また、膀胱出口部閉塞は、通常、薬物療法で治療するが、効果がない場合、前立腺を切除する（Abrams 1995, Thakar と Stanton 2000）。

作業療法士は、行動的アプローチにより尿失禁を管理する。例えば、定期的に排尿を思い出させる工夫を行う。また、着衣のアセスメントを行い、トイレで衣類を着脱できるかを確認する。移動能力の低下により、トイレに行くのが困難な場合、改善策が必要である。また、リスク

アセスメントを行い、環境中の危険物(日中、夜間)を減らし排除する。さらに、失禁用パッドを使用している場合、着衣のアセスメントで、自分でパッドの着用や調整を行えるかを確認する。

性機能

研究者も医療専門職も、高齢者は親密な性的関係を有さないという前提に立っている。高齢者の親密な性的関係については8章でも考察する。多くの高齢者は、性機能を担う身体部位の加齢変化により、性交が困難になる。また、性機能障害についての助言を求める高齢者はほとんどいない(老化の一部であり避けられないと考えているため)。

他の身体系の加齢変化による影響

性機能に影響を与えるものとして、ホルモンの減少、心血管系の機能低下、糖尿病、一部の薬物療法などがある。また、関節炎や呼吸器疾患でも、疼痛、体力の低下、不快症状が生じ、性的欲求が低下するとされる。また、女性では、加齢に伴い性的欲求が低下するが、その原因はテストステロン値の低下(男性でもこれにより性欲が低下する)とされる(MiracleとMiracle 2001)。閉経後の女性では、エストロゲン値が低下し、様々な身体的変化が生じる(子宮の萎縮、膣の収縮や短縮(弾性が低下するため)、膣の上皮肥厚、膣の潤滑の低下)。これらの変化はいずれも、性交時の不快症状の原因となり、性的欲求を低下させる(BennettとEbrahim 1995)。

高齢男性では、性機能の低下は緩やかであり、ほぼ生涯にわたり生殖能力は維持される。ただし、テストステロンの分泌は80歳までに30％減少し、精子や精液の産生が減少し、勃起や射精時間の短縮に多くの刺激が必要になる。勃起障害は40-70歳の男性の50％で見られ、加齢とともに増加する。ただし、勃起障害は、老化ではなく、様々な要因(血管、神経、内分泌、医原性)によって生じ、高齢者では血管障害が原因となることが多い。特に、動脈疾患のアテローム性動脈硬化の初期症状として、勃起障害が生じる。他に、性機能に影響を与える因子として次のものがある。

- イベント後不安(心血管イベントや脳卒中の後)―ただし、血圧がコントロールされていれば性交は有害とならない
- 脳卒中―勃起機能の低下、膣の潤滑および感覚の低下
- 関節炎―関節の炎症、疲労、体力の低下、疼痛、可動域の低下(特に股関節)
- 飲酒―長期の累積的影響により性欲が抑制される
- 手術―ただし術後(子宮摘出、前立腺切除も含む)の影響が長期に及ぶことはまれである
- 薬物療法―コルチコステロイドは性欲を低下させる。精神安定剤、抗うつ剤、β遮断薬はインポテンスの原因となる
- 糖尿病―勃起障害の原因となる　● 尿失禁および導尿

- 性感染症—この10年間で高齢者のAIDsAQ（エイズに関する知識の指標）は22%上昇しており、高齢者はコンドームを避妊ではなく「安全な性行為」に必要なものと考えている（Read 1999, MiracleとMiracle 2001）

実践で考慮すべき問題

作業療法士は、高齢者への性に関する助言を避けるべきではなく、高齢者の考えや態度に向き合う必要がある。ただし、治療的関係の境界を明確にしておく。体位やエネルギー保存について助言する場合もあるが、これは「安全な性行為」という意味で、健康増進の一部に含まれる。MiracleとMiracle（2001）は、PLISSIT（許可（Permission）、基本的情報の提供（Limited Information）、個別的アドバイスの提供（Specific Suggestions）、集中的治療（Intensive Therapy）の頭文字をとったもの）という介入モデルを提示している。多くの場合、作業療法士は、PLISSITの最初の2つ（許可、基本的情報の提供）を行い、個別的な支援および治療は、これらに習熟した同僚の専門職へ紹介する。他の介入と同様に、適任の専門職による支援の必要性を認識し、専門的できめ細かな対応を行うことが重要である。

生理学、ホメオスタシス障害、作業——これらの相互作用により生じる脅威

この最終節では、高齢者の健康と安寧を脅かす重要な問題について考察する。ここでは、生理学的変化、機能的活動量、疾患の三者の相互作用（機能低下や健康障害を加速的に悪化させる）に注目する。高齢者の健康と安寧の増進のため、作業療法士は、これらの相互作用を理解する必要がある。

身体的不活動

身体活動は、健康障害の危険因子（肥満、心疾患、その他の心血管疾患）の重要なモデュレーターである。すなわち、身体活動により、これらの危険因子は強くなったり、弱くなったりする。身体活動の減少は、老化の特徴であるが、様々な理由（既存の理由、新たな理由）により生じる。例えば、退職（身体活動を伴う仕事からの）、肥満、慢性疾患、慢性痛、長期の疾患などである。高齢者にとって、座って行う行動は、慢性の健康障害、有病率、死亡率を高める危険因子となる（Di Pietro 2001）。高齢者にとって、身体的運動および身体活動は、健康維持および健康障害の防止のため、重要である。身体活動は、筋骨格系に有益であるとともに、心血管系、呼吸器系、内分泌系の機能にも好影響を与える。身体活動が高齢者の健康を改善するエビデンスを示す研究は多数ある（Purathら2009, SpirdusoとCronin 2001, BlairとWei 2000）。

身体活動の欠如（または大幅な減少）により、機能低下と健康悪化のスパイラルが始まる。ここで、Box7.2で示された、運動・移動の能力の低下による神経筋骨格系への影響を思い出してもらいたい。筋線維の萎縮、筋肉代謝の低下、関節運動の減少は、関節の安定性や筋肉による力の生成に影響を与える。また、静脈還流の効率が低下し（骨格筋のポンプ作用が低下するため）、静脈血栓症のリスクが発生する。末梢組織では、むくみが生じる。また、筋肉の萎縮により、筋肉の毛細血管床が縮小し、血液供給が減少する。筋肉で血液の必要量が低下するため、心拍出量が減少する。これらの変化は、短期間の不動（数週間ベッドで過ごす、一定期間入院する）によっても、直ちに生じる。長期的には、筋骨格系の変化に加えて、心機能が低下し、心血管系の反応能力（身体の必要量に応じて血液を供給する）が低下するため、通常の活動の再開が妨げられる。

これに加えて、栄養状態が悪化し、カルシウム摂取量やビタミンDが不足する。これは、病気や不活動により、食欲が失われ、屋内にとどまり日光浴が不足するからである。また、骨への刺激（物理的な力）がなくなるため、内分泌系に変化が生じ、副甲状腺ホルモン（PTH）の産生が増加し、カルシトニンが減少する。これにより、骨代謝のバランスが崩れ、骨からミネラルが失われ（無機質脱落）、骨からカルシウムが再吸収され、血中に排出される。一方、運動・移動の能力の低下により、しばしば社会的交流が減少し、意味のある作業への従事が困難になる。これは、気分にも影響を与え、疲労感、嗜眠、活動意欲の低下が生じる。これらは、食欲喪失や食事量の減少（これによりエネルギー量が減少する）により、さらに悪化する。したがって、一定期間、身体活動が減少した後、活動を再開しようとすると、以前にもまして多くの心身の労力が必要となる。その結果、活動を行うことが困難に思われ、意欲が低下する。このように、身体活動の減少は、一連の生理学的変化を生じ、活動の能力および運動耐容能を低下させる。さらに、様々な身体系の生理学的機能が低下し、最終的に虚弱状態に陥る。

虚弱

虚弱とは、加齢により、複数の身体系の機能が低下し、ストレスに脆弱となり、ホメオスタシスの制御が失われる状態または症候群と定義される。虚弱により、回復力や生理的予備能（病気や能力低下（incapacity）から回復し健康を取り戻すのに必要）が失われる（Langら 2009, Kuhら 2007）。虚弱については、2章で作業的移行やサクセスフル・エイジングとの関連で考察したので、参照されたい。

Langら（2009）によれば、虚弱は進行性の過程であり、2段階に分けられる。最初の段階は、前虚弱であり、臨床的に無症状で、外的ストレスからの回復が可能である。次の段階は、虚弱であり、病気から完全に回復することができず、臨床検査で数値の悪化が見られ、合併症が生じ、健康転帰が悪化する。

基本的に、全ての人は、老年期の最後に、虚弱に陥る。「健康」な高齢者とは、虚弱になるのが遅い高齢者である。虚弱の期間は様々であり、直ぐに死がやって来れば短くなる。また、

基礎的な健康状態や他の生活因子（共存症など）により、長くなることもある。先に、身体活動の減少について見たとおり、虚弱がどのようにして生じるかは明らかである。一方、何らかの介入により、虚弱（進行、期間）の修正が可能であることも示唆される。したがって、生活の危険因子のアセスメントを行い、虚弱への陥りやすさを評価し、虚弱リスクの大きい高齢者を特定する必要がある。

　虚弱は、障害とは異なる状態であり、両者は同義ではないとされる。例えば、障害を有していても健康な場合もあり、全体的に虚弱であるが特定の障害を有さない場合もある。確定診断ではないが、次の項目のうち、2つ以上を有する場合、虚弱と診断しうる。すなわち、低栄養、依存、長期のベッド安静、褥瘡、歩行障害、全身の脱力、超高齢、体重減少、食欲不振、転倒恐怖感、股関節骨折、錯乱、屋外に出る頻度の減少、多剤投与（survey of American geatricians cited in Kuhら 2007）。

　Kuhら（2007）は、虚弱に対するアプローチとして、「ライフコース・アプローチ」を提唱している。これによれば、老化や虚弱の開始は、ライフコース因子と人生初期の因子により、影響を受け決定される。これらの因子は次の二つに分けられる。

- 修正可能な因子—栄養、活動、偶然の出来事
- 修正できない因子—遺伝的性質、性別

　まず、人生初期（胎内を含む）に獲得される生物学的資本が、虚弱のリスクに影響を与える。さらに、成人期に獲得される最適な生理学的機能や、これらの機能の低下（時期、レベル）は、人により様々であるが、社会的、環境的、発達上の特性（成長、認知能力など）が、老年期の個人の能力および実行状況に影響を与える。したがって、老年期の健康と安寧のための介入は、人生のスタート時に開始し、生涯にわたるライフコース・アプローチとして行うべきであるとされる。

低栄養、栄養不良、肥満

　高齢者の低栄養は、重要な問題であるにも関わらず、報告が少なく、軽視されている。入院している高齢者の40％（これは驚くべき数字である）、また地域で暮らす高齢者の10％が低栄養とされる（Royal College of Physicians 2002）。低栄養リスクが高いのは、介護施設の高齢者（Minitry of Agriculture, Food and Fisheriesとthe Department of Health 1998）と、長期の疾患を有する高齢者（Margettsら 2003）である。他に低栄養の危険因子として、嚥下障害、食べる速度の遅さ、低タンパク質摂取、食欲不振、栄養チューブの設置、年齢（高齢）などがある（Keller 1993）。栄養摂取不足は、病気の回復を妨げ、褥瘡や体温調節障害の発生を促す。カロリー摂取の減少はエネルギーの減少となるため、高齢者はカロリーを補うため栄養価の高い食物を食べる必要がある（Phillips 2003）。多くの高齢者は、社会的立場や収入の低下、独居、移動手段の制限などにより、食事の質や栄養状

態が低下する。その結果、多くの種類の食物の摂取が制限され、調理が簡単な食物を好むようになり、新鮮な果物や野菜を食べなくなる（Horwarth 1989）。原因不明の体重減少や栄養不足は、虚弱の指標であるとともに、虚弱の寄与因子でもある。

　一方、栄養不良は、老年期の低栄養とそれによる体重減少だけでなく、食物の過剰摂取、バランスの悪さ、これらによる肥満をも含む。虚弱な高齢者の典型として、痩せた高齢者が想像されるが、工業化社会では、肥満のまま老年期を迎える人が増加しており、大きな問題となっている。2008年にイングランドで行われた調査で、65-74歳の33%が肥満（BMIが30kg/㎡以上）、全年齢の83%が肥満を含む過体重（BMIが25-30kg/㎡）と報告されている。75歳以上では、72%が過体重、23%が肥満とされている（National Health Service 2008）。

　肥満により、2型糖尿病、心血管疾患、脳卒中、筋骨格疾患（関節の変性、腰痛）のリスクが高まる。肥満による一連のホメオスタシスの悪化は、メタボリックシンドローム（心血管代謝症候群）と呼ばれ、これにより特定の疾患を発症しやすくなる。

　肥満は、直接的には、活動量の減少と運動耐容能の低下をもたらす。その結果、活動が制限され参加が制約される。一方、肥満（代謝が変化する）とサルコペニア（加齢により筋肉量が徐々に減少する）の相互作用への関心が高まっている。「サルコペニア肥満」は、筋力低下と過剰な体脂肪が組み合わされて生じる虚弱状態であり（Blaumら 2005, Stenholmら 2009）、様々な疾患の発症を加速させる。特に、老年期の生化学的変化（免疫老化、内分泌系の老化、筋組織の劣化による）や、体内の過剰な脂肪組織による生化学的変化が累積すると、異常なレベルの炎症が生じるとされる。炎症が制御されなければ、様々な慢性疾患（アテローム性動脈硬化、心血管疾患、一部のがん、骨粗鬆症、リウマチ性関節炎）の重要な発症因子となるとされる（Grahamら 2006）。これらの慢性疾患では、血清中の炎症性タンパク質濃度が上昇することが分かっている（Hunt 2010a）。

温度調節不全と低体温

　高齢者にとって、体温の調節（低体温または高体温の防止）は、身体（構造、機能）の病的事象（既存疾患の悪化、死亡）の発生の防止のため不可欠である。体温の調節は、体内の生化学的過程にとって最適な中核体温の維持のために行われる微調整である（Worfolk 1997）。体温調節の方法には内的方法と外的方法があり、前者は心血管系、呼吸器系、神経筋系、消化器系、内分泌系を通じて行われる調節であり、後者は栄養や薬物療法による調節である（Knies 1996）。

　先に述べたとおり、体温は、器官や筋肉の代謝の副産物として発生し、視床下部により、神経内分泌系や自律神経系を通じて、制御されている。70歳以降になると、これらの器官や身体系の作用が低下する。また、皮下脂肪が減少し、血管収縮力が低下し、体を震わせる力が低下する（筋肉量が減少するため）。これらはいずれも、体温の維持や、気温変化への反応に

影響を与える。また、老化に伴い、体温変化への反応も低下する(特に80歳以上の高齢者、超虚弱の高齢者)。これは、受容体(熱刺激、化学的刺激、機械的刺激)の数が減少し、さらに体温および気温の変化に対する感度、知覚、処理能力が低下するからである。

高齢者では、高温下の発汗が減少し、口渇感が低下する。これらの監視を怠ると、熱中症を発症することがある。一方、心血管系の熱放出の活動(皮膚の毛細血管が拡張し熱を放射する。高齢者では毛細血管の数が減少し、血管でアテローム性動脈硬化が生じることがある)が亢進すると、心拍出量が増加する。高齢者では、これにより、血管が外気に触れる面積の増加よりも、死亡が生じることが多い(Wilmshurst 1994)。したがって、高齢者は、着用する衣類の種類(軽いもの、ゆとりのあるもの)に注意し、不要な労作を避けるべきである(Keatinge 2004)。体温の調節に問題を有する高齢者は、冷水のシャワーや入浴を利用したり、エアコンの効いた建物で過ごすことが有益である(Woolfe 2003)。

イギリスでは、冬の気温が低く、築年数の古い住宅に住む高齢者が多いため、特に低体温が問題となる。転倒管理プログラムでも、低体温の予防策が重視され、実施が強く推奨されている(Simpsonら 1998)。低体温を発症した場合の死亡率は約50%であり、特に75歳以上の高齢者は、低体温を発症すると死亡に至りやすい(Danzl 2012)。

低体温の危険因子には次のものがある。

- 心血管疾患
- 糖尿病
- 身体活動の減少
- 体格指数(BMI)の低下
- 薬物療法
- 気温が低い環境
- 栄養不足(代謝率は高タンパク食で30%、炭水化物食で4%上昇する)
- 全身麻酔による手術

作業療法士は、高齢者(特に75歳以上の虚弱な高齢者)の温度調節機能の低下に注意しなければならない。また、高温下または低温下での身体活動の増加は、身体の機能障害を悪化させる恐れがある(既にホメオスタシス維持のため負担を有するため)。作業療法士は、教育(衣類、水分補給、栄養)に加えて、室温を適切に維持し、転倒後の不活動(5章の症例を参照)に対処する必要がある。

生理学的健康の増進における作業療法士の役割

これまでに、高齢者のホメオスタシスと健康を脅かす生理学的要因(身体的不活動、虚弱、低栄養、過剰栄養、肥満、温度調節不全)について見てきた。これらは、どの年齢層でも脅威となりうるが、特に老年期には複数が併存することが多く、高齢者の健康と安寧を脅かす重大な問題となる。本章では、それぞれの身体系で生じる加齢変化について述べたが、これらの加齢変化と併せて、ホメオスタシスや健康を脅かす要因を考察すると、作業療法の実践に役

立つ教訓が得られる。この教訓は、高齢者の作業療法に組み込んで生かすべきである。クライエントの作業的ニーズに合った作業療法を実践するには、クライエントの生理学的要求とホメオスタシス機能を十分に理解し考慮する必要がある。

作業療法は、第一に、作業の遂行（活動の制限、実行状況の制約）を改善しなければならない。すなわち、クライエントが作業療法へ紹介されることになった原因の問題に対処しなければならない。その上で、基礎的な身体の構造・機能を支えるための介入を行う。身体の構造・機能に注意することにより、現時点の良好な健康や回復力（ホメオスタシスによる）を増進する方法や、現時点の作業遂行能力を温存する方法を見つけられる。基礎的な身体の構造・機能を支えるための介入では、次の因子を考慮し監視する。

- 食事の適切さ（栄養素の種類と量）、脱水
- 膀胱と腸の機能
- 睡眠（質、量）
- 運動と身体活動（ADLに組み込まれている）
- 基本的な機能的能力（バランス、運動・移動、認知）
- 気分（感情の状態）
- 日常生活における意思決定や自律性のレベル、人間関係
- ワクチン接種
- 予想されるストレス事象（手術の予定など）や既存のストレスへの対処
- ストレス事象の後の効果的なリハビリテーション（栄養、運動・移動、活動の再開）

高齢者では、これらの因子を無視すると、生理学的ストレスが生じる恐れがある（ストレスに耐える力が低下しているため）。老化（老化自体は病的過程ではない）により、高齢者は、ホメオスタシスを障害され、疾患を発症しやすくなる。これは、複数の要因（加齢による身体の構造・機能の劣化および調節不全）によるものであり、その結果として、機能障害が生じるリスクが高まる。

最後に、本章の内容の核心を確認するため、Box7.2の症例を再び参照し、老化、疾患、機能的制限が、いかにして悪化の悪循環に陥るのかを考察されたい。

> **まとめ**
>
> 　本章では、身体系（外皮系、心血管系、呼吸器系、免疫系、神経筋骨格系、消化器系、代謝系、内分泌系、泌尿生殖器系）の構造・機能を、正常な老化および老年期の疾患と関連づけて考察した。また、身体の機能障害が作業遂行能力に与える影響や、作業療法士の役割について論じた。
>
> 　また、様々な身体機能の相互作用、これにより生じる高齢者の健康を脅かす生理学的要因について考察した。
>
> 　作業療法士は、全人的な作業療法の実践のため、また高齢者の健康と安寧の改善と維持のため、老化の生理学について理解し知識を持つ必要がある。本章では、その必要性を説明し、作業療法士が考慮し対処すべき問題を示した。

参考文献

Abrams, P. (1995) Fortnightly review: Managing lower urinary tract symptoms in older men. *BMJ* **310**, 1113–1117.

Allen, S.C. (1998) *Medicine in Old Age*, 4th ed. Edinburgh: Churchill Livingstone.

Barbieri, M., Rizo, M.R., Manzella, D. and Paolisso, G. (2001) Age-related insulin resistance: Is it an obligatory finding? The lesson from healthy centenarians. *Diabetes/Metabolism Research and Reviews* **17(1)**, 19–26.

Bassey, E.J. (2001) Exercise for prevention of osteoporotic fracture. *Age and Ageing* **30** (Supplement 4), 29–31.

Bateson, M.C. (1999) Gallbladder disease. *BMJ* **318**, 1745–1747.

Bennett, G. and Ebrahim, S. (1995) *The Essentials of Health Care in Old Age*, 2nd ed. London: Edward Arnold.

Blair, S. and Wei, M. (2000) Sedentary habits, health, and function in older women and men. *American Journal of Health Promotion* **15(1)**, 1–8.

Blaum, C.S., Li Xue, Q., Michelon, E., Semba, R.D. and Fried, L.P. (2005) The association between obesity and the frailty syndrome in older women: The Women's Health and Aging Studies. *Journal of the American Geriatric Society* **53**, 927–934.

Bonder, B.R. and Dal Bello-Haas, V. (2009) Functional Performance in Older Adults. third edi. Philadelphia: F.A. Davis Company,.

British Heart Foundation Heart Disease Statistics Website (2010) Accessed 14/12/2010 http://www.heartstats.org/datapage.asp?id=9075

Brownie, S. (2006) Why are elderly individuals at risk of nutritional deficiency? *International Journal of Nursing Practice* **12**, 110–118.

Crepeau, E.B., Cohn, E.S. and Boyt Schell, B.A. (2009) *Willard & Spackman's Occupational Therapy* 11th edition. Philadelphia: Lippincott Williams & Wilkins.

Danzl, D.F. (2012) Hypothermia. In: *The Merck Manual for Health Care Professionals*. Accessed 16/07/2012 at: http://www.merckmanuals.com/professional/injuries_poisoning/cold_injury/hypothermia.html?qt=hypothermia&alt=sh

DiPietro, L. (2001) Physical activity in aging: Changes in patterns and their relationship to health and function. *Journals of Gerontology: SERIES A*. Vol. **56A** (Special Issue II), 13–22. Accessed 06/01/11 at: http://biomedgerontology.oxfordjournals.org/content/56/suppl_2

Drake, E.B., Henderson, V.W., Stanczyk, F.Z., McCleary, C.A., Brown, W.S., Smith, C.A., Rizzo, A.A., Murdoch, G.A. and Buckwalter, J.G. (2000) Associations between circulating sex steroid hormones and cognition in normal elderly women. *Neurology* **54(3)**, 599–603.

Graham, J.E., Christian, L.M. and Kiecolt-Glaser, J.K. (2006) Stress, age, and immune function: Toward a lifespan approach. *Journal of Behavioural Medicine* **29(4)**, 389–400. Accessed 04/01/2011 at http://web.ebscohost.com

Herbert, R. (1991) The normal ageing process reviewed. *Nursing Standard* **5(51)**, 36–39.

Horwath, C.C. (1989) Marriage and diet in elderly Australians: Results from a large random survey. *Journal of Human Nutrition and Dietetics* **2(3)**,185–193.

Hunt, K.J., Walsh, B.M., Voegeli, D. and Roberts, H.C. (2010a) Inflammation in aging Part 1: Physiology and immunological mechanisms. *Biological Research for Nursing* **11(3)**, 245–252. Accessed 10/01/11 at http://brn.sagepub.com/content/11/3/245.full.pdf+html

Hunt, K.J., Walsh, B.M., Voegeli, D. and Roberts, H.C. (2010b) Inflammation in aging Part 2: Implications for the health of older people and recommendations for nursing practice. *Biological Research for Nursing* **11(3)**, 253–260. Accessed 10/01/11 at http://brn.sagepub.com/content/11/3/253.full.pdf+html

Kamm, M.A. (1998) Faecal incontinence. *BMJ* **316**, 528–532.

Keatinge, W.R. (2004) Death in heat waves. *BMJ* **327**, 512–313.

Keller, H.H. (1993) Malnutrition in institutionalised elderly: How and why? *American Geriatric Society* **41(11)**, 1212–1218.

Kiecolt-Glaser, J.K., Marucha, P.T., Malarkey, W.B., Mercado, A.M.and Glaser, R. (1995) Slowing of wound healing by psychological stress. *Lance.* **346**, 1194–1196.

Knies, R.C. (1996) Geriatric trauma: What you need to know. *International Journal of Trauma Nursing* **2(3)**, 85–91.

Kuh, D. and New Dynamics of Aging Preparatory Network (2007) A life course approach to healthy aging, frailty, and capability. *Journal of Gerontology* **62A**: 7, 717–721.

Lang, P., Michel, J. and Zekry, D. (2009) Frailty syndrome: A transitional state in a dynamic process. *Gerontology* **55**, 539–549. Published online, accessed 17/12/2009.

Leslie, P., Carding, P.N. and Wilson, J.A. (2003) Investigation and management of chronic dysphagia. *BMJ* **326**, 433–436.

Lovallo, W.R. (2005) *Stress and Health: Biological and psychological interactions*, 2nd ed.Thousand Oaks: Sage Publications.

Lui, P.D. (2007) Urinary incontinence. In: *The Merck Manual for Health Care Professionals*. Accessed 16.07.2012 at http://www.merckmanuals.com/professional/genitourinary_disorders/voiding_disorders/urinary_incontinence.html#v1051498

Mangoni, A.A. and Jackson, S.H.D. (2003) Age-related changes in pharmacokinetics and pharmacodynamics: Basic principles and practical applications. *British Journal of Pharmacology* **57(1)**, 6–14.

Margetts, B.M., Thompson, R.L., Elia, M. and Jackson, A.A. (2003) Prevalence of risk of undernutrition is associated with poor health status in older people in the UK. *European Journal of Clinical Nutrition* **57(1)**, 69–74.

Ministry of Agriculture, Fisheries and Food and the Department of Health (1998) *Report of the Diet and Nutrition Survey*. Volume **1**. London: HMSO.

Miracle, A.W. and Miracle, T.S. (2001) Sexuality in late adulthood. In: Bonder, B.R. and Wagner, M.B. (eds) *Functional Performance in Older Adults*, 2nd ed. Philadelphia: FA Davis Co., pp. 218–235.

Morley, J.E. (2001) Decreased food intake with aging. *Journals of Gerontology: Series A*, **Vol. 56A** (Special Issue 11), 81–88. Accessed 06/01/11 at http://www.biomedgerontology.oxfordjournals.org

Morley, J.E. (2003) Hormones and the aging process. *Journal of the American Geriatrics Society* **51(7)**, s333–s337.

National Collaborating Centre for Chronic Conditions (2008) *Type 2 Diabetes: National clinical guideline for management in primary and secondary care (update)*. London: Royal College of Physicians.

National Health Service (2008) *Health Survey for England – 2008 trend tables*. The NHS Information Centre for health and social care. Accessed on 14/01/11 at http://www.ic.nhs.uk/pubs/hse08trends

NHS Choices: High blood pressure (hypertension). Accessed December 2011 at: http://www.nhs.uk/Conditions/Blood-pressure-(high)/Pages/Introduction.aspx

Ning, F., Tuomilehto, J., Hammar, N., Ho, S.Y., Söderberg, S., Zimmer, P.Z., Shaw, J.E., Nakagami, T., Moha,n V., Ramachandran, A., Lam, T.H., Andersson, S.W., Janus, E.D., Boyko, E.J., Fujiimoto, W.Y. and Pang, Z.C. (2010) Does abnormal insulin action or insulin secretion explain the increase in prevalence of impaired glucose metabolism with age in populations of differnet ethnicities? *Diabetes/Metabolism Research and Reviews* **26**, 245–253.

Phillips, F. (2003) Nutrition for healthy ageing. *Nutrition Bulletin*. British Nutrition Foundation **28**, 253–263.

Purath, J., Buchholz, S.W. and Kark, D.L. (2009) Physical fitness assessment of older adults in the primary care setting. *Journal of the American Academy of Nurse Practitioner* **21**, 101–107. Accessed 13/01/11 at: http://web.ebscohost.com/ehost/pdfviewer/pdfviewer?hid=17&sid=c671c40f-6264-4c1a-b77f-e27aa6c605d7%40sessionmgr12&vid=6

Read, J. (1999) Sexual problems associated with infertility, pregnancy and ageing. *British Medical Journal* **318**, 587–589.

Reid, I.R., Gallagher, D.J.A. and Bosworth, J. (1986) Prophylaxis against vitamin D deficiency in the elderly by regular sunlight exposure. *Age and Ageing* **15(1)**, 35–40.

Robbins, J.A., Bridges, A. and Taylor, A. (2006) Oral, pharyngeal and esophageal motor function in aging. In: *Goyal and Shaker's GI Motility Online*. New York: Nature Publishing Group,. doi:10.1038/gimo 39. Accessed 16/07/2012 at:http://www.nature.com/gimo/contents/pt1/full/gimo39.html

Royal College of Physicians (2002) *Nutrition and Patients: A doctor's responsibility*. London. Royal College of Physicians.

Scullion, J. and Holmes, S. (2011) Palliative care in patients with chronic obstructive pulmonary disease. *Nursing Older People* **23(4)**, 32–39.

Simpson, J.M., Marsh, N. and Harrington, R. (1998) Managing falls among elderly people. *British Journal of Occupational Therapy* **61(4)**, 165–168.

Spirduso, W.W. and Cronin, D.L. (2001) Exercise dose-response effects on quality of life and independent living in older adults. *Medicine & Science in Sports & Exercise* **33(6S)**, S598–S608.

Stenholm, S., Alley, D., Bandinalli, S., Griswold, M.E., Koskinen, S., Rantanen, T., Guralnik, J.M. and Ferrucci, L. (2009) The effect of obesity combined with low muscle strength on decline in mobility in older persons: Results from the In CHIANTI Study. *International Journal of Obesity* **33**, 635–644.

Swigris, J.J., Brown, K.K., Make, B.J. and Wamboldt, F.S. (2008) Pulmonary rehabilitation in idiopathic pulmonary fibrosis: A call for continued investigation. *Respiratory Medicine* **102**, 1675–1680.

Thakar, R. and Stanton, S. (2000) Management of urinary incontinence in women. *BMJ* **321**, 1326–1331.

Tortora, G.J. and Derrickson, B.H. (2009) *Principles of Anatomy and Physiology*, 12th ed. New York: John Wiley & Sons, Inc.

Tortora, S.R. and Grabowski, G.J. (2009) *Principles of Anatomy and Physiology*, 10th edition. Chichester: John Wiley & Sons Ltd.

Trombly, C.A. and Radomski, M.V. (2002). *Occupational Therapy for Physical Dysfunction*, 5th edition. Philadelphia: Lippincott. Williams and Wilkins.

Weiskopf, D., Weinberger, B. and Grubeck-Loebenstein, B. (2009) The aging of the immune system – Review. *Transplant International*, Journal compilation, European Society for Organ Transplantation, **22**, 1041–1050. Accessed at: http://web.ebscohost.com on 04/01/2001

Victor, C. (2010) *Ageing, Health and Care*. Bristol: The Policy Press.

Wilmshurst, P. (1994) Temperature and cardiovascular mortality. *BMJ* **309**, 1029–1030.

Woolfe, R.W. (2003) Beware of fans. *BMJ* **327**, 512.

World Health Organization (2001) *The International Classification of Functioning Disability and Health*. Geneva: World Health Organization.

Worfolk, J. (1997) Keep frail elders warm! *Geriatric Nursing* **18(1)**, 7–11.

8 作業とサクセスフル・エイジング―活動と参加

アン・マッキンタイア、レスリー・ウィルソン
(Anne McIntyre (with contributions from Lesley Wilson))

　多くの文化において、「すること」や、作業や活動への参加は、毎日の生活の重要部分をなす。われわれは、自分がすること(およびすると認識され期待されること)により、アイデンティティ(個人的、社会的)や役割(家族、職場、社会的環境)を獲得する。Bullington (2006)が指摘するとおり、高齢者の自尊心とアイデンティティにとって、活動は重要である。WHO (2001)のICFでは、作業は、活動と参加として提示されている。活動と参加は、心身機能と身体構造と並んで、生活機能(functioning)および障害(disability)の重要な構成要素であり、高齢者の環境因子および個人因子と相互作用する。本章では、高齢者の活動と参加について考察する。これらは、作業の遂行の重要な要素である。
　WHO (2001)のICFでは、活動と参加は次のように定義されている。

- 活動―「課題や行為の個人による遂行」
- 参加―「生活・人生場面への関わり」

　また、活動制限と参加制約は、次のように定義されている。

- 活動制限―「個人が活動を行うときに生じる難しさ」
- 参加制約―「個人が何らかの生活・人生場面に関わるときに経験する難しさ」

　ICFでは、活動について、能力(capacity)と実行状況(performance)が区別され、能力は個人ができること、実行状況は個人が実際にしていることとされている。作業療法の実践において、能力と実行状況の区別は重要である。実行状況については、実際の実行状況と高齢者(特に超高齢者)の自己報告(実行状況についての)が一致するかという問題もある(Boostma-van der Wielら 2001, Bravellら 2011)。
　本書の6章と7章では、身体の老化や、作業療法士が身体構造と心身機能を考慮すべき必要性について見た。身体構造と心身機能は、活動の一部でもあり、作業の分析では、これらを含め、高齢者の作業に焦点をあてることが重要である。また、2章では、作業への従事により健康と安寧が推進されることを見たが、本章では、作業への従事をより詳しく考察する。作業療法の実践において、「活動」と「作業」は区別されずに使用されているが、Creek (2003)、HarveyとPentland (2003)によれば、課題、活動、作業には序列があるとされ、課題と活

動は、個人的および環境的文脈の中でのみ意味を有するとされる。

　「作業」は、作業療法士以外の人にとって馴染みのない語であるが、「日常生活活動」（ADL）は多くの人が親しんでいる。ADLは、世界的に認められた概念であるが、その定義には問題もある。ADLは、さらに細かく、基本的ADLおよび個人的ADL（basic ADL: BADL, personalADL: PADL）と、手段的ADLおよび拡大ADL（instumental ADL: IADL, extended ADL: EADL）に分けられる。しかし、ある活動がこれらのいずれに該当するかという判断（分類）は、職業、組織団体、地域（地理的境界）により異なる。また、ADLの概念は、個人の文脈を無視しており、クライエント中心でなく、意味がないという見方もある。一方、ICF（WHO 2001）では、個人の活動と参加の背景因子が考慮されており、歓迎すべきである。ICFでは、2つの対立するモデル（障害の医学モデルと社会モデル）を統合した生物心理社会的モデルが提示されている。ただし、ICFで提示されている領域（domains）には、作業療法のそれと合致しないものもある。

　作業療法の実践は、作業療法士の哲学や信念（活動や作業についての概念的理解）に加えて、外的な要因（医療・社会的ケアの制度、これまでの伝統、各組織の政策）の影響も受ける。これらの外的な要因は、作業療法士の働き方、アウトカム評価、介入に影響を与える。これにより、研究の方法やエビデンス・ベースにも影響が生じる。

　例えば、高齢者の毎日の活動は加齢により悪化し（Hayaseら 2004）、認知症でその悪化が著しいこと（Oakleyら 2003）を明らかにした研究がある。これらの研究は、実行状況ではなく、能力に注目し、技能（運動、処理）を評価し、それにより作業療法の実践のベースラインとなる情報を提供している。一方、FrickeとUnsworth（2001）は、高齢者と作業療法士では、重要と考える手段的ADLが異なることを明らかにしている。それによると、高齢者はレジャーに関する活動（電話、移動（車の運転を含む）、読書）を優先するのに対し、作業療法士はセルフケアに関する活動（電話、薬の管理、軽い食事の調理）を作業療法のメニューに加える。この研究は、クライエント中心の実践の必要性、意味のある作業の重要性、エビデンス・ベースの強化に役立つアウトカム評価の選択の必要性を示す点で、興味深いものである。

　本書の5章で様々なアウトカム評価が示されたが、その中には従来のADL概念を用いているものもある。一方、作業療法に特化したアウトカム評価も増えている。これらは、クライエント中心の実践や作業従事を評価できるように作成されている。これらについては、Unsworth（2000）、Lawら（2005）、Hemphill-Pearson（2008）、Laver Fawcett（2007）の研究を参照されたい。

　ICFでは、活動と参加の9つの領域（domains）が提示されている。最初の6領域は、「従来」のADLに相当し、「すること」に関連するものである。残りの3領域は、参加に関連するものである。本章では、Box8.1に挙げた領域を考察する。また、作業的均衡にとってスピリチュアリティは重要であり、これについてレスリー・ウィルソンに寄稿してもらった。

Box8.1　ICFによる活動と参加の領域

学習と知識の応用
- 目的をもった感覚的経験
- 基礎的学習
- 知識の応用

一般的な課題と要求
- 単一課題の遂行
- 複数課題の遂行
- 日課の遂行
- ストレスとその他の心理的要求への対処

コミュニケーション

運動・移動
- 姿勢の変換と保持
- 物の運搬・移動・操作
- 歩行
- 階段を昇ること

セルフケア
- 自分の身体を洗うこと
- 身体各部の手入れ
- 排泄
- 更衣
- 食べること
- 飲むこと
- 健康に注意すること

家庭生活
- 必需品の入手
- 家事
- 家庭用品の管理および他者への援助

対人関係
- 基本的な対人関係
- 複雑な対人関係
- よく知らない人との関係
- 公的な関係
- 非公式な関係
- 家族関係
- 親密な関係

主要な生活領域
- 非公式な教育
- 学校教育
- 高等教育
- 報酬を伴う仕事
- 基本的な経済的取引き
- 経済的自給

コミュニティライフ・社会生活・市民生活
- コミュニティライフ
- レクリエーションとレジャー
- 宗教とスピリチュアリティ
- 人権
- 政治活動と市民権

(WHO 2001)

学習と知識の応用

学習と知識の応用の定義

　ICFにおける活動と参加の第1の領域は、「学習と知識の応用」である。学習の能力や応用の技能が低下すると、活動は制限される。また、この第1の領域には、問題解決と意思決定も含まれる(WO 2001)。学習、知識の応用、問題解決、意思決定はいずれも、高齢者の作業療法の介入において重要である。というのも、介入では、新たな技能を学習し、これまでに獲得した技能を修正するからである。また、アセスメント(リハビリテーションの検討など)でも、これらの能力と技能は重要である（介入アプローチの選択に役立つ情報が得られるため）。一方、作業療法士にとっても、学習と知識の応用は重要である。臨床推論には、個々の経験、問題解決、学習の必要性の発見、意思決定、持っている知識の応用が含まれている(MattinglyとFleming 1994)。その際、高齢者をめぐる複雑な状況の中で、どのように決定が行われたかを理解することが重要である。

目的をもった感覚的経験

　感覚的経験には、感覚的情報(インプット)を受け取る身体構造と、これを処理する心身機能が必要である(6章参照)。また、環境は、刺激の提供源として重要である。
　Box8.2では、視覚が不自由な女性の例を取り上げている。彼女は、嗅覚、触覚(手の甲、顔)、聴覚(やかんの沸騰を聞き分ける)など他の感覚を活用している。彼女は、視覚と触覚(末梢部分)を徐々に失ったため、時間をかけてこれらの喪失を補うことが可能であった。一方、他者の関与が、しばしば機能的自立の阻害因子となった。例えば、残存する感覚を活用して生活できるように特別な仕方で住環境を整えていることを知らない不慣れな在宅介護者などである。
　新たな技能の学習や知識の応用を試みる前に、感覚的能力(刺激の受容、処理)を確認す

Box8.2　嗅覚による衣服の判別——ミセス・ウォーカーの場合

　ミセス・ウォーカーは、管理人付きのアパートで独居している。残念ながら、糖尿病の管理不足による重度の視覚障害を抱えて生活している。また末梢神経障害のため指の触覚が失われている。ただし、ミセス・ウォーカーは自立心が強く、問題解決と整理能力に自信を持っている。彼女の部屋では、全てのものが決まった場所に置かれ、位置が分かるようになっている。例えば、カップと皿は同じ棚に、お茶とコーヒーは別の棚に収納され、自分で温かい飲み物を用意することができる。また王立視覚障害者協会 (Royal National Institute for the Blind:RNIB) が提供する福祉用具を利用している。ミセス・ウォーカーの服装は常に完璧であり、私が作業療法士として彼女に関わるようになった当初、介助なしで着替えをしていることに驚いた。本人に尋ねると、衣服を色で分けて収納し、着用する前には臭いを細部まで嗅ぎ、清潔かそうでないかを確認するとのことであった。

ることが重要である。必要に応じた実際的な戦略(補聴器、眼鏡)により、介入は成功する。ただし、こうした戦略によっても、感覚的刺激(インプット)の認識が可能とならない場合、代償的な戦略(他の感覚を用いて適切な反応を生じさせる)が必要である。例えば、ミセス・ウォーカーの場合、カップの水が一杯になるのを見ることができないが、水があふれるのを感知する液面計が発する警告音を聞くことはできる。

基礎的学習

「基礎的学習」は、タイトルに反して、広範囲の学習(模倣から複雑な技能の習得まで)が含まれる。作業療法の開始も、学習から始まる(互いの自己紹介、作業療法の目的の説明)。また、補助装置を処方する場合も、学習が必要である。作業療法士は、最初に使い方を実演し、クライエントの使用の様子を観察し、理解の度合いを確認する。生産品や用具は、クライエントが必要な技能を修得できない場合、使用を中止することもある。

知識の応用

年齢と学習の関係については、2つの対立的な先入観がある。加齢とともに経験と知識は増えるとされる一方(Woodruff-Pak 1997)、一般に高齢者は新たな技能への適応や学習が困難であるとされる。これについては、次節(課題の遂行)で見る。

作業療法士は、高齢者のまわりの全ての関係者の信念や価値観に対して敏感となり、高齢者が学習と知識の応用の機会を最大限に得られるように、作業療法を計画する必要がある。

一般的な課題と要求

単一課題および複数課題の遂行

課題(task)とは何か？　これには様々な解釈がある。辞書では仕事の一部あるいは雑用と定義され、WHOの文書や作業療法の文献でも、様々な解釈がある。ICFでは、課題は、個人が行う活動の構成要素の一つとされる(WHO 2001)。課題の遂行は、課題の複雑性、課題の意味、動機、過去の経験、知識、能力によって左右される。したがって、課題の遂行では、必要な技能(または心身機能)を有すること、学習の能力(新たな技能や課題の)、環境的および個人的文脈(課題を遂行する場)が非常に重要である。作業療法では、様々な場面で、課題を活用する。多くのアセスメント(観察を含む)では、課題の遂行に必要な技能を考察し、クライエントが問題を有する活動の要素を見つける。どの課題を通じてアセスメントを行うかは、それぞれのアセスメントの枠組みにより異なる。

介入の検討では、課題の分析を行う。リハビリテーションのプログラムでは、技能や能力の獲得(または再獲得)を促すため、課題を取り入れ活用する。その際、課題の遂行を促すた

め、介入に意味や価値(「最終目的に達するための手段」)を与えるとよい。一方、課題自体を目標として設定する場合もある。すなわち、クライエントができるようになりたいと思う活動や作業の中に含まれる課題は、介入の重要な目標となる。

課題は、複雑性により分類される。ただし、複雑性の解釈は様々である。例えば、ICFでは、本を読むことは単純な課題とされる。この場合、確かに、必要な運動技能は単純であるが、他方で複雑な認知機能や知覚機能が要求される。ReedとSanderson(1999)によれば、課題の複雑性は、課題に含まれる段階、課題のパターンの数、また計画性・柔軟性・創造性がどれだけ必要かによって決まる。

また、課題には、「閉じた」もの(開始と終了が明確なもの。ドアを開けるなど)と、「開かれた」もの(自転車に乗る、編み物など)がある。「複数課題」は、単純な課題と複雑な課題の両方の同時または順次の遂行である(電話で話をしながらペンを探してメモをとるなど)。

高齢者の課題の遂行の研究では、毎日の生活機能の実行状況ではなく、認知機能や「実験的」な課題の能力に注目することが多い。とはいえ、毎日の課題の遂行に注目した研究も増えている。それらの研究によれば、課題(特に複雑な課題、複数課題)の遂行の成功は、運動の機敏さではなく、認知機能(特に実行機能。問題解決、計画、意思決定など)によって決まる(Carlsonら1999, Cahn-Wienerら2000, Burtonら2007)。したがって、前頭前皮質や後頭-頭頂皮質の老化は、課題の遂行に影響を与える(6章参照)。

課題の遂行(構成要素)のアウトカム評価については、作業療法に特化したアウトカム評価が開発されている。多くの研究では、「現実世界」の課題を評価するのではなく、「実験的」なテスト(実行機能の検査など)が行われている。ただし、5章で紹介したアレン認知機能評価の拡大版(LACLs)(Allenら1992)や、運動とプロセス技能モデル(AMPS)(Fisher 1995)は、毎日の課題や活動を通じた生活機能のアセスメントとして活用しうる。

多くの研究は、「現実世界」の課題を評価するものではないものの、課題の遂行や作業療法の実践に役立つエビデンスや情報を提供している。これらの研究により、例えば、次のことが明らかになっている。

- 高齢者では、課題の実践の機会を若年者より多く与えると、課題の遂行の能力が向上する(Welford 1958)。これは、リハビリテーションだけでなく、高齢者の就職(再就職)プログラム(訓練を行い雇用につなげる)にも役立つ。
- 高齢者は、課題の遂行の維持のため、脳の高度な能力を使う(WardとFrakowiak 2003, Grady 2008)。すなわち、課題の遂行には、多くの集中力や注意力が必要である。
- 高齢者は、若年者とは異なる戦略を用いて、複雑な課題を達成する(CrawfordとChannon 2002)。したがって、作業療法士は、高齢者の個別の戦略(問題解決、実行)に注意する必要がある。
- 高齢者は、前におかしたエラーをその後も繰り返すことにより、エラーを保存する(Hasher

ら 1991)。したがって、エラーを減らすには、課題や活動の遂行のフィードバックが必要であり、フィードバックの時期と頻度が重要である。また、新たな技能を教育する場合、エラーをおかす確率を最小にする工夫が必要である。

- 複数課題の遂行についても検証されており、最近では二重課題の研究が増えている。作業療法士は、会話をしながら日常生活の課題を行える高齢者は、課題を上手に安全に遂行できる場合が多いことを知っておくとよい（Lundin-Olssonら 1997, Bowenら 2001, Vergheseら 2002）。

Muhaidatら(2010)の小規模研究によれば、高齢者は、物を運びながらの歩行が困難であり（特に階段）、また混雑した場所での歩行も困難である。また、性差も見られ、女性は家事の二重課題、男性は屋外活動やスポーツの二重課題が困難となることが多い。この小規模研究は、現実世界のシナリオ（Box8.3のような）を考慮しており興味深い。この研究のように、高齢者にとって困難な課題を明らかにすることは、介入だけでなくアセスメントにおいても重要である。クライエントは、アセスメントでは、普段より多くの注意力を発揮する。しかし、現実に近い状況を設定し、その中で実際に課題を遂行すると、注意力を維持できない。一方、最近の研究で、次のことも明らかになっている。

- 一般に、運動課題と高度な認知課題の同時遂行では、いずれの課題も負の影響を受けない。しかし類似の2つの課題（話すことと地図を読むことなど）を同時に行うと、課題の遂行が悪化する（Haggardら 2000）。
- 高齢者や脳損傷後（脳卒中など）の患者では、二重課題において、運動課題の速度や、認知課題の正確性が低下する（Yardleyら 2001）。
- 認知機能障害では、進行に伴い、二重課題の遂行が徐々に悪化する（Hauerら 2003）。
- 課題の複雑性や課題に要する時間も、二重課題の遂行に影響を与える（Yardleyら 2001, Haggardら 2000）。
- パーキンソン病の患者は、二重課題で、運動課題よりも認知課題を優先させる（Bloemら 2006）。

Box8.3　パーキンソン病——ミセス・ライトの場合

　ミセス・ライトは、直近の入院（パーキンソン病で神経科へ入院）からの帰宅後、地域の治療チームに紹介された。作業療法士と理学療法士が彼女の運動・移動を観察したところ、これらを安全に行える時とそうでない時があることが分かった。ミセス・ライトの場合、個別の課題に比べて、二重課題（歩くことと話すこと）の安定性が低下した。このため、作業療法の介入時に、口頭のフィードバックを最小限に減らした。また、自宅の環境を検証し、家族と相談し、騒がしさや慌ただしさの少ない環境で毎日の活動を遂行するようにした。

日課の遂行

　ICFでは、日課の遂行は、「日々の手続きや義務に必要なことを、計画、管理、達成するために、単純な行為または複雑な行為を遂行すること」と定義されている（WHO 2001, p.130）。一般に、日課は、日常生活の流れの中で決まった位置を占める作業と考えられている（ChristiansenとBaum 1997）。日課は、認知症の患者にとって特に重要である（Alzheimer's Society 2000）。また、日課のコントロールは、超高齢者の生活の質の維持にとって重要とされる。ただし、他者や外的要因（介護施設のケア）によって課される日課は、強制的であり、悪影響をもたらすものとなる（Häggblom-Kronlöfら 2007）。

ストレスとその他の心理的要求への対処

　高齢者のストレスの原因として、感覚の衰え、病気や障害（家族、友人、自分）、疼痛、エネルギーの低下、依存に対する恐れ、身近な家族や友人の死、孤独、孤立、自己管理能力や自律性の低下などがある（Pfeiffer 2002）。

　人的資源や財産には、これらを管理し維持する責任が伴う。多くの高齢者は、家族を介護している（非公式な介護者）。60歳以上の高齢者のうち、200万人が配偶者、兄弟姉妹、親を介護している。また、孫のいる人の4分の1は定期的に孫の世話をしている。一方、アフリカでは危機的な状況が見られ、多くの高齢者が、AIDSで親を亡くした孫の世話をしている。親を亡くした子どもの多くがAIDSに感染しており（United Nations 2002）、この子どもたちの世話をするアフリカの高齢者の負担や責任はあまり知られていない。

　高齢の介護者の中には多くの男性が含まれており、配偶者を介護していることが多い。高齢の男性介護者は、介護の負担が非常に重く（Rossら 2008）、他者の支援を受ける機会が少ない（BakerとRobertson 2008）。Dahlbergら（2007）によれば、介護者の年齢が高いほど介護に要する時間が長くなり、80-89歳の介護者（特に男性）は週50時間以上を介護に費やしている。また、介護者のためのプリンセスロイヤル・トラストの調査（Princess Royal Trust for Carers 2011）によれば、イギリスの高齢の介護者の3分の2が、長期の健康障害（筋骨格疾患、心疾患、がん、うつ病）を有している。また、介護者は自分の健康に配慮する余裕がなく、例えば介護のために診察や定期検診をキャンセルする（Department of Health 2010, Princess Royal Trust for Carers 2011）。われわれの研究でも、高齢の介護者は、社会福祉に不信を持っており、被介護者を施設に入れるのを避けるため、自らが身体的負担を負い、自分の健康状態を顧みないとされる（McIntyreとReynolds 2012）。高齢の介護者については後で詳しく見る。

　多くの高齢者は、過去に戦争や経済不況を経験しており、ストレスや危機を有していても、禁欲的で自助の態度を貫く。高齢者のストレスへの対応は若年者のそれとは異なる（9章参照）。高齢者は、危機（集団的危機、個人的危機）に陥っても支援を求めない傾向にある。

これは、適切な支援が提供されないため、あるいは支援について知らないためと考えられる（Howseら 2005, Ardalanら 2010）。

サマリタンズ（Samaritans 2011）によれば、イギリスとアイルランドでは、高齢者の自殺率は相対的に高い（全自殺者の16％）。イギリスでは、薬の大量摂取により自殺する高齢者が多く、自殺の理由として、身体疾患、死別、人間関係などが多い（Harwoodら 2000, 2006）。

ストレスが身体的症状として表れると、生活機能が低下し、既存疾患が悪化する（Pfeiffer 2002）。したがって、高齢者のための健康増進戦略が必要である。この場合、健康的な生活習慣や安寧の推進によるストレスの防止だけでなく、第二次および第三次の健康増進として、適切な自助グループへの参加、ストレス管理プログラムの提供なども行う必要がある。

コミュニケーション

作業療法士は、高齢者が自信をもって快適にコミュニケーションを行える環境を整える必要がある。またプライバシーと秘密の保護も必要である。コミュニケーションを急がせず、常にクライエント中心の実践を行うべきである。一般に、参加には、他者と関わろうとする意欲、また社会的かかわりを持とうとする動機が必要である。作業療法士は、高齢者に最初に会う時、自分が高齢者にとって知らない人間であることを自覚すべきである。知らない人と関わることは、高齢者にとって困難な活動となりうる（新しい状況や不慣れな文脈は不安や混乱の原因になる）。高齢者は、加齢により経験が増え判断力が向上する一方、安心感という点で弱者である。

コミュニケーションの能力と実行状況を予測する上で重要なのは、年齢よりも、むしろ人生経験と人格である。高齢者の中には、作業療法士と公的な関係を結ぼうとする人もいる。すなわち、作業療法士の役割を明確化し、関係を構造化し、境界を明確にし、契約書（弁護士、銀行、医師との間で作成するような）を作成することもある。一方、家族関係の中に公的な関係の要素を含む文化もある（家族関係の中で特定の行為を期待される）。最近では、多くの施設で、公的な関係をなくす傾向にある。しかし、かえって高齢者は、ざっくばらんでよい状況でも公的な関係を持ち、互いをよく知るようになるまでこれを続ける。作業療法士も、このような公的な関係に組み込まれる場合があるが、「相互尊重」の態度を大切にし、これを出発点としてラポールを形成する必要がある。

高齢者が適切なコミュニケーション手段を得られるようにすることは、作業療法の基本である。すなわち、補聴器の性能の確認、老眼鏡の提供、コミュニケーションを助ける人（通訳者、信頼できる友人、家族）の確保などがこれにあたる。

運動・移動(Mobility)

　ICFでは、運動・移動は、「姿勢あるいは位置を変化させることや、ある場所から他の場所へ乗り移ること(移乗)、物を運び、動かし、操作すること、歩き、走り、昇降すること、さまざまな交通手段を用いることによる移動」と定義されている(WHO 2001, p.138)。

　作業療法士は、クライエントの運動や姿勢の安全性だけでなく、運動の質にも注目する。様々な因子を考慮した上で(必要に応じて治療チームに相談する)、クライエントにとって必要なアプローチ(教育、助言、代償)を決定する。伝統的に、歩行や移乗は理学療法の領域とされ、作業療法士の役割は、クライエントの能力と環境の相互作用に注目し、選択的作業の遂行を促すこととされている。5章のクラク氏(脳卒中)はその典型であり、作業療法士は、環境改善、運動・移動の用具の提供(ベッド、便座、椅子の座面を高くする器具)、問題解決、新たな技能の学習などを行い、様々な作業の遂行に必要な生活機能を促進した。

　運動の遂行には、運動パターンの計画とプログラミングが必要であり、これらは、筋肉群の相反性神経支配、感覚運動フィードフォワードおよびフィードバック、さらに適切な筋緊張、筋肉量、筋力、バランス反応、心血管系および呼吸器系の機能(効率性)、健全な骨および関節を通じて実行される(6、7章参照)。高齢者では、運動・移動に問題が生じる原因の確認が重要であり、正常な老化と病的過程(疾患)を区別する。外傷では、短期の術後予防策(可動性の問題の発生の防止)が重要である。それ以外の疾患(5章の脳卒中、パーキンソン病、変形性関節症を参照)では、以前の運動・移動の能力を回復することは難しい。

　身体活動の推進(全ての年齢層で必要)は、医療専門職にとって、重要な課題となりつつある。というのも、成人および高齢者では、身体活動(歩行、ガーデニングなど)と疾患(心血管疾患、2型糖尿病、肥満、骨疾患、骨折、筋力低下、がん、転倒、うつ病、認知機能障害)が関連性を有することを示すエビデンスが増えているからである(YoungとDinan 2005, US Department of Health and Human Services 2008)。それにも関わらず、2008年のイングランドの健康調査(NHS Information Centre 2009)によれば、16歳以上の男女で、身体活動の推奨基準(1週間の身体活動量)を満たす人は45%を下回り、年齢が上昇するにつれてこの割合は低下する(Box8.4)。したがって、将来、様々な疾患(および続発する障害)が増加することが懸念されるため、医療・社会的ケア政策(アクティブ・エイジングやサクセスフル・エイジングの推進)を強化する必要がある。

　一方、身体活動のプログラムに参加した高齢者は、プログラムを堅苦しいと感じ、失望することが多い。また、5章で見たとおり、転倒リスクを有する高齢者では、転倒予防の介入の受け入れ率が低い。このような高齢者の参加率やアドヒアランスの低さには、高齢者が感じている脅威(自律性やアイデンティティを脅かされる)が関連している(Yardleyら2006)。したがって、転倒予防プログラムのイメージを刷新し、健康的な生活習慣や健やかさを強調するとともに、高齢者の個別のニーズに合わせる必要がある。HardyとGrogan(2009)は、高

> **Box8.4　身体活動の推奨基準**
>
> 成人は30分（またはそれ以上）の身体活動（中等度／高度）を週5回以上行うことが推奨されている（Chief Medical Officers (CMOs) in the UK）。
>
> 推奨基準の達成率
> - 16歳以上の男性　41%
> - 16歳以上の女性　31%
> - 65歳以上の男女　20%
> - 75歳以上の男女　10%
>
> 読者は自分の身体活動の量も調べられたい。
> また、生涯を通じた身体活動については次の文書を参照されたい。
>
> - 米保健福祉省による『身体活動ガイドライン』（諮問委員会の報告書）
>   (US Department of Health and Human Services 2008)
>   http://www.health.gov/paguidelines/pdf/paguide.pdf
> - 英保健省による『スタート・アクティブ、ステイ・アクティブ：イギリスの4カントリーの医療専門官（CMO）4名による身体活動に関する報告書』(Department of Health, Physical Activity, Health Improvement and Protection 2011) http://www.dh.gov.uk/prod_consum_dh/groups/dh_digitalassets/documents/digitalassets/dh_128210.pdf

齢者の身体活動の促進因子と阻害因子を探索し、身体活動プログラムへの参加を促すものとして、動機（健康障害の予防）、若年者に対する優越感（健康や健やかさの点で）、プログラムの楽しさ（年齢に合わせて適切に構成されている）、他者による動機づけ（仲間の影響）、社会的交流の機会の提供を挙げている。この研究の結果は重要であり、身体活動を促す介入（個人、地域社会）を計画する際に考慮すべきである。

姿勢の保持

姿勢の安定は、毎日の生活機能にとって不可欠である。不安定な姿勢による活動の遂行は、振り落とそうとする馬に乗ってゼリーを食べるようなものである。姿勢の保持の容易さは、バランス調整のメカニズム、筋力、関節の可動域によって決まる。例えば、臥位は安定性が高い。これは重心（COG）が低く、支持基底面（BOS）が広く、姿勢を保持するための姿勢制御や筋肉活動がほとんど不要だからである。一方、立位は、重心が高く支持基底面が狭いため、姿勢の保持が容易ではない。重心が上昇し支持基底面が小さくなるほど、バランス能力や神経筋系の機能が重要になる。これらは、毎日の活動の遂行の開始時の姿勢の保持にとっても重要である。

高齢者は、バランス能力が低下するにつれ、より安定した立位や座位を取るようになる（その代償としてしばしば運動・移動の能力が低下する）。例えば、多くの高齢者は、立位で、安定性を高めるため、両下肢を大きく開き（支持基底面が広がる）、股関節と膝関節をやや屈曲する（重心が下がる）。この姿勢で活動を遂行しようとすると、前かがみになり、腰椎が平らになり、胸椎が後弯し、顎と頭部が前方に突き出る。この姿勢は、多くの人が連想する高齢者

（特に超高齢者）のイメージと一致する（Shumway-CookとWoollacott 2012）。この前かがみの姿勢は、脊椎の柔軟性、関節可動域、筋力のいずれもが低下することにより生じる。したがって、身体活動を行うことが少ない高齢者では、早期にこの姿勢が生じる可能性が高い。さらに、この姿勢は、エネルギー効率が悪く、保持に多くの筋肉活動が必要であり、疲れやすく、立っていられる時間が大幅に短くなる。

姿勢の変換

　ICFでは、姿勢の変換は、「ある姿勢をやめること、ある位置から他の位置への移動」とされている（WHO 2001, p.138）。作業療法では、姿勢の変換を「移乗の能力」という。作業療法では、移乗は、個人が姿勢を能動的に変えることである。これに対し、ICFでは、移乗は、「姿勢を変えずにある面から他の面へと移動すること」とされており（WHO 2001, p.140）、混同しやすいため注意が必要である。

　姿勢の変換に影響を与えるものとして、筋力の低下、柔軟性の低下、関節可動域の低下、さらに中枢神経系（CNS）の反応時間の遅れによる正常な運動パターンの妨げなどがある。また、筋硬直と疼痛は、年齢に関係なく、柔軟性の低下や、運動の速度の低下をもたらし、運動戦略（寝返り、ベッドからの起き上がり）の変更を余儀なくさせる（Box8.5参照）。

　姿勢を座位から立位に変換する戦略は重要である。作業療法では、安全な戦略の教示（生体力学の原理を活用し頭部・身体・足の位置を調整する）や、環境改善（ベッド面や肘掛け椅子の座面を高くする）を行う。Shumway-CookとWoollacott（2012）によれば、地域で暮らす65歳以上の高齢者の8%が、座位から立位への姿勢の変換に困難を有する。高齢者は、この姿勢の変換を最適に遂行するため、運動戦略や運動パターンを変更する（筋肉の作用ではなく勢いのような慣性を活用する）。また、複数の生理学的および心理学的プロセスだけに頼るのではなく、外部因子（椅子の座面（高さ、奥行き、硬さ）、肘掛けの有無）を活用するようになる（Lordら 2002）。

　また、床からの起き上がりは、転倒管理において重要である。転倒リスクを有する高齢者の47％以上は、床から起き上がれないとされる（ReeceとSimpson 1996）。床から起き上がれず時間（数分または数時間）が経過する「長時間の臥位」により、低体温、脱水、気管支肺炎、褥瘡、さらに不安や抑うつ状態が生じる（Wildら 1981）。床からの起き上がりの教

Box8.5

　半身麻痺やパーキンソン病の症状を有する高齢者では、身体機能障害により、ベッドで寝返りが困難になる。例えば、5章のミセス・ライト（パーキンソン病）は、ベッドでの寝返りや起き上がりの開始が困難である。一方、クラク氏（脳卒中）は、右半身の協調性が失われ動かすことができないため、寝返りや右半身からベッドに入ることが困難である。

育では、「逆行連鎖化」（backward chaining）などの戦略的テクニックが有用であり、転倒管理プログラムで実施することが望ましい（College of Occupational Therapists 2006）。

物の運搬・移動・操作

　上肢を使って物を取り、運び、操作する能力は、全てのセルフケア、また多くの作業にとって不可欠である。また、上肢には身体保護の役割もある。バランスを崩した際、身体を保護する反応として、上肢により身体を支えようとする（McIlroyとMaki 1994）。このパラシュート反応は、乳幼児で既に見られ、転倒時に身体を外傷から守る。ただし、高齢者（特に女性）に多いコーレス骨折の原因にもなる（Singerら 1998）。

　上肢の機能障害として、肩周囲の軟部組織の加齢変化による、肩関節の自動運動（特に屈曲、外転、外旋、内旋）の可動域の低下がある（Desrosiersら 1995）。この上肢の機能低下は、比較的短期間のうちに発生する。また、暦年齢よりも、身体活動歴がその発生に関与する（Desrosiersら 1999）。

　物の運搬では、姿勢の安定性が低下する。重心が高くなるとともに支持基底面の外へずれ、潜在的に弱っている肩や上肢の筋肉群にさらなる負担が生じるからである。上肢における最も顕著な加齢変化は、手先の器用さの低下である。その原因は、筋肉量の減少、手と目の協調運動の低下、感覚の低下、皮膚の変化（滑りやすくなる）である（Desrosiersら 1999, Ranganathenら 2001）。また、握力は、高齢者の全身の健康や虚弱の指標であるとともに、サルコペニアの目安にもなる（Ashfieldら 2010）。さらに、神経系、筋骨格系、心血管系の加齢変化により、手の機能が低下する場合もある（Carmeliら 2003）。CNSの老化により、物を操作し握るのに時間がかかるようになり、その所要時間は25歳から70歳になるまでに40％長くなる（Shumway-CookとWoollacott 2012）。物の操作や握力の低下は、高齢者の毎日の課題の遂行の能力に影響を与える（びん、牛乳パック、薬びんを開ける）。

　上肢や手の機能を評価するための標準化されたアセスメントは幾つかある。ただし、これらは、高齢者へ適用するための基準値のデータが不十分であり、信頼性と妥当性が検証されておらず、若年者との比較しかできない（Shiffman 1992）。高齢者を考慮して作成されたアセスメントも幾つかあるので、5章のヴァル（コーレス骨折）の項を参照されたい。

　姿勢保持の能力低下が、上肢を使う活動に影響を与えることもある。例えば、座位のバランス能力が低下すると、椅子（または車いす）に座るだけでは姿勢を保持できず、肘掛けをつかんで姿勢を固定しようとする。また、歩行補助具（下肢骨折後に下肢への体重の負荷を減らす、バランス能力の低下で体重を再配分する）を使用すると、上肢を使う活動（物を運ぶ、ドアを開ける）が妨げられるため、他の戦略を考える必要がある。例えば、食器洗いや食事を準備する際、パーチング（座面の高いスツール）を使ったり、物（食べ物、飲み物、その他の物）を運びながら部屋を移動する際、キッチン・ワゴンを使う。

歩行

　イングランドの健康調査によれば、地域で暮らす65歳以上の高齢者の30％以上、また80歳以上の高齢者の50％以上が運動・移動の問題を有する（Department of Health 2000, Iezzoniら2001）。特に、高齢者では、歩行の障害が最も多い。

　歩行障害の原因については様々な見解があり、身体の正常な老化により生じるとする見方や、身体活動の不足により病的変化として生じるとする見方がある（Shumway-CookとWoollacott 2012）。既に見たとおり、生活習慣（運動、栄養）の影響は大きく、「使わなければ機能は失われる」は歩行にもあてはまる。高齢者では、速度の低下、歩幅の狭まり、歩数の減少などの歩行の変化が見られる。身体（構造、機能）の加齢変化が、歩行というきわめて高度な課題に影響を与えるのは当然である。また、前に述べたとおり、二重課題では、歩行機能が低下する。他に、歩行障害の寄与因子として、薬物療法、疼痛、不安、転倒恐怖感、環境などがある。Iezzoniら（2001）によれば、高齢者自身は、運動・移動に問題が生じる原因として、関節炎、筋骨格系疾患、さらに心疾患、脳卒中、転倒を挙げている。

　歩行は、作業の遂行に含まれることが多く、作業療法士にとって重要である。クライエントは、別の作業（買物、トイレに行く、洗濯物をロープに干す）を遂行するため、歩行ができるようになることを望む。多くのアセスメントでは、個人的ADLの項目に、セルフケアとともに運動・移動（すなわち歩行）が含まれているが、歩行が必要な理由までは問わない。したがって、活動の遂行の文脈の中で歩行を考察する必要がある。それにより、より詳細に歩行の能力（距離、速度、場所、機会）を評価することができる。例えば、屋内の歩行と屋外の平坦でない地面の歩行では、必要な身体機能（視覚、バランス能力）が異なる。高齢者では、屋外の歩行への恐怖感が報告されるが、その原因は、筋骨格系疾患や歩行の遅さだけでなく、歩道の状態の悪さ、起伏、坂道、交通量の多さもある（Rantakokkoら2009）。また、多くの場合、高齢者の歩行速度は、横断歩道（信号あり）を渡りきるのに必要な速度よりも遅い（Knoblauchら1996）。横断歩道の歩行の速度は、歩行補助具の使用、傾斜、道幅、交通量によっても影響を受ける。横断歩道は、高齢者の屋外の歩行に対する不安の一因となっている。

階段を昇ること

　階段での転倒は、自宅の事故で最も多く、階段の昇りよりも降りで発生しやすい（Vergheseら2008）。イングランドでは、高齢者の10％が階段を昇ることが困難であるとされる（Office for National Statistics 2002）。

　階段の昇降は、歩行と同様の運動パターン（遊脚期と立脚期のパターン）を有する。ただし、階段の昇降では、下肢の関節可動域と筋力が必要であり、昇りでは、膝を伸展した下肢を使って身体を上方へ運び、降りでは、膝を屈曲した下肢で身体を支える。高齢者では下肢の筋力が低下するため、階段の昇降が困難または不可能となり、非常に危険である。階段

の昇降の戦略では、感覚的情報（特に視覚的手がかり）が重要である（Shumway-Cookと Woollacott 2012）。

> **Box8.6　運動・移動の考察**
> 身近な高齢者や5章の症例を通じて次の問題を考察されたい。
> - 運動・移動の促進因子（個人的因子、外的因子）は何か
> - 阻害因子となりうるものは何か
> - 高齢者の潜在的能力の活用のため、作業療法士や治療チームができることは何か
> - 何らかの健康増進の戦略（個人、集団）は行われているか

セルフケア

　運動は個人と環境の物理的な相互作用であるのに対し、セルフケアは個人とその身体に関わる領域である。ICFでは、セルフケアの活動として、洗うこと、身体各部の手入れ、排泄、更衣、食べること、飲むこと、健康に注意することが提示されている（WHO 2001）。

　アメリカのメディケアを受けている高齢者についての最近の調査によれば、65歳以上の高齢者の28%がセルフケアの活動に問題を有しており、地域で暮らす高齢者の7%が3つ以上の問題を有している（Federal Interagency Forum on Aging-related Statistics 2010）。セルフケアの問題は、身体的障害によってだけでなく、精神疾患（5章参照）によっても生じる。一般に、成人はセルフケア（基本的ADLおよび個人的ADL）の自立を有するものとされており、作業療法でも自立の努力が重要とされてきた。しかし、全てのクライエントが自立を望むわけではなく、文化の違い（GibbsとBarnitt 1999）、恐怖や不安（再転倒）、過保護な世話人の存在、離脱の思想（2章の老化理論を参照）により、自立を望まない場合もある（SirkkaとBränholm 2003）。

　高齢者は、急性期病棟への入院中に、セルフケアや運動・移動に問題を有するようになることもある。例えば、オーストラリアで行われた2つの小規模研究は、外傷や外科的治療のため急性期病棟に入院した高齢者への作業療法（作業（特にセルフケア）の遂行能力を高め、退院時に機能が低下しないようにする）について検証している（EyresとUnsworth 2005, O'Brienら 2012）。また、Landa-GonzalezとMolnar（2012）は、アメリカの地域で暮らす関節炎の高齢者への作業的介入（セルフケアを含む）について検証している。これらの研究はいずれも、高齢者のセルフケアの活動や生活の質が改善されたと結論づけている。これらの研究は小規模であるものの、高齢者のサクセスフル・エイジングのためには、作業の遂行に焦点をあてた介入が必要であることを強調している点で重要である。

自分の身体を洗うこと（洗体）

　どのくらいの頻度で身体を洗うか？　これはぶしつけな質問であるが、社会的に受容されるには、清潔であることは必要である。一方、身体を洗うことの意義も重要である。ICFでは、自分の身体を洗うこととして、シャワーを浴びること、入浴することが挙げている。作業療法サービス（入浴）を受けた多くの人は、水に浸かることには、スピリチュアリティ、リラックス、鎮痛、浄化の効果があるとしている（Gooch 2003）。このように入浴という作業には様々な意味があるにも関わらず、作業療法サービスの提供の基準では、個人の清潔性という意味だけが強調されており、サービスの利用者と提供者の間に齟齬がある。

　一方、入浴は危険を伴う活動でもある（特に高齢者）。王立事故防止協会（RoSPA）（2002）、GooptuとMulley（1994）によれば、入浴には、火傷、転倒（および溺水）、浴槽から出られなくなるなどのリスクがあり、これにより褥瘡、低体温、心理学的な後遺症が生じることもある。これらは、高齢者が有する機能障害だけでなく、環境中の阻害因子（浴室の構造、室温調節、補助装置や警報器の未設置または不適切な設置）の存在をも示唆する。また、多くの場合、入浴のアセスメントは、水のない状態でのシミュレーションによる能力（capacity）のアセスメントであるが、クライエントの自宅で浴槽に水を入れた状態で行う入浴の実行状況（performance）のアセスメントも必要である（Gooch 2003）。

身体各部の手入れ

　ICFでは、身体各部の手入れは、洗って乾かすこと以上の手入れをすることとされている。高齢者が皮膚、髪、爪などの手入れをするという一般的イメージ（マスメディアなど）がないため、作業療法（介入、ADLのアセスメント）でも、身体各部の手入れは重視されていない。従来、皮膚、足、歯の手入れは作業療法の対象ではないとされてきたが、7章でも見たとおり、これらは作業の遂行に直接的・間接的な影響を与える。例えば、高齢者では、足のケア（足の爪など）を怠ると、バランス能力の低下や転倒が生じることがある（Burnsら 2002）。また、末梢神経障害や糖尿病を有する高齢者では、作業療法において、足のアセスメントを行い、足に合った靴や靴下の着用の助言（クライエント、介護者）を行うことが望ましい。このように、作業療法士は、高齢者に身体各部の手入れを促す責任がある。

排泄

　排泄は、様々な能力（運動・移動、移乗、更衣）および身体の構造・機能（排尿・排便の調節）を必要とする複雑な活動である。先に本章でも排泄に関連する問題について述べ、7章でも排尿・排便に関する問題を見た。排泄の問題により、社会的活動やレジャー活動への参加を制約されている高齢者は多い。というのも、運動・移動の問題を有すると、公衆トイレを使えないからである（環境の阻害因子）。また、介護施設では、排泄に問題を有する高齢者の割

合(46%)が高い(Department of Health 2000)。排泄の自立を失うと、プライバシーおよび尊厳が失われる(幼児返りと見られるため)。

更衣

　ICFでは、更衣は、衣服や履き物を着脱する行為とされている(WHO 2001)。更衣は、多くの下位課題を含む複雑な活動であり、様々な身体の構造・機能を必要とする。気候、文化、時に合った適切な衣服の選択(何を着るかの決定)は重要である。これは、複数の段階を経て行われる複雑な活動である。衣服の物理的な操作の困難は見つけやすい。作業療法士にとって難しいのは、認知、知覚、情動の障害により生じる問題を見つけることである。更衣は複雑な活動であり、認知機能(注意の維持および選択)に加えて、実行機能が必要である。6章で見たとおり、これらの機能は、アルツハイマー病、学習障害、脳卒中、パーキンソン病で著しく障害される(Belleliら 2002)。また、脳卒中後の空間無視(麻痺側の更衣ができない)や失行(順序立てて更衣ができない)も、更衣に影響を与える(Walkerら 2003)。

　作業療法士に求められるのは、いつどんな支援が必要かを見きわめる技能である。例えば、心血管系疾患や呼吸器疾患を有する高齢者では、エネルギー保存のテクニックを教える。また、必要に応じて、介護者の支援(物理的、言語的)も行う。一方、代償的テクニックとして、更衣の補助具を活用すると、様々な困難(衣服を取る・つかむ、ボタンの留め外し、ファスナーの開け閉め)を克服できる。また、着用する衣服の型を変更することもある。体力や認知機能が低下している場合、軽く、ストレッチ性があり、ボタンやファスナーの少ない衣服を着用するとよい。

食べること、飲むこと

　ICFでは、食べることと飲むことは、別のカテゴリーに分けられている。これに対して、アメリカ作業療法協会の『作業療法実践枠組み』などの分類では、飲むことは食べることに含まれている(American Occupational Therapy Association 2008)。ICFでは、食べることと飲むことは、単に食物や飲み物を口まで運ぶことではなく、より広く、食物や飲み物を消費する過程の全体ととらえられている(WHO 2001)。

　介護施設では、食べることと飲むことに問題を有する高齢者が多い(Department of Health 2010)。Jacobssonら(2000)によれば、脳卒中後の高齢者では次の問題が見られる。

- ものが喉に詰まることへの恐怖
- 口内と喉の不快感
- 食物から受ける不快感
- コップから飲むことができないことによる口渇
- 外見への羞恥(よだれ、顔面まひ)
- ベッドで食事をすることのふがいなさ

● 手先の器用さの低下によるぎこちなさ

　老年期には、栄養、歯の状態、嚥下機能が良好であることが必要である（7章参照）。また、サクセスフル・エイジングのため、健康的な食事を取ることが望ましい（2章参照）。老年期の良質な食事は、疾患リスクの低下や疾患の管理に役立ち（心疾患、がん、糖尿病、脳卒中、骨粗鬆症。これらは高齢者の死亡や障害の主因となっている）、さらに自立の維持を可能にする。

　最近になり、高齢者の栄養状態への無関心が指摘されるようになっている。実際、高齢者の栄養不良（肥満も含む）の割合は高い。病院では意識が高まっている一方（病院における65歳以上の栄養不良は14%）、地域で暮らす高齢者の15-40%が栄養不良との報告もある。地域で暮らす高齢者では、社会的孤立、貧困、店へのアクセスの制限、知識（調理、料理、栄養）の欠如が、栄養不良の寄与因子となる。一方、病院や施設では、選択の制限、見た目の悪さ、硬直的な食事時間が、栄養不良の寄与因子となる。その他の栄養不良の危険因子として、食事の時間の配分が不十分である、介助がない、義歯がない、歯の状態が悪い、手を伸ばして食物を取ることができない、包装を開けられない、スプーンやフォークを使えない、個人的な事情を有する（特定の栄養素を食べられない、宗教的・文化的な理由で食べられない）などがある（European Nutrition for Health Alliance 2005, Hickson 2006, Age Concern 2010）。

　作業療法士は、あらゆる側面から、高齢者の健康的な食事へのアクセスおよび管理を考える必要がある（栄養のバランスのとれた食事の計画および入手、調理、保存、摂食、食べること）。食べることの困難は、身体的障害を有する高齢者だけの問題ではない。例えば、後期の認知症では、食物への無関心や咀嚼および嚥下の困難により、栄養不良が生じる。認知症の高齢者の動機、選択、参加を促す様々な試み（写真つきのメニューカードを使う、食べる物を自分で選択する、自分で料理する）が報告されている（Clarke 2009）。また、高齢者のための料理グループ（「朝食グループ」など）も人気があり増えている。

　摂食および食べることは、多職種チームが協力して取り組むべき活動の一つである。言語療法士と理学療法士は、嚥下や姿勢に関わる身体の構造・機能（筋緊張、反射、感覚）に対応する。看護師と栄養士は、栄養や消化の問題に対応する。作業療法士は、活動や環境の問題（姿勢、代償的テクニック、補助器具）に対応する。このように、食べることと飲むことは、ICFを枠組みとして活用することで多職種チームのメンバーの役割を明確化しうる典型的な活動である。

健康に注意すること

　健康に注意することは、WHOのアクティブ・エイジング政策や健康増進のエートスの中心部分をなす（WHO 2002a）。医療専門職は、高齢者が、健康的な生活習慣の促進に役立つ情報や資源にアクセスする機会、また健康的な環境の中で生活する機会を得られるようにする必要がある。最近では、健康的な生活習慣は、より広い意味で理解されるようになっている。かつては、セルフケアの自立（補助具の使用も含む）が、健康の重要な指標とされてい

た。ICFでは、健康に注意することの構成要素として、次の3つが挙げられている。

- 身体的快適性の確保
- 食事や体調の管理
- 健康の維持

　高齢者の身体的快適性の確保を妨げるものは何か？　通常、不快は、痛みや感覚変化を通じて感じられる。したがって、感覚（特に触覚）が障害されると、不快を知覚する能力が障害される。作業療法士は、特に、長期にわたり不動の状態にある高齢者の褥瘡ケアを行う責任がある。すなわち、車いすを使う高齢者へのクッションの処方や、皮膚ケアや褥瘡ケアの教育（高齢者、家族、介護者）を行う。また、不快は温度により生じることもあるため、自宅の環境のアセスメントで、室温や換気を評価する必要がある（9章参照）。

　身体的運動および良好な栄養から得られる利益は、生涯を通じて重要である。MacCarterとKelley（1993）によれば、これらは、疾患を予防するだけでなく、生物学的年齢を若くし、健康に過ごせる時期を延長する（10-20年）。本章でこれまでに述べたとおり、年齢は、身体的運動の阻害因子ではない。また、最近の老化理論（2章参照）によれば、身体活動の減少は、必ずしも正常な老化により生じる不可避なものではなく、むしろ慢性疾患により生じる。したがって、生涯を通じた（老年期も含む）身体活動の維持または増加は、活動や参加の維持、また障害の発生の減少および延期をもたらす（Penninxら2001）。様々な研究により、高齢者では、定期的な運動により、疾患リスクが低下することが明らかとなっている。運動によりリスクが低下するのは、心疾患（Mansonら2002）、骨粗鬆症と2型糖尿病（インスリン非依存性糖尿病：NIDDM）（YoungとDinan 1994）、認知機能の低下（Yaffeら2001）であり、うつ症状も改善する（Matherら2002）。前に述べたとおり、30分間の中等度の運動を週5回行うことが推奨されている。中等度の運動として、階段を昇ること、家事、ガーデニング、重量あげ、車いすの使用などがあるが、最もよく行われるのはウォーキングである。ただし、ウォーキングには適切な環境（安全、歩きやすい、健康的）が必要であり（WHO 2002b）、イギリスの多くの自治体は、健康増進政策の一環として、歩道や遊歩道を整備し、様々な身体活動のプログラムを実施している。作業療法士も、地域の健康と安寧について考えるべきであり、地域の環境をアセスメントし（照明、道路の設備（標識など）、歩道の平坦さ）、屋外における運動・移動や参加（社会的活動、地域活動）を促進するものであるかを確認する必要がある。

　良質な食事および定期的な運動は、健康の維持だけでなく、疾患や障害の発生の防止に役立つ。一方、多くの高齢者は、障害や疾患の治療のため、薬物療法を受けており、加齢に伴いその割合は増加する。イングランドの健康調査（Department of Health 2000）によれば、高齢者の80％以上は定期的な薬の処方を受けており、また75歳以上の高齢者の35％は1日に4種類以上の薬（多剤投与）を使用している。疾患の症状を和らげるためとはいえ、高齢者の薬物療法（特に多剤投与）は多くの危険を伴う。多剤投与では、用法の複雑化

（量、回数、時間）、複数の薬の相互作用、副作用、市販薬の誤用が生じうるため、死亡、再入院、転倒のリスクが高まる（Miltonら 2008）。また、高齢者の薬物療法には、次の問題もある（Department of Health 2001, Miltonら 2008）。

- 加齢による腎機能低下のため、通常の治療用量で毒性が生じやすくなり、その結果として処方された用量が不適切になる
- 不適切な処方（禁忌薬、副作用が生じる用量）とその結果
- 睡眠薬や利尿薬により低血圧が生じ、転倒リスクが高まる
- 非ステロイド性抗炎症薬（NSAIDs）による消化管出血
- ベンゾジアゼピン系薬による姿勢動揺の増加および転倒リスクの上昇
- 適量および有効量を下回る過少投与
- 本人による不適切な使用（過量または過少投与）
- 不適切で無駄な反復投与
- GP（家庭医）の診療（外科治療、薬物治療）へのアクセスが困難
- 薬の説明書を読めないまたは理解できない、薬を開封できない
- 複数の併存症を有するため、複数の処方者から薬の処方を受けている

高齢者の健康を維持するため、次の実践的戦略を推奨すべきである。すなわち、健康的な生活習慣、定期的な運動、健康的な食事、禁煙、過剰な飲酒の中止、自宅環境の安全化による転倒の防止、社会的支援や福祉給付金についての助言、予防接種（インフルエンザワクチン）、死別後のカウンセリング、血圧監視、薬物療法の定期的な見直しなどである（British Geriatric Society 2002）。ただし、これらは、高齢者の自覚と動機（健康的で安全な生活習慣の維持）に大きく左右されるため、作業療法士は、高齢者の「健康に注意すること」を支援する必要があ

Box8.7　作業の遂行と薬物療法

薬物療法は作業の遂行に影響を与えることがある。したがって、作業療法士は、高齢者がどんな薬物療法を受けているか（いつ、どんな方法で）を考慮する必要がある。具体的には次の点を確認する。

- 指示どおりに薬を使用しているか
- 投薬の内容を理解しているか、必要な量を使用しているか
- 薬を開封できるか（びん、箱、PTP包装）
- 投薬の必要性を認識しているか
- 定期的に投薬内容の見直しが行われているか（4剤以上で半年に1回、1-3剤で年に1回）、誰が行っているか

5章のミセス・ライト（パーキンソン病）を参照し、薬物療法の役割（オン・オフ現象を和らげる）、作業の遂行に与える影響を考察されたい（ミセス・ライトが有する問題は何か？　作業療法士はこれに対してどんな目的でどのようにして関与しうるか？）。

る(Box8.7参照)。また、高齢者の健康的な生活習慣の選択を支援するには、高齢者が健康をどのように考えているかを理解する必要がある。MillerとIirs(2002)は、高齢者45人を調査し(フォーカスグループのインタビュー、質問票)、彼らの健康と安寧についての考えを探っている。その結果、老年期の健康とは、「機能的自立、セルフケアによる病気の管理、肯定的な生活の展望、個人としての成長、社会への貢献」であり、高齢者にとって健康とは疾患を有さないこと以上のものであることが分かった。また、意味のある作業は健康を増進することが確認され、健康増進プログラムの領域を運動と食事からさらに拡大することが望ましいとされた。

家庭生活

家庭は、日常生活を営む場所であり、より広範なネットワーク(地域、社会)の基盤となる(3章参照)。ICFでは、家庭生活には次のものが含まれるとされている。

「住居、食料、衣服、その他の必需品を入手したり、掃除や修繕をしたり、個人的にその他の家庭用品を手入れすることや、他者を支援すること」(WHO 2001)

多くの高齢者は、慣れ親しんだ環境(既知の社会的つながりやリソースが存する)で老いることを望む(Cookら2007)。Peelら(2007)によれば、高齢者は、施設で5年以上暮らすと、利用可能な心理社会的リソースが増える。イギリスの歴代の政府は、高齢者が出来るだけ長く自宅で暮らすことを重視してきた。これは国際的に「エージング・イン・プレイス」(ageing in place)として知られる(SixsmithとSixsmith 2008)。家庭という環境は、セルフケア活動を行う私的空間、休息のための避難場所、家族が交流する共有空間と定義しうる。

作業療法では、高齢者の家庭の環境への介入として、補助用具の提供、物理的環境の改善、公式の介護者(自宅での安全な生活を助ける)の手配を行う(9章参照)。これらの介入は、建物としての家に注目して行う。すなわち、サクセスフル・エイジングを実現する上で、住宅環境がどんな意味を持ち、高齢者に何をもたらすかを考察する。多くの高齢者にとって、自宅は、アイデンティティや自律性の感覚を強めるもの、家族や友人との思い出やつながりが刻まれたもの、象徴的な存在(自立、自由、安全)である(Dahlin-Ivanoffら2007, Haakら2007)。高齢者にとって、自宅は、毎日の日課や習慣を通じて自分の能力を確認し、意思決定や日常生活の管理を通じて挑戦やリスクを取る機会を与えられる機能的な場所である。一方、高齢者は、補助用具の提供、大切にしてきた物の処分、自宅でケアを受けることを、能力の低下、自律性の喪失、日課の喪失と考える場合があり(Dahlin-Ivanoffら2007, Haakら2007)、これにより自宅への愛着を脅かされることもある。したがって、サクセスフル・エイジングの実現のため、高齢者の自宅の作業のアセスメントでは、どのようにして、目的に合った適切な構造の自宅において、日常生活の管理および自律性の保持を継続できるかを考察する必要がある。

物品とサービスの入手

高齢者は様々な公的サービスや給付金を受ける権利を有する。サービスの内容や受給基準はめまぐるしく変化し、不適切なサービス（高齢者の依存性を高め障害を生じさせる）は廃止される。一方、多くの高齢者は、食材や日用品の入手、金融取引、自宅の改修、社会的行事（コミュニティセンターによる）への参加のため、地域の店を利用する。地域環境の変化は、高齢者の自己効力感や自立の感情を低下させ、サクセスフル・エイジングの実現に影響を与える。高齢者の生活圏を縮小させる因子のうち、明らかな因子として、地域の店の閉店、地域における様々なサービスの廃止、利用可能な交通機関の減少などがある。一方、明らかでない因子として、高齢者のニーズに合わない品揃え、馴染みのない郊外のショッピングセンター、売り場面積の広いスーパーマーケットなどがある。高齢者では、これらにより、不安、疲労、疎外感が生じる。インターネットを使用する高齢者の増加（9章参照）は、高齢者のアクセス（情報、サービス）の改善を意味する。他方で、コンピューターを使えない高齢者への差別や、地域社会における社会的交流の機会の減少が生じる。

家事

調理

加齢とともに、必要な栄養素は変化する。不適切な食物や水分の摂取は、様々な症状を引き起こす。これらについては前に述べたとおりである。作業療法士は、何を摂取するかだけでなく、どのように摂取するかにも注意する必要がある。自宅のアセスメントは、食べることと飲むことに関する日課を探る良い機会である。調理に関する日課や習慣は、文化によって規定されたり、何らかの問題解決の戦略の影響を受けることもある（GibbsとBarnitt 1999）。

調理では、複雑性を評価する。評価の方法は様々であるが、長期的な目標（達成可能なもの）に応じて評価の方法を選択する。調理は、時間が長いほど、複雑性が増し、負担も増大する。

Creek（1996）、FairとBarnitt（1999）は、お茶をいれる活動を検証し、その複雑性および文化・地域・世代による相違（これらは作業療法のアセスメントでも考慮する必要がある）を明らかにしている。Creek（1996）は、作業療法士は、お茶をいれる活動の成果ではなく、過程に注目すべきであるとしている。これは、多くの日常活動の評価にあてはまる原則である（例えば、更衣など、その遂行に身体の構造・機能と文脈（個人的、環境的）の相互作用を要する複雑な課題）。活動の遂行の過程の考察により、問題を有する領域が見つかり、また様々な問題の分析（遂行を妨げる問題の特定、将来的な問題の予防）が可能である。

家庭用品の管理

　作業療法のアセスメントでは、家庭用品の管理を直接的に観察することはまれである。ただし、クライエント中心のアプローチにより、優先順位の高いものが明らかになる。身体機能の障害により、家事にも影響が生じる。例えば、失禁や摂食の困難により、洗濯の回数が増え、毎日の寝具の交換が必要になる。また、運動障害により、掃除や、家電の使用が困難になる。例えば、掃除機の使用、調理器具の操作、ゴミ捨てが困難になり(SirkkaとBränholm 2003)、電球の交換や庭の手入れも出来なくなる。

他者への援助

　ここでは、他者の介護という高齢者の役割について見る。これまでに見たとおり、多くの高齢者は他者(多くは配偶者)への援助を行っている。ここでは、特に、家族や友人の介護の否定的側面と肯定的側面について見る。非公式の介護者として介護を行っている人の正確な数は分かっていない。彼らの多くは、介護を自分の役割(配偶者、パートナー、親、兄弟姉妹、友人)の延長と見ており、自分を介護者と考えていない。また、様々な理由(被介護者が偏見を持たれやすい疾患を有する、被介護者との関係が複雑である)により、介護を隠そうとする人もいる(Department of Health 2010, Knochelら 2011)。

　介護の定義や概念は様々である。イギリス政府が実施している調査の中でも定義が異なっている(Box8.8)。

　UK Census (2001)のデータによれば、イギリス国民の10%(590万人)が介護者である(Dahlbergら 2007)。また、2002年に行われたエイジングに関する縦断調査(English Longitudinal Survey of Ageing:ELSA)によれば、52歳以上の10%が介護者であり、そのうち39%が配偶者の介護、34%が親(義父母を含む)の介護を行っている(Rossら 2008, Vlachantoni 2010)。

　前に述べたとおり、高齢の介護者の負担は大きく、主観的な負担(介護者としての感情、態度、情動的反応)と、客観的な負担(具体的な事象、身体的ケア)を有する(MorganとLaing 1991)。認知症の配偶者を介護する高齢者の80%は、何らかの介護の負担を有するとされる(Ettersら 2007)。Rossら(2008)は、ELSAの調査結果を分析しており、それによれば、

Box8.8　介護の諸定義
- 過去1週間に他者に対して自発的に行った支援(HydeとJanevic 2004)
- 無償で家族、隣人、他者(病人、障害者、高齢者)を世話すること(Office of National Statistics 2006)

被介護者の健康、個人的ADLの自立、疼痛は、介護者（配偶者）のQOLに影響を与えないが、被介護者の手段的ADL（主に地域生活および統合）の自立の低下、記憶機能の低下は、介護者（配偶者）のQOLに影響を与える。多くの場合、介護の負担は、被介護者によってではなく、社会的支援の利用の有無により生じる（Zaritら1980）。一方、介護の受け止め方には、性差や立場（配偶者、子）による相違がある。GrahamとBassett（2006）によれば、介護を肯定的に受けとめる高齢者も多く、介護は介護者の能力を高める側面（エンパワーメント、イネーブリング）を有するとされる。配偶者を介護する高齢者の多くは、介護を、夫婦の役割や関係の延長ととらえている。例えば、認知症の妻を介護する夫は、これまでの夫婦としての生活の維持に努力し、認知症の夫を介護する妻は、夫が認知能力の低下に気づかないように努力するとされる（PerryとO'Connor 2002）。

国際的な政策やガイドラインでも、介護者について言及され、介護者の人権、尊厳、安全、健康、安寧を尊重すべきであるとの原則が提示されている。Box8.9のとおり、イギリスとオーストラリアでは、ケアラ戦略が策定されている。

Box8.9　イギリスとオーストラリアのケアラ戦略

オーストラリア連邦生産性委員会による『全国ケアラ戦略』（National Carer Strategy）（Australian Government 2011) http://www.fahcsia.gov.au/sites/default/files/documents/06_2012/national_carer_strategy.pdf [accessed 20.07.2012]

英保健省による『新全国ケアラ戦略』（Recognised, Valued and Supported: Next steps for the Carers' Strategy）（Department of Health 2010) http://www.dh.gov.uk/prod_consum_dh/groups/dh_digitalassets/@dh/@en/documents/digitalasset/dh_122393.pdf [accessed 20.07.2012]

対人関係

ICF（WHO 2001）では、対人関係は、状況に見合った社会的に適切な方法を用いて、人々（家族、友人、恋人、よく知らない人）と、基本的で複雑な相互関係を持つこととされている。これまでに、公的な関係（本章のコミュニケーションの項）や友人関係（3章）について見たが、ここではパートナーとの関係について見る。

WHO（2002a）によれば、高齢者に対する差別的な神話として、高齢者は無性であるとか、異性愛者であるなどと言われる。作業療法の実践において、親密な関係（特に高齢者間の性的関係）を考察し対処することは少ない。加齢により性機能に変化が生じるが、これにより高齢者が性的な活動や親密な関係から排除されるわけではない。医療専門職は、性は高齢者の優先事項ではないという前提に立っており、高齢者の性について話し合うことはない。特に介護施設では、医療従事者はジレンマ（高齢者の人権を侵害しないことと脆弱な高齢者

を保護することのジレンマ)に直面する。介護施設の環境(共有空間が多く私的空間が制限される)により、親密な関係を持つことを望む入居者は困難を抱えている(Royal College of Nursing 2011)。

一方、LGBT(レズビアン、ゲイ、バイセクシュアル、トランスジェンダー)の高齢者は異性愛の高齢者と同じニーズや条件を有するという前提に立ってはならない(Knochelら 2010)。両者は同様の問題を有するが、相違もある。パートナーとの関係を法的に認められない場合、給付金、年金、サービスの受給が制限される(Age UK 2010)。パートナーを介護するLGBTの高齢者は、差別や烙印を恐れ、支援(実家の家族、地域、介護施設)を求めない傾向にある(Age Concern 2010, Hughesら 2011, Knochelら 2011)。アメリカで行われたHughesら(2011)の調査やKnochelら(2011)の調査によれば、地域サービスは、LGBTのニーズに合わないものが多く、LGBTへの対応の必要性を認識していないことも多い。また、LGBT間でも差別的な態度が見られるとされ、LGBTの高齢者を助ける支援が不足している(Heaphy 2007, Hughesら 2011)。

サクセスフル・エイジングにおいて、高齢者の性的関係を認め理解し、高齢者を適切に導くことは重要である。多くの組織団体は、専門職向けのガイドラインを作成し、高齢者の生活の重要部分をなす性的関係を無視してはならないとしている(Box8.10)。これらのガイドラインは、作業療法士にとっても重要であり、作業的公正の実現に役立つ。

高齢者(特に毎日の活動を他者に依存している虚弱な高齢者)の作業療法において、心情的関係(カップル、家族)は、重要な因子である。クライエント中心の支援では、その趣旨に反して、高齢者を文脈(パートナーや家族との関係)から切り離し、孤立した存在として考察しがちである。高齢者の生活機能や自立性が低下すると、配偶者、パートナー、家族は、高齢者の介護、監視、監督を期待される。一方、高齢のカップルへの介入やサービスでは、カップル単位で考える必要性が認められつつある(高齢のカップルでは相互依存が見られるため。特に介護者が高齢であり自身も疾患を有する場合)(McIntyreとReynolds 2012)。オーストラリアの全国ケアラ戦略によれば、介護は介護者と被介護者の相互関係であり、個人的ニー

Box8.10 高齢者の親密な関係についての専門職向けのガイダンス

『オープニング・ドア:レズビアンおよびゲイの高齢者に関わる人のために』(Age Concern 2002) http://www.ageuk.org.uk/documents/en-gb/for-professionals/equality-and-human-rights/gpg115_opening_doors_working_with_older_lesbians_and_gay_men_2001_pro.pdf?dtrk=true [accessed 18.07.2012]

『老人ホームにおける高齢者の性、セクシュアリティ、親密な関係』(王立看護協会による議論および看護師向けのガイダンス)(Royal College of Nursing 2007) http://www.rcn.org.uk/_data/assets/pdf_file/0011/399323/004136.pdf [accessed 18.07.2012]

ズに答える必要がある一方、両者は相互依存しているため、生活状況の変化により、一方のニーズが変化すると、他方のニーズも変化する(Australian Government 2011)。「カップル単位」(couplehood) (Kaplan 2001, Hellströmら 2005)で見ることにより、作業療法士は、高齢のカップルの双方の支援およびニーズを把握することができる。

教育、仕事、雇用

　教育、仕事、雇用は、作業療法でいう「生産性」に相当する。高齢者は、仕事を退職し教育を終了した人々である。しかし、高齢化が進み、差別禁止の法律が整えられ、財政難とされる今日、高齢者はより長く働くことが求められている。また生涯学習の重要性も広く認められている。高齢者は、協調性、意欲、貴重な知識と経験の蓄積を有する社会資本と見られるようになっている。高齢者自身にとっても、働くことは、認知機能の改善をもたらす(Biggsら 2012)。一方、肉体労働に従事する高齢者にとって、労働環境は厳しい(高齢者は、動作が遅く、身体的健全性が低下し、新しいテクニックに疎いとされるため)(Gibb 2008)。

　生涯学習には様々な形がある。高齢者が働き続けるには、新たな技能やテクニックの訓練が必要である。高齢者は新たな技能を学習できないという先入観が広がっている(Biggsら 2012)。しかし、これまでに見たとおり、高齢者は、新たな技能や情報を学習する能力を有する。ただし、学習を成功させるためには、様々な戦略が必要である。

　WithnallとThompson(2003)によれば、高齢者は、自己満足、知的刺激、楽しみのため、様々な機会を利用して学習したいと考えている。公的機関(大学、社会人教育)で学習する高齢者もいれば、第三期の大学(University of the Third Age: U3A)に参加する高齢者もいる。U3Aは、高齢者の学習ニーズに答えるため、1973年にフランスで始まり、世界に広がっている。多くの欧州諸国のU3Aは大学と連携しているが、イギリスのU3Aは会員により運営されている。最近では、オンラインのU3Aも開設され、孤立した環境にある高齢者でも学習、ネットワークへの参加、学習資料へのアクセスが可能になっている。

　多くの高齢者は、退職後も、ボランティアを通じて、生産的な役割に従事している。75歳以下の高齢者の約40％は定期的にボランティアを行っているとされる。ボランティアは、役割、自尊心、自己効力感、社会的ネットワークのいずれをも増強し、他の社会的活動に比べて、より多くの利益をもたらすとされる。ボランティアは、自己評価(健康、生活機能)の向上をもたらし、サクセスフル・エイジングに寄与するとされる。ただし、その寄与は、対処戦略や心理社会的資源の改善によるのか、あるい死亡率や有病率の実際の低下によるのかは明確でない(LumとLightfoot 2005, Wahrendorfら 2006)。75歳以上になると、ボランティアへの従事は減少する。McMunnら(2009)によれば、ボランティアを止める理由は、健康障害や経済的事情などである。一方、アメリカで行われたTangら(2010)の研究によれば、ボランティアの継続の決定因子は、ボランティア団体による支援と訓練、活動の時間と頻度、

高齢者の収入、健康(特に心の健康)である。ボランティア団体による訓練と支援は、高齢者がボランティアを継続し、自尊心、生活の質、社会的ネットワークを維持するのを可能にするだけでなく、ボランティア団体にとっても人材育成が可能となり有益である。高齢者は、年齢が進むと、ボランティアを止めるのではなく、ボランティアの内容を変更するのがよい。Atchley (1971) の継続性理論でいわれるように、必ずしも活動を止める必要はなく、似た活動と交換すればよい。ただし、ボランティアの内容の変更により、社会的ネットワークが減少すると、生活の質、健康、安寧が低下するリスクが高まる(SilversteinとParker 2002)。

コミュニティライフ・社会生活・市民生活

ICF (WHO 2001) では、コミュニティへの参加は、家族外での組織化された社会生活に従事することとされている。先に述べたボランティア活動(地域組織、慈善団体)もこれに含まれる。ここでは、これ以外のコミュニティライフの活動、すなわち、レクリエーションとレジャー、宗教とスピリチュアリティ、政治活動と市民権を取り上げる。

レクリエーションとレジャー

高齢者のレクリエーションやレジャーへの参加についての研究は増えている。というのも、これらの活動は、認知機能、身体的健康、生活の質を改善し、サクセスフル・エイジングを推進するからである(第一次の健康増進)。本人にとって意味のあるレクリエーションやレジャーを行っている高齢者では、作業療法は不要であるとも言われる。しかし、2章で見たClarkら(1997, 2001, 2011)の『健やか高齢者研究』が示すとおり、作業中心のプログラムは、健康な高齢者にとっても、第一次の健康増進となる。イギリスでは、この研究に基づき、NICEのガイダンス『精神的な安寧と高齢者』が作成されている(NICE 2008)。

レジャー活動のサクセスフル・エイジングへの寄与についても研究されている。Glassら(1999)によれば、社会的活動(映画を見に行く、トランプ、ビンゴ、ボードゲームなどのゲームをする)や生産的活動(買物、調理、ガーデニング)は、身体活動と同程度に、死亡率の低下をもたらす。また、Glassら(1999)の仮説によれば、死亡率の低下は、身体活動だけでなく、身体的労力を伴わないが心理社会的および生理学的な利益(ストレスを減らし免疫反応に好影響を与える)を有する活動によってももたらされる。一方、認知機能障害や認知症の発症リスクを低下させる活動もある(クロスワードパズル、読書、ボードゲーム、楽器の演奏、ダンス)。ただし活動の頻度も重要であり、これらの活動を週4回行う人は、週1回行う人よりも認知症の発症リスクが47%低下するとされる(Vergheseら 2003)。

レクリエーションとレジャーは、別の側面でも、サクセスフル・エイジングに寄与する。FisherとSpecht (1999)、Menec (2003)、MaierとKlumb (2005)、LitwinとShiovitz-Ezra (2006)によれば、社会的な生産的活動は、長寿や生活機能の自立などの

利益をもたらすのに対し、独りで行う創造的活動は、心理学的な利益（問題解決、自己効力感、人生の満足感）をもたらす。また、Reynolds（2009）、TzanidakiとReynolds（2011）によれば、老年期に入ってから芸術や工芸を始めた高齢者は、これらを通じて継続感が得られると考えている。

本書の3章で、老年期に社会的活動に従事することの重要性や、活動とサクセスフル・エイジングの関連性を見た。幾つかの研究によれば、社会的活動（ボランティア、ダンス、ビンゴゲーム）への従事は、高齢者が社会的ネットワークを有することを意味し、社会的ネットワークは、支援や互恵的なつながり（地域、他者）だけでなく、目的意識や自尊心をもたらす（Bassukら 1999, Mendes de Leon 2005, Litwin Shiovitz-Ezra 2006）。自尊心は、自発的な健康増進の実践（禁煙、予防接種を受ける）を促す。したがって、高齢者の医療政策においても、社会的活動への従事を重視する必要がある。

また、サクセスフル・エイジングに寄与するレジャー活動の性差も重要である。AgahiとParker（2008）によれば、男女ともレジャー活動（読書、文化的な催し、ガーデニング、ダンス、歌唱、その他の趣味）から利益を受けるが、女性が受ける利益の方が多く、死亡率が有意に低下する。また、高齢女性は社会的参加につながるレジャー活動から利益を受けるのに対し、高齢男性は独りでできる趣味やガーデニングからより多くの利益を受けるとされる。独りで行う活動と社会的活動は、必要とされる遂行能力や身体の構造・機能が異なる。集団で行う活動の有用性は広く知られ重視されているが、独りで行う活動もサクセスフル・エイジングにとって重要であることを看過すべきでない。

市民生活と政治活動

高齢者の地域社会や市民生活への参加は、WHOのアクティブ・エイジングの政策（WHO 2002a）とも一致する。イギリスでは、目的に合った（利用者のニーズを満たす）公的サービスが推進されている。高齢者は、医療・社会的ケアサービスの利用者の最大グループであるため、ケアサービスの開発、試験的運用、評価に参加することが多い。ただし、高齢者の参加は、部分的であり、成功例も限られている。ScourfieldとBurch（2010）によれば、高齢者の参加には、形式的なものから、実際に意見が反映されるものまで、様々なケースがある。とはいえ、サービスの協議や試験的運用が高齢者主導で行われることはまれであり、サービスの政策決定への参加はほとんどない。Arnstein（1969）によれば、政策決定に参加できなければ、真の市民生活への参加とはいえない。ScourfieldとBurch（2010）、Wistowら（2011）によれば、現在の仕組みは、高齢者の市民的参加の試みとして評価できるものの、高齢者は、情報が少なく、準備不足になりがちであり、かえって高齢者の自律性や参加の感覚を損なう恐れがある。

イギリスやアメリカでは、選挙権が保障されており、他の年齢層に比べて、高齢者の投票率は高い。一方、政治や政党が、高齢者のニーズに答え、高齢者が抱える問題に取り組んでい

るかという議論もある(Binstock 2010)。イギリスでは、高齢者の投票率は高いが、政治活動への参加は減少している。Postleら(2006)によれば、政治活動を妨げる潜在的な阻害因子として、時間(タイミング)、費用、集会の場所がある。特に、交通手段がない高齢者や介護を行っている高齢者は、政治活動が困難である。例えば、地域の政策を決定する委員会や作業部会では、高齢者の代表者がいないとされる。他に、態度に関する阻害因子もある(政党が熱心に取り組まず非民主的に感じられるなど)。一方、地域フォーラムや会員制の組織団体(Age UKやAARP(全米退職者協会))を通じて地域レベルの活動に携わり、政治への参加の感覚を強く持つことができる場合もいる(Postleら 2006)。

　社会的正義の観点からも、高齢者は市民生活や政治活動に参加すべきであり、政党や公的サービスの当局者は、高齢者の参加を促す最善の方法を考えなければならない。高齢者の参加を促すには、阻害因子(環境、態度)を取り除き、高齢者が抱える問題(疲労、注意機能、併存症、責任、負担)を考慮しなければならない。こうした取り組みにより、高齢者は社会に貢献するとともに、自らのサクセスフル・エイジングを実現できる。

宗教とスピリチュアリティ／レスリー・ウィルソン

　宗教とスピリチュアリティは、同じカテゴリーに入れられることが多く、ICFも例外ではない。ただし両者は同じものではない。宗教は、ある形式的枠組みの中での信念、価値観、行動の一式であり、通常、神への信仰に関わるものをいう。一方、スピリチュアリティは、形式性が弱く、個人の人生観や内的経験に関わるものである。内的経験にはもちろん宗教も含まれる。宗教とスピリチュアリティは、必ずしも互換性はないが、相互に包摂しあう。特に高齢者は、宗教やスピリチュアリティの諸概念になじんでいるとされる(OrtizとLanger 2002)。

　作業療法(実践、研究)では、依然として、宗教とスピリチュアリティをどのように定義するかが課題となっている(Wilson 2010)。これは、作業療法士がクライエントのスピリチュアルな問題にどう関わるべきかが明確でないことを反映している(UdellとChandler 2000, Belcham 2004)。

　作業療法士は、作業のスピリチュアルな次元を重視しており、スピリチュアリティがクライエント中心の全人的アプローチの重要部分であることを認識している。一方、スピリチュアリティに関する研究は、古いもの(ほぼ20年前)が多く、北米で行われたものが多い(EganとDelaat 1994, 1997, Christiansen 1997, Enquistら 1997)。イギリスでも、最近になり、特定のクライエント・グループにおけるスピリチュアリティについて研究が行われており(FeeneyとToth-Cohen 2008)、その中には高齢者に関する研究もあるが(BursellとMayers 2010)、いずれも小規模研究である。

　ICF(WHO 2001)では、宗教的およびスピリチュアルな活動として、礼拝の場所に行くこと、祈り、詠唱などが挙げられている。幾つかの研究により、強い宗教的信念を有する高齢者は、人生の満足度が高く、自分の過去および未来(死)を受け入れやすいことが分かっている

(Ayeleら1999, Colemanら2002)。最近、政府は、終末期ケア戦略を出し、スピリチュアルなケアを行うよう提言しているが（Department of Health 2008）、スピリチュアルなケアは、主に終末期やホスピスで行われ、高齢者の毎日のケアの中で行われることは少ない。

医療分野では、従来から、宗教およびスピリチュアリティは、病院のチャプレンの担当とされてきた。ただし、医療専門職も作業療法士も、信仰の重要性および有用性（治癒過程を促す内面的資源）について認識している。

作業療法士は、様々な方法で、高齢者のスピリチュアリティに関する作業の遂行を支援できる。例えば、礼拝場所へのアクセスを可能にすること（交通手段、車いす用スロープの設置）、楽に座れる椅子の助言や改造）、印字（讃美歌、書物）の拡大や明瞭化の提言などである。また、最近は、多くの教会にヒアリング・ループ・システムがある。地域で働く作業療法士は必要に応じてこれを活用することを推奨するとよい。

スピリチュアリティの指導者が、高齢者の自宅や施設を訪問することもある。この訪問を調整することも、作業療法士の役割である（特にケアチームの他のメンバーが必要性を認識していない場合）。また、ケアチームによるアプローチの一環として、スピリチュアルなニーズを有する高齢者が集まるグループを立ち上げてもよい（Box8.11を参照）。

Box8.11
BryantとLaw（1990）は、作業療法士とチャプレンの協働の例を紹介している。それは、精神疾患を有する高齢者のスピリチュアルなニーズに答えるチームワーク・プロジェクトであり、ある病院内の教会で毎週礼拝を行うことになった（礼拝のテーマは年間の典礼や季節に合わせて決める）。この試みにより、患者の生活のスピリチュアルな側面（特に施設ではほとんど顧みられない）が認められ、育まれた。さらに、興味深いことに、ケアチームのメンバーも、年に一度参加することにより、自分のスピリチュアルなニーズに目を向けるようになった。他者の治療を行うためには、自己の内面を顧みることは重要であり、これは臨床において見過ごされがちである。

まとめ
本章では、ICF（WHO 2001）における活動と参加の9領域を考察した。その際、高齢者の「すること」と「存在すること」に焦点をあて、身体の老化および背景因子が、作業的公正およびサクセスフル・エイジングの促進因子または阻害因子になりうることを述べた。本章では具体的な介入の方法を示していないので、読者は、臨床推論の助けとなるさらなるツールや情報を探索されたい。本章により、高齢者の経験には様々な次元があり、作業療法の介入により彼らの潜在的能力を生かすことができることを理解いただければ幸いである。

参考文献

Agahi, N. and Parker, M.G. (2008) Leisure activities and mortality: Does gender matter? *Journal of Ageing and Health* **20**, 855–871.

Age Concern (2002) Good practice guidance: Opening doors: Working with older lesbians and gay men. Accessed 20/06/2012 http://www.ageuk.org.uk/documents/en-gb/for-professionals/equality-and-human-rights/gpg115_opening_doors_working_with_older_lesbians_and_gay_men_2001_pro.pdf?dtrk=true

Age Concern (2010) *Hungry to be Heard: The scandal of malnourished older people in hospital.* London: Age Concern.

Allen, C.K., Earhart, C.A. and Blue, T. (1992) *Occupational Therapy Treatment Goals for the Physically and Cognitively Disabled.* Bethesda, MD: The American Occupational Therapy Association Inc.

Alzheimer's Society (2000) *Maintaining Skills: An advice sheet for carers.* London: Alzheimer's Society.

American Occupational Therapy Association (2002) Occupational therapy practice framework: Domain and process. *American Journal of Occupational Therapy* **56(6)**, 609–639.

American Occupational Therapy Association (2008) Occupational Therapy Practice Framework: Domain and process, 2nd edition *American Journal of Occupational Therapy* **62(6)**, 25–683.

Ardalan, A., Mazaheri, M., Naieni, K.H., Rezaie, M., Teimoori, F. and Pourmalek, F. (2010) Older peoples' needs following major disasters: A qualitative study of Iranian elders' experiences of the Bam earthquake. *Ageing and Society* **30(1)**, 11–24.

Arnstein, S.R .(1969) A ladder of citizen participation. *Journal of the American Institute of Planners* **35(4)**, 216–224.

Ashfield, T.A., Syddall, H.E., Martin, H.J., Dennison, E.M., Cooper, C. and Aihie Sayer, A. (2010) Grip strength and cardiovascular drug use in older people: Findings from the Hertfordshire Cohort study. *Age and Ageing* **39**, 185–191.

Atchley, R.C. (1971) Retirement and leisure participation: Continuity or crisis? *The Gerontologist* **11**, 13–17.

Australian Government (2011) *National Carer Strategy.* Commonwealth of Australia, Productivity Commission.

Ayele, H., Mulligan, T., Gheorghiu, S. and Reyes-Ortiz, C. (1999) Religious activity improves life satisfaction for some physicians and older patients. *Journal of the American Geriatric Society* **47(4)**, 453–455.

Baker, K.L. and Robertson, N. (2008) Coping with caring for someone with dementia: Reviewing the literature about men. *Aging & Mental Health* **12(4)**, 413–422.

Bassuk, S.S., Glass, T.A. and Berkman, L.F. (1999) Social disengagement and incident cognitive decline in community dwelling elderly persons. *Annals of Internal Medicine* **131(3)**, 165–173.

Belcham, C. (2004) Spirituality in occupational therapy: Theory in practice? *British Journal of Occupational Therapy* **67(1)**, 39–46.

Bellelli, G., Lucchi, E. and Cipriani, G. (2002) Executive dysfunction and depressive symptoms in cerebrovascular disease (letter). *Journal of Neurology, Neurosurgery and Psychiatry* **73(4)**, 460–464.

Biggs, S., Carstensen, L. and Hogan, P. (2012) Social capital, lifelong learning and social innovation. In: Beard, J., Biggs, S., Bloom, D., Fried, L., Hogan, P., Kalache, A. and Olshansky, J. (eds) (on behalf of the World Economic Forum) *Global Population Ageing: Peril or promise?* Geneva: World Economic Forum Global Agenda Council on Ageing Society, pp. 39–41.

Binstock, R.H. (2010) From compassionate ageism to intergenerational conflict? *The Gerontologist* **50(5)**, 574–585.

Bloem, B.R., Grimbergen, Y.A.M, van Dijk, J.G. and Munneke, M. (2006) The "posture second" strategy: A review of wrong priorities in Parkinson's disease. *Journal of the Neurological Sciences* **248**, 196–204.

Bootsma-van der Wiel, A., Gussekloo, J., de Craen, A.J.M., van Exel, E., Knook, D.L., Lagaay, A.M. and Westendorp, R.G.J. (2001) Disability in the oldest-old: Can do or "do do"? *Journal of the American Geriatrics Society* **49(7)**, 909–914.

Bowen, A., Wenman, R., Mickelborough, J., Foster, J., Hill, E. and Tallis, R. (2001) Dual task effects of talking while walking on velocity and balance following a stroke. *Age and Ageing* **30(4)**, 319–323.

Bravell, M.E., Zarit, S.H. and Johansson, B. (2011) Self-reported activities of daily living and performance-based functional ability: A study of congruence amongst the oldest-old. *European Journal of Ageing* **8**, 199–209.

British Geriatrics Society (2002) *Standards of Care for Specialist Services for Older People*. London: British Geriatrics Society.

Bryant, W. and Law, M. (1990) A spiritual lift from a world of confusion. *Therapy Weekly* February 1.

Bullington, J. (2006) Body and self: A phenomenological study on the ageing body and identity. *Journal of Medical Ethics* **32**, 25–31.

Burns, S.L., Leese, G.P. and McMurdo, M.E.T. (2002) Older people and ill fitting shoes. *Postgraduate Medicine Journal* **78(3)**, 344–346.

Bursell, J. and Mayers, C.A. (2010) Spirituality within dementia care: Perceptions of health professionals. *British Journal of Occupational Therapy* **73(4)**, 144–151.

Burton, C.L., Strauss, E., Hulstch, D.F. and Hunter, M.A. (2007) Cognitive functioning and everyday problem solving in older adults. *The Clinical Neuropsychologist* **20(3)**, 432–452.

Cahn-Wiener, D.A., Malloy, P.F., Boyle, P.A., Marran, M. and Salloway, S. (2000) Prediction of functional status from neuropsychological tests in community-dwelling elderly individuals. *The Clinical Neuropsychologist* **14(2)**, 187–195.

Carlson, M.C., Fried, L.P., Xue, Q.-L., Bandeen-Roche, K., Zeger, S.L. and Brandt, J. (1999) Association between executive attention and physical functional performance in community-dwelling older women. *Journal of Gerontology: Social Sciences* **54B(5)**, S262–S270.

Carmeli, E., Patish, H. and Coleman, R. (2003) The aging hand. *Journal of Gerontology: Medical Sciences* **58A(2)**, 146–152.

Christiansen, C. (1997) Acknowledging a spiritual dimension in occupational therapy practice. *American Journal of Occupational Therapy* **51(3)**, 169–180.

Christiansen, C.H. and Baum, C. (1997) Understanding occupation: Definition and concepts. In: Christiansen, C.H. and Baum, C. (eds) *Enabling Function and Well-Being*, 2nd ed. New Jersey: Slack Inc.

Clark, F., Azen, S.P., Zemke, R., Jackson, J., Carlson, M., Mandel, D., Hay, J., Josephson, K., Cherry, B., Hessel, C., Palmer, J., and Lipson, L. (1997) Occupational therapy for independent-living older adults: A randomised controlled trial. *Journal of the American Medical Association* **278(16)**, 1321–1326.

Clark, F., Azen, S.P., Carlson, M., Mandel, D., LaBree, L., Hay, J., Zemke, R., Jackson, J. and Lipson, L. (2001) Embedding health-promoting changes into the daily lives of independent-living older adults: Long-term follow-up of occupational therapy intervention. *Journals of Gerontology Series B Psychological and Social Sciences* **56(1)**, P60–63

Clark, F., Jackson, J., Carlson, M., Chou, C.P., Cherry, B.J., Jordan-Marsh, M., Knight, B.G., Mandel, D., Blanchard, J., Grander, D.A., Wilcox, R.R., Lai, M.Y., White, B., Hay, J., Lam, C., Marterella, A. and Azen S.P. (2011) Effectiveness of a lifestyle intervention in promoting the well-being of independently living older people: Results of the Well Elderly 2 Randomised Controlled Trial. *Journal of Epidemiology Community Health*, doi: 10.1136/jech.2009.099754

Clarke, L. (2009) Improving nutrition in dementia through menu picture cards and cooking activities. Nursing Times.net

Coleman, P., McKieran, F., Mills, M. and Speck, P. (2002) Spiritual belief and quality of life: The experience of older bereaved spouses. *Quality and Ageing – Policy, Practice and Research* **3(1)**, 20–26.

College of Occupational Therapists (2006) *Falls Management*. London: College of Occupational Therapists.

Cook, C.C., Martin, P., Yeams, M. and Damhorst, M.L. (2007) Attachment to "place" and coping with losses in changed communities: A paradox for ageing adults. *Family and Consumer Sciences Research Journal* **35(3)**, 201–214.

Crawford, S. and Channon, S. (2002) Dissociation between performance of abstract tests of executive functioning and problem solving in real-life-type situations in normal aging. *Aging and Mental Health* **6(1)**, 12–21.

Creek, J. (1996) Making a cup of tea as an honours degree subject. *British Journal of Occupational Therapy* **59(3)**, 128–130.

Creek, J. (2003) *Occupational Therapy Defined as a Complex Intervention*. London: College of Occupational Therapists.

Dahlberg, L., Demack, S. and Bambra, C. (2007) Age and gender of informal carers: A population-based study in the UK. *Health and Social Care in the Community* **5**, 439–445.

Dahlin-Ivanoff, S., Haak, M., Fänge, A. and Iwarsson, S. (2007) The multiple meaning of home experienced by very old Swedish people. *Scandinavian Journal of Occupational Therapy* **14**, 25–32.

Department of Health (2000) *The Health Survey for England (HSE)*. London: HMSO.

Department of Health (2001) *National Service Framework for Older People*. London: Department of Health.

Department of Health (2008) *End of Life Care Strategy*. London: HMSO.

Department of Health (2010) *Recognised, Valued and Supported: Next steps for the Carers Strategy*. London: Department of Health.

Department of Health and Human Services (2008) *Physical Activity Guidelines Advisory Committee Report*. Washington, DC: US Department of Health and Human Services http://www.health.gov/paguidelines/pdf/paguide.pdf

Department of Health, Physical Activity, Health Improvement and Protection (2011) *Start Active, Stay Active: A report on physical activity from the four home countries' Chief Medical Officers*. http://www.dh.gov.uk/prod_consum_dh/groups/dh_digitalassets/documents/digitalasset/dh_128210.pdf

Desrosiers, J., Hebert, R., Bravo, G. and Dutil, E. (1995) Shoulder range motion of healthy elderly people: A normative study. *Physical and Occupational Therapy in Geriatrics* **13(1/2)**, 101–128.

Desrosiers, J., Hebert, R., Bravo, G. and Rochette, A. (1999) Age-related changes in upper extremity performance of elderly people: A longitudinal study. *Experimental Gerontology* **34(3)**, 393–405.

Egan, M. and Delaat, D. (1994) Considering spirituality in occupational therapy practice. *Canadian Journal of Occupational Therapy* **61(2)**, 95–101.

Egan, M. and Delaat, D. (1997) The implicit spirituality of occupational therapy practice. *Canadian Journal of Occupational Therapy* **64(1)**, 115–121.

Enquist, D., Short-DeGraff, M., Gliner, J. and Oltjenbruns, K. (1997) Occupational therapists' beliefs and practices with regard to spirituality and therapy. *American Journal of Occupational Therapy* **51(3)**, 173–180.

Etters, L., Goodall, D. and Harrison, B. (2007) Caregiver burden among dementia patient caregivers: A review of the literature. *Journal of the American Academy of Nurse Practitioners* **20** 423–428.

European Nutrition for Health Alliance (2005) *Malnutrition within an Ageing Population: A call to action*. London: European Nutrition for Health Alliance,

Eyres, L. and Unsworth, C. (2005) Occupational therapy in acute hospitals: The effectiveness of a pilot program to maintain occupational performance in older clients. *Australian Occupational Therapy Journal* **52**, 218–224.

Fair, A. and Barnitt, R. (1999) Making a cup of tea as part of a culturally sensitive service. *British Journal of Occupational Therapy* **62(5)**, 199–205.

Federal Interagency Forum on Aging-related Statistics (2010) *Older Americans 2010: Key indicators of well-being*. Washington DC: Federal Interagency Forum on Aging-related Statistics.

Feeney, L. and Toth-Cohen, S. (2008) Addressing spirituality for clients with physical disabilities. *OT Practice* **13(4)**, 16–18, 20.

Fisher, A.G. (1995) *The Assessment of Motor and Process Skills*. Colorado: Three Star Press.

Fisher, B.J. and Specht, D.K. (1999) Successful aging and creativity in later life. *Journal of Aging Studies* **13(4)**, 457–472.

Fricke, J. and Unsworth, C. (2001) Time use and importance of instrumental activities of daily living. *Australian Journal of Occupational Therapy* **48(3)**, 118–131.

Gibb, A. (2008) *Understanding the older worker in construction*. Report to Ageing Research Going Places. Strategic Promotion of Aging Research Capacity.

Gibbs, K.E. and Barnitt, R. (1999) Occupational therapy and the self-care needs of Hindu elders. *British Journal of Occupational Therapy* **62(3)**, 100–106.

Glass, T.A., de Leon, C.M., Marottoli, R.A. and Berkman, L.F. (1999) Population based study of social and productive activities as predictors of survival among elderly Americans. *BMJ* **319**, 478–483.

Gooch, H. (2003) Assessment of bathing in occupational therapy. *British Journal of Occupational Therapy* **66(9)**, 402–408.

Gooptu, C. and Mulley, G.P. (1994) Survey of elderly people who get stuck in the bath. *BMJ* **308**, 762.

Grady, C.L. (2008) Cognitive neuroscience of aging. *Annals of New York Academy of Science* **1124**, 127–144.

Graham, J.E. and Bassett, R. (2006) Reciprocal relations: The recognition and co-construction of caring with Alzheimer's disease. *Journal of Aging Studies* **20**, 335–349.

Haak, M., Fänge, A., Iwarsson, S. and Dahlin-Ivanoff, S. (2007) Home as a signification of independence and autonomy: Experiences among very old Swedish people. *Scandinavian Journal of Occupational Therapy* **14**, 16–24.

Haggard, P., Cockburn, J., Cock, J., Fordham, C. and Wade, D. (2000) Interference between gait and cognitive tasks in a rehabilitating neurological population. *Journal of Neurology, Neurosurgery and Psychiatry* **69(4)**, 479–486.

Häggblom-Kronlöf, G., Hultberg, J., Eriksson, B.G. and Sonn, U. (2007) Experiences of daily occupations at 99 years of age. *Scandinavian Journal of Occupational Therapy* **14(3)**, 192–200.

Hardy, S. and Grogan, S. (2009) Preventing disability through exercise: Investigating older adults' influences and motivations to engage in physical activity. *Journal of Health Psychology* **14(7)**, 1036–1046.

Harvey, A.S. and Pentland, W. (2003) What do people do? In: Christiansen, C.H. and Townsend, E.A. (eds) *Introduction to Occupation: The Art and Science of Living*. New Jersey: Prentice Hall.

Harwood, D.M.J., Hawton, K., Hope, T. and Jacoby, R. (2000) Suicide in older people: Mode of death, demographic factors, and medical contact before death. *International Journal of Geriatric Psychiatry* **15**, 736–743.

Harwood, D.M.J., Hawton, K., Hope, T., Harriss, L. and Jacoby, R. (2006) Life problems and physical illness as risk factors for suicide in older people: A descriptive and case-control study. *Psychological Medicine* **36**, 1265–1274.

Hasher, L., Stoltzfus, E.R. Zacks, R.T. and Rypma, B. (1991) Age and inhibition. *Journal of Experimental Psychology: Learning, Memory and Cognition* **17(1)**, 163–169.

Hayase, D., Mosenteen, D., Thimmaiah, D., Zemke, S., Atler, K. and Fisher, A.G. (2004) Age-related changes in activities of daily living ability. *Australian Occupational Therapy Journal* **51**, 192–198.

Hauer, K., Pfisterer, M., Weber, C., Wezler, N., Kliegel, M. and Oster, P. (2003) Cognitive impairment decreases postural control during dual tasks in geriatric patients with a history of severe falls. *Journal of the American Geriatric Society* **5(11)**, 1638–1644.

Heaphy, B. (2007) Sexualities, gender and ageing: Resources and social change. *Current Sociology* **55(2)**, 193–210.

Hellström, I., Nolan, M. and Lundh, U. (2005) "We do things together": A case study of "couple-hood" in dementia. *Dementia* **4(7)**, 7–22.

Hemphill-Pearson, B.J. (2008) *Assessments in Occupational Therapy Mental Health: An integrative approach*. Thorofare: Slack Inc.

Hickson, M. (2006) Malnutrition and ageing. *Postgraduate Medical Journal* **82**, 2–8.

Howse, K., Ebrahim, S. and Gooberman-Hill, R. (2005) Help-avoidance: Why older people do not always seek help. *Reviews in Clinical Gerontology* **14**, 63–70.

Hughes, A.K., Harold, R.D. and Boyer, J.M. (2011) Awareness of LGBT ageing issues among aging service network providers. *Journal of Gerontological Social Work* **54**, 659–677.

Hyde, M. and Janevic, M. (2004) Social activity. In: Marmot, M., Banks, J., Blundell, R., Lessof, C. and Nazroo, J. (eds) *English Longitudinal Study of Ageing: Health, wealth and lifestyles of the older population in England: The 2002 English Longitudinal Study of Ageing*. London: Institute for Fiscal Studies, pp. 167–179.

Iezzoni, L.I., McCarthy, E.P., Davis, R.B. and Siebens, H. (2001) Mobility difficulties are not only a problem of old age. *Journal of General Internal Medicine* **16(4)**, 235–243.

Jacobsson, C., Axelsson, K., Österlind, P.O. and Norberg, A. (2000) How people with stroke and healthy older people experience the eating process. *Journal of Clinical Nursing* **9**, 255–264.

Kaplan, L. (2001) A couplehood typology for spouses of institutionalised persons with Alzheimer's disease: Perceptions of "We" – "I". *Family Relations* **50(1)**, 87–98.

Knoblauch, R.L., Pietrucha, M.T. and Nitzburg, M. (1996) Field studies of pedestrian walking speed and start-up time. *Transportation Research Record* 1538. U.S. Department of Transportation.

Knochel, K.A., Quam, J.K. and Croghan, C.F. (2011) Are old lesbian and gay people well served? Understanding the perceptions, preparartion and experiences of aging services providers. *Journal of Applied Gerontology* **30(3)**, 370–389.

Landa-Gonzalez, B. and Molnar, M. (2012) Occupational therapy intervention: Effects on self-care, performance, satisfaction, self-esteem/self-efficacy, and role functioning of older Hispanic females with arthritis. *Occupational Therapy in Health Care* **26(2–3)**, 109–119.

Laver Fawcett, A. (2007) *Principles of Assessment and Outcome Measurement for Occupational Therapists and Physiotherapists: Theory, skills and application*. Chichester: John Wiley & Sons.

Law, M., Baum, C. and Dunn, W. (2005) (eds) *Measuring Occupational Performance: Supporting best practice in occupational therapy*. 2nd edition..Thorofare, NJ: Slack.

Litwin, H. and Shiovitz-Ezra, S. (2006) The association between activity and wellbeing in later life: What really matters? *Ageing and Society* **26**, 225–242.

Lord, S.R., Murray, S.M., Chapman, K., Munro, B. and Tiedemann, A. (2002) Sit-to-stand performance depends on sensation, speed, balance and psychological status in addition to strength in older people. *The Journal of Geronontology: Series A* **57(8)**, M539–M543.

Lum, T.Y. and Lightfoot, E. (2005) The effects of volunteering on the physical and mental health of older people. *Research on Aging* **27**, 31–55.

Lundin-Olsson, L., Nyberg, L. and Gustafson, Y. (1997) "Stops walking when talking" as a predictor of falls in elderly people. *Lancet* **349**, 617.

Maier, H. and Klumb, P.L. (2005) Social participation and survival at older ages: Is the effect driven by activity content or context? *European Journal of Ageing* **2**, 31–39.

Manson, J.E., Greenland, P., LaCroix, A.Z., Stefanick, M.L., Mouton, C.P., Oberman, A., Perri, M.G., Sheps, D.S., Pettinger, M.B. and Siscovick, D.S. (2002) Walking compared with vigorous exercise for the prevention of cardiovascular events in women. *New England Journal of Medicine* **347(10)**, 716–725.

Mather, A.S., Rodriguez, C., Guthrie, M.F., McHarg, A.M., Reid, I.C. and McMurdo, M.E.T. (2002) Effects of exercise on depressive symptoms in older adults with poorly responsive depressive disorder. *British Journal of Psychiatry* **180**, 411–415.

Mattingley, C. and Fleming, M.H. (1994) *Clinical Reasoning*. Thorofare: Slack.

McCarter, R.J. and Kelly, N.G. (1993) Cellular basis of ageing in skeletal muscle. In: Coe, R.M. and Perry, H.M. (eds) *Ageing, Musculoskeletal Disorders and Care of the Frail Elderly*. New York: Springer.

McIlroy, W.E. and Maki, B.E. (1994) Compensatory arm movements evoked by transient perturbations of upright stance. In: Taguchi, K., Igarashi, M. and Mori, S. (eds) *Vestibular and Neural Front*. New York: Elsevier Science.

McIntyre, A. and Reynolds, F. (2012) There's no apprenticeship for Alzheimer's: The caring relationship when an older person experiencing dementia falls. *Ageing and Society* **32(5)**, 873–896.

McMunn, A., Nazroo, J., Wahrendorf, M., Breeze, E. and Zaninotto, P. (2009) Participation in socially-productive activities, reciprocity and wellbeing in later life: Baseline results in England. *Ageing and Society* **29(5)**, 765–782.

Mendes de Leon, C.F. (2005) Social engagement and successful aging. *European Journal of Ageing* **2**, 64–66.

Menec, V.H. (2003) The relationship between everyday activities and successful ageing: A 6-year longitudinal study. *Journal of Gerontology, Series B, Psychological Sciences and Social Sciences*, **58**, 74–82.

Miller, A.M. and Iris, M. (2002) Health promotion attitudes and strategies in older adults. *Health Education and Behaviour* **29(2)**, 249–267.

Milton, J.C., Hill-Smith, I. and Jackson, S.H.D. (2008) Prescribing for older people. *BMJ* **336**, 606–09.

Morgan, D.G. and Laing, G.P. (1991) The diagnosis of Alzheimer's disease: Spouses' perspectives. *Qualitative Health Research* **1(3)**, 370–377.

Muhaidat, M., Skelton, D., Kerr, A., Evans, J. and Ballinger, C. (2010) Older adults' experiences and perceptions of dual tasking. *British Journal of Occupational Therapy* **73(9)**, 405–412.

NHS Information Centre (2009) *Health Survey for England 2008 Physical Activity and Fitness: Summary of key findings*. London: NHS Information Centre.

NICE (2008) NICE public health guidance 16: Occupational therapy interventions and physical activity interventions to promote the mental wellbeing of older people in primary care and residential care. London: NICE.

Oakley, F., Dura,n L., Fisher, A. and Merritt, B. (2003) Differences in activities of daily living motor skills of persons with and without Alzheimer's disease. *Australian Occupational Therapy Journal* **50(2)**, 72–78.

O'Brien, L., Bynon, S., Morarty, J. and Presnell, S. (2012) Improving older trauma patients' outcomes through targeted occupational therapy and functional conditioning. *American Journal of Occupational Therapy* **66**, 431–437.

Office for National Statistics (2002) *Living in Britain: Results from the 2001 general household survey*. London: Office for National Statistics.

Ortiz, L.P.A. and Langer, N. (2002) Assessment of spirituality and religion in later life: Acknowledging clients' needs and personal resources. *Journal of Gerontological Social Work* **37(2)**, 5–21.

Peel, N.M., McClure, R.J. and Hendrikz, J.K. (2007) Psychosocial factors associated with fall-related hip fracture. *Age and Ageing* **36**, 145–151.

Penninx, B.W., Messier, S.P., Rejeski, W.J., Williamson, J.D., DiBari, M., Cavazzini, C., Applegate, W.B. and Pahor, M. (2001) Physical exercise and the prevention of disability in activity of daily living in older persons with osteoarthritis. *Archives of Internal Medicine* **161(19)**, 2309–2316.

Perry, J. and O'Connor, D. (2002) Preserving personhood: (Re)Membering the spouse with dementia. *Family Relation* **51(1)**, 55–62.

Pfeiffer, B. (2002) Understanding Older People's Stress. Accessed 16/03/2012 at: http://www.outreach.missouri.edu/cmregion/thriving/archives2002/2002%20November/Understanding%20Older%20People's%20Stress.html

Postle, K., Wright, P. and Beresford, P. (2006) Older people's participation in political activity – making their voices heard: A potential support role for welfare professionals in countering ageism and social exclusion. *Practice: Social Work in Action* **17(3)**, 173–189.

Princess Royal Trust for Carers (2011) *Always On Call, Always Concerned: A survey of the experiences of older carers*. Woodford Green: The Princess Royal Trust for Carers.

Ranganathen, V.K., Siemionow, V., Sahgal, V. and Yue, G.H. (2001) Effects of ageing on hand function. *Journal of the American Geriatrics Society* **49 (11)**, 1478–1484.

Rantakokko, M., Mänty, M., Iwarsson, S., Törmäkangas, T., Leinonen, R., Heikkinen, E. and Rantanen, T. (2009) Fear of moving outdoors and development of outdoor walking difficulty in older people. *Journal of American Geriatric Society* **57**, 634–640.

Reece, A.C. and Simpson, J.M. (1996) Preparing older people to cope after a fall. *Physiotherapy* **82(4)**, 227–235.

Reed, K.L. and Sanderso, S.N. (1999) *Concepts of Occupational Therapy*, 4th edition. Philadelphia: Lippincott. Williams and Wilkins.

Reynolds, F. (2009) Taking up arts and crafts in later life: A qualitative study of the experiential factors that encourage participation in creative activities. *British Journal of Occupational Therapy* **72(9)**, 393–400.

RoSPA (2002) *Can the Home Ever Be Safe?* Birmingham: Royal Society for the Prevention of Accidents.

Ross, A., Lloyd, J., Weinhardt, M. and Cheshire, H. (2008) *Living and Caring? An investigation of the experiences of older carers*. London: National Centre for Social Research.

Royal College of Nursing (2007) Older people in care homes: Sex, sexuality and intimate relationships. A RCN discussion and guidance document for the nursing workforce. Accessed 18/07/2012 at: http://www.rcn.org.uk/__data/assets/pdf_file/0011/399323/004136.pdf

Samaritans (2011) *Suicide Statistics Report*. London: Samaritans. Accessed 20.05.2012 at: http://www.samaritans.org/pdf/Samaritans%20Suicide%20Statistics%20Report%202011.pdf

Scourfield, P. and Burch, S. (2010) Ethical considerations when involving older people in public service participation processes. *Ethics and Social Welfare* **4(3)**, 236–253.

Sirkka, M. and Bränholm, I.-B. (2003) Consequences of a hip fracture in activity performance and life satisfaction in an elderly Swedish clientele. *Scandinavian Journal of Occupational Therapy* **10**, 34–39.

Shiffman, L.M. (1992) Effects of ageing on adult hand function. *American Journal of Occupational Therapy* **46(9)**, 785–792.

Shumway-Cook, A. and Woollacott, M.H. (2012) *Motor Control: Theory and applications*, 4th edition. Baltimore: Lippincott Williams and Wilkins.

Silverstein, M. and Parker, M.G. (2002) Leisure activities and quality of life among the oldest old in Sweden. *Research on Aging* **24(5)**, 528–547.

Singer, B.R., McLauchlan, G.J., Robinson, C.M. and Christie, J. (1998) Epidemiology of fractures in 15,000 adults: The influence of age and gender. *Journal of Bone and Joint Surgery* **80(2)**, 243–248.

Sixsmith, A. and Sixsmith, J. (2008) Ageing in place in the United Kingdom. *Ageing International* **32**, 219–235.

Tang, F., Morrow-Howell, N. and Choi, E. (2010) Why do older adults stop volunteering? *Ageing and Society* **30(5)**, 859–878.

Tzanidaki, D. and Reynolds, F. (2011) Exploring the meanings of making traditional arts and crafts among older women in Crete using interpretative phenomenological analysis. *British Journal of Occupational Therapy* **74(8)**, 375–382.

Udell, L. and Chandler, C. (2000) The role of the occupational therapist in addressing the spiritual needs of clients. *British Journal of Occupational Therapy* **63(10)**, 489–495.

United Nations (2002) *Building a Society for All Ages: HIV/AIDs and older people*. Accessed 16/03/2004 at:. http://www.un.org/ageing/prkit/hivaids.htm

Unsworth, C. (2000) Measuring the outcome of occupational therapy: Tools and resources. *Australian Journal of Occupational Therapy* **47(4)**, 147–158.

Verghese, J., Buschke, H., Viola, L.. Katz, M., Hall, C., Kuslansky, G. and Lipto,n R. (2002) Validity of divided attention tasks in predicting falls in older individuals: A preliminary study. *Journal of the American Geriatric Society* **50(9)**, 1572–1576.

Verghese, J., Lipton, R.B., Katz, M.J., Hall, C.B., Derby, C.A., Kuslansky, G., Ambrose, A.F., Sliwinski, M. and Buschke, H. (2003) Leisure activities and the risk of dementia in the elderly. *New England Journal of Medicine* **348(25)**, 2508–2516.

Verghese, J., Wang, C., Xue, X. and Holtzer, R. (2008) Self-reported difficulty in climbing up or down stairs in nondisabled elderly. *Archives of Physical Medicine and Rehabilitation* **89(1)**, 100–104.

Vlachantoni, A. (2010) *The Demographic Characteristics and Economic Activity Patterns of Carers over 50: Evidence from the English Longitudinal Study of Ageing. Population Trends (141)*. London: Office for National Statistics.

Walker, C.M., Walker M.F. and Sunderland, A. (2003) Dressing after stroke: A survey of current occupational therapy practice. *British Journal of Ovccupational Therapy* **66(6)**, 263–268.

Ward, N.S. and Frackowiak, S.J. (2003) Age-related changes in the neural correlates of motor performance. *Brain* **126(4)**, 873–888.

Wahrendorf, M., von dem Knesebeck, O. and Siegrist, J. (2006) Social productivity and well-being of older people: Baseline results from the SHARE study. *European Journal of Ageing* **3(2)**, 67–73.

Welford, A.T. (1958) *Ageing and Human Skill*. Oxford: Oxford University Press.

Wild, D., Nayak, U.S. and Isaac, B. (1981) How dangerous are falls to older people at home? *BMJ* **282**, 266–268.

Wilson, L. (2010) Spirituality,occupation and occupational therapy revisited: Ongoing consideration of the issues for occupational therapists. *British Journal of Occupational Therapy* **73(9)**, 437–440.

Wistow, G., Waddington, E. and Davey, V. (2011) *Involving Older People in Commissioning: More power to their elbow?* London:, Joseph Rowntree Foundation.

Withnall, A. and Thompson, V. (2003) *Older People and Lifelong Learning: Choices and experiences*. Sheffield: ESRC Growing Older Programme.

Woodruff-Pak, D.S. (1997) *The Neuropsychology of Aging*. Malden, USA: Blackwell Publishing.

World Health Organization (2001) *The International Classification of Functioning Disability and Health*. Geneva: World Health Organisation.

World Health Organization (2002a) *Active Ageing. A Policy Framework*. Geneva: World Health Organization.

World Health Organization (2002b) *Physical Activity Through Transport as Part of Daily Activities*. Geneva: World Health Organization Regional Office for Europe.

Yaffe, K., Barnes, D., Nevitt, M., Lui, L. and Covinsky, K. (2001) A prospective study of physical activity and cognitive decline in elderly women. *Archives of Internal Medicine* **161(14)**, 1703–1708.

Yardley, L., Gardner, M., Bronstein, A., Davies, R., Buckwell, D. and Luxon, L. (2001) Interference between postural control and mental task performance in patients with vestibular disorder and healthy controls. *Journal of Neurology, Neurosurgery and Psychiatry* **71(1)**, 48–52.

Yardley, L., Donovan-Hall, M., Francis, K and Todd, C. (2006) Older people's views of advice about falls prevention: A qualitative study. *Health Education Research* **21(4)**, 508–517.

Young, A. and Dinan, S. (1994) ABC of Sports Medicine: Fitness for older people. *BMJ* **309**, 331–334.

Young, A. and Dinan, S. (2005) Activity in later life. *BMJ* **330**, 189.

Zarit, S.H., Reever, K.E. and Bach-Peterson, J. (1980) Relatives of the impaired elderly: Correlates of feelings of burden. *The Gerontologist* **20(6)**, 649–655.

9 環境の影響、生産品、用具

アニタ・アトウォル、サラ・ブキャナン、
マーカス・シヴェルミュラ、アンソニー・スレーター、
スー・バーノン

*(Anita Atwal, Sarah Buchanan, Marcus Sivell-Muller,
Anthony Slater and Sue Vernon)*

　ICF（WHO 2001, p.171）は、自立性の喪失は、身体機能だけでなく、環境因子によっても生じることを強調している。これは、大きな前進である。「環境因子」は、「人々が生活し人生を送っている物的、社会的、態度による環境を構成する因子」とされる。環境因子は、個人の健康状態と相互作用して、障害の発生または生活機能の回復を生じさせる。いずれが生じるかにより、環境因子は、促進因子または阻害因子になる。したがって、障害は、個人の特性ではなく、個人の健康状態と環境因子の相互作用の結果である。また、環境因子の中心的役割をどう認識するかにより、問題の所在が変わり、介入の焦点（個人および生活環境）も変化する（Schneiderら 2003）。5章で見た多くの症例でも、様々な環境的阻害因子により、重要な活動の参加が妨げられていた。例えば、冠動脈心疾患を有するミセス・スミスは、階段を昇ることができなくなり、クラブへ行けないため、コントラクトブリッジを止めた。

　本書の3章と4章では、社会的環境や態度に関する環境を考察した。本章では、これら以外の物理的な環境因子について見る。本章で取り上げるのは次のものである。

- 交通手段と車の運転
- 支援的な用具と住宅の改造
- 自然災害と人的災害

　これらの環境因子により、高齢者の社会への参加は、量的に大きく制約される。高齢者の選択的活動への参加を妨げる阻害因子の克服のため、作業療法士は、一般の人々、建築家、建設業者の教育をも行う必要がある。特に屋外環境の改善は難しい。Whiteら（2010）は、高齢者の近隣の環境と障害との関連について調べている。それによると、機能的制限を有する高齢者の活動（身体活動、レクリエーション、社会的活動）にとって重要な地域環境として、公園、ウォーキングの場所、障害者用の駐車場、アクセス可能な公共交通機関が挙げられている。一方、環境が高齢者の作業および安寧に影響を与えることを示すナラティブ（語り）もある。その一つとして、ポリオおよびポストポリオ症候群の患者のナラティブをBox9.1で紹介する。

> **Box9.1　社会的作業にとっての環境の重要性——**
> **ポリオおよびポストポリオ症候群の患者のナラティブより**
>
> 「村での付き合いがほとんどありません。小さな村ですが、私はここにいるだけです。スクーターに乗るなど考えられません。村の集会ホールは歩いて行き帰りするには遠すぎます」
>
> 「障害のため移動やアクセスが制限され、子どもの学校の発表会や保護者会に行けません。仕事にも支障があります。駐車場がなければ、顧客先、仕入先、展示会へ行くことができません。駐車場がないため、陪審員も務められませんでした。裁判所は障害者用の駐車場を用意せず、タクシー代も支給しませんでした。社会生活でひどい制限を受けています」
>
> 「動き回るのが困難なので、特に友人や家族の家を訪ねると、孤立を感じて落ち込みます」

交通手段と運転／スー・バーノン

　地域社会の中で移動する能力は、社会的関係や自立性の維持にとって重要である。3章のミセス・ジェームソン（ジェームソン氏の妻）のように、家から出ることが出来なければ、他の人々に会うこともできない。英交通省（UK Department of Transport）が発表した資料のレビュー（Dunbarら 2004）によれば、70歳以上の高齢者は、徒歩で地域を移動する傾向にある。しかし、高齢者の徒歩の移動では、負傷が発生しやすい。例えば、平坦でない歩道で、敷石につまずき、転倒する恐れがある。高齢者の移動は、移動の道中が危険であり、事故や死亡が多い（Dunbarら 2004）。

　高齢者は公共交通機関も利用する。ただし、これには多くの阻害因子がある（Box9.2）。交通機関へのアクセスは、社会的関係や自立性の維持にとって重要である（Gilhoolyら 2003）。したがって、作業療法士は、高齢者が交通機関を利用できるようにし、移動の安寧（安全、安心）を高め、環境的問題を改善する必要がある。交通機関の利用方法についての助言は、元気な高齢者にも機能低下を有する高齢者にも行う必要がある。

　1996年から1998年の全国交通調査（National Travel Survey）によれば、車は、高齢者（ドライバーでもあり歩行者でもある）の移動を脅かす最大の単一因子である。車の運転は、他の作業（社会的活動、レジャー）への従事を促す作業である（Stavら 2011）。また、車の運転は、利便性、柔軟性、自発性を伴い、自分の生活をコントロールできる感覚を育む（Gardeziら 2006）。一定年齢以上のドライバー数は、運転免許証の保有者数から確定することはできない。運転免許証の保有は、車の運転を現在していることを意味しないからである。車の運転を止めたが、身分証明書として運転免許証を更新する人は多い。とはいえ、人口の高齢化および長寿化により、実際に路上で車を運転する高齢者は増えている。2035年までに、85歳以上の人口は350万人に達し（2010年の2.5倍以上）、人口全体の5％を占めるとされる（Office for National Statistics 2011）。

　高齢のドライバーにとって、車の運転の継続は、能力を高めてくれるもの（イネーブル）とし

> **Box9.2　公共交通機関の利用を妨げる阻害因子**
> - 安全性(特に夜間)
> - 重い荷物を持っている(例：買物)
> - 駅や停留所の区間が長く、人気のない場所にある
> - 乗り物の乗降が困難
> - 乗車中の転倒リスク
> - 運行の不確実性
> - 運賃
> - 利用方法や情報アクセスが分からない

て重要である(個人の移動能力が低下し、新しいこと(公共交通機関の利用)に挑戦する自信が低下するため)。だが、残念ながら、健康上の理由から、車の運転を止めざるを得なくなることも多い。車の運転を止めると生活習慣が変化するが、この変化を受容し適応するのは難しい。個人の移動能力が良好であっても、車のない状態への適応は容易ではない。例えば、健康で個人の移動能力も良好であるが運転を止めた80歳代のある女性は、簡単な自由な形式のインタビューで、車がないことについて、次のような否定的側面があると述べている。

- 不便さ―「移動の計画を立てなければならない。家に車があり何時でも乗ることができた頃は楽だった」
- 地域の公園、ショッピングエリア、友人や家族の家、コンサートへ行くのが大変である
- バスで行けない場所もある

一方、車がないことの肯定的側面も挙げている。

- 車の手入れの心配や責任がない
- 最近はイライラしているドライバーが多く、運転はストレスが多い
- 公共交通機関やタクシーの方が経済的である

とはいえ、車の運転を止めることは、能力の低下と老化を認めることであり、喪失、悲嘆、生活の調整を避けることはできない(Whiteheadら 2006)。したがって、作業療法士は、車の運転を止めた高齢者に、生活の調整に役立つ情報(情報源、実践的な移動の計画、地域社会の移動のシミュレーション)を提供する必要がある。

運転の適性

運転の適性についての指針や規制を設けている国もある。一方、どんな専門家が運転の適性について助言を行うべきかは明確でない。幸い、イギリスでは、作業療法士の90％以上が、運転の適性についてクライエントと話し合うことを重要と考え、80％以上がこれを作業療法士の役割と考えている(Hawley 2010)。作業療法士は、一般的な運転の教官や交通安全の専門家が、クライエントの運転能力を検査できると考えてはならない。一般的な運転の教官は、機能的低下(負傷や疾患により生じる)についての知識が限られているため、専門家による運転のアセスメントおよびリハビリテーションが必要である(Unsworth 2007)。実際の路上の運転能力を正確に評価するには、エビデンスに基づくテストや手法による運転前検査

(身体能力、認知機能、視覚、反応時間)が必要である。この運転前検査を行った上で、路上の実技検査を行い、判明している臨床上の問題の影響を調べる。また、正確な分析および結論を得るため、運転前検査と実技検査のそれぞれの検査項目を照合する。これらの検査によるアセスメントは、認可を受けた専門のアセスメントセンターで実施する(費用が必要)。作業療法士は、知識に裏づけられた助言を行い、臨床的検査の結果に基づき、クライエントを適切な専門家に紹介する必要がある。

運転と作業療法

作業療法において、車の運転は、重要な領域である(Korner-Bitenskyら 2010)。作業療法士が有するアセスメント(身体能力、認知機能)の知識やリハビリテーション技能は、運転の問題(専門的技能が必要)に対処する上で、重要な基盤となる。作業療法士は、慎重なアセスメントと助言(専門的なアセスメントへの紹介)を行う一方、クライエントをイネーブルする全人的なアプローチを行う。すなわち、運転を止める決断を促すため、計画を立て、働きかけを行う。ただし、高齢者の同意なしに専門のアセスメントセンターにアセスメントを依頼すると、重大な倫理的な問題となる。例えば、イギリスでは、作業療法士協会により、作業療法士は直接、専門センターに連絡するのではなく、臨床医に専門センターへの連絡を依頼することが推奨されている(College of Occupational Therapists 2012)。

一方、作業療法士には、次のことが可能である。

- ドライバーへの助言
  - イギリスの4つのカントリーのそれぞれの運転免許庁による運転の要件を知らせる
  - 運転に影響を与える疾患についての一般的な情報の提供、専門のアセスメントセンターによるアセスメントについての詳しい情報の提供
  - 運転歴が長く、運転技能の低下が見られない場合でも、上の助言を行うと、運転能力をより長く維持できる
- 健康で活動的な高齢のドライバーの安全な運転の支援
  - 適切な車種の選択(座面が高い、ドアの敷居が低く、最小限の足の滑り止めのゴムが付いている)
  - 適応困難になる前に、運転がより容易なAT車への変更を勧める
  - 経済的に可能な範囲で安全装備を設置する(後進センサーなど)
  - 簡単な補助用具による調整。例えば、頸部の関節症で360度を見ることができない場合、通常のバックミラーでは死角が生じるため、パノラマ式のバックミラーを使用する

臨床的検査

臨床的検査では、認知機能だけでなく、運転に必要なあらゆる技能を検査する。認知機能の検査は、その結果に基づき運転能力を評価しうるような検査を採用する。表9.1は、臨床的検

第9章　環境の影響、生産品、用具

表9.1　運転能力の臨床的検査として活用できる検査

領域	項目	使用可能なツール	評価
身体能力	関節可動域、筋力、協調性、感覚、固有受容覚、疼痛	承認されている身体能力の臨床的検査のいずれか OT-DORA	問題が見つかった場合、専門家による機能検査（制御能力、適応力）が必要である。
視覚	視力、視野、奥行きの知覚、暗所での視力、コントラスト感度、まぶしさの生じやすさ	キーストーン・ドライバー・ビジョン・スクリーナー・オプテック OT-DORA (これらの視覚検査ツールの詳細な情報はウェブサイトで見られる)	合格／不合格の点数をシートに記入する。運転許可の視力の基準を満たしているかを点検する。基準を満たさずが運転能力に影響を与える問題を検出するには、専門家による有料の実技検査が必要である。
認知機能	視覚、空間認知、注意力、注意の配分、実践、実行機能、理解力	ルクウッド・ドライビング・バッテリー (MckennaとBell 2007) OT-DORA	カットオフ値により、運転を止めるべき被験者、専門家による実技検査に紹介すべき被験者を特定する。
反応時間	情報処理速度 身体的反応時間	RT-2Sブレーキ・リアクション・テスター (この検査ツールの詳細な情報はウェブサイトで見られる) OT-DORA	専用の機器を用いて検査し、機器の基準値と照合して評価する。反応の一貫性および速度により、認知機能や身体能力の検査結果を補強する。
薬物療法	眠気、知覚／態度の変化	インタビュー 観察 反応時間の検査 OT-DORA	使用している薬の包装の警告（運転に影響を与える副作用）の有無を確認する。薬に起因すると思われる機能的問題を記録する。患者を作業療法に紹介した医師に意見を求める。

228

査として活用できる検査の一覧である。検査ツールの詳細な情報は、ウェブサイトで見ることができる。

運転の適性のアセスメントの評価項目は、自動車の安全な操作に必要な、身体能力、認知機能、視覚である(Vrkljanら 2011)。高齢者が有する問題(身体能力、視覚、認知)を見つけるための検査は多くあるが、運転能力の検査ツールとしての有用性が検証されていないものは、その検査結果と実際の路上の運転能力が相関性を有するとは言えない。

最善のテスト・バッテリーとは、実際の運転能力との相関性が高いものである。ただし、このようなテスト・バッテリーの検査結果でも、専門家によるアセスメントへの紹介の時期の判断の指標としてのみ有効である。運転前検査で使われることの多いテストの組み合わせの一例を後述するが、最近発表された新しいものとして、作業療法運転能力アセスメント (Occupational Therapy Driver Off-Road Assessment：OT-DORA) もある。詳細な情報は、ウェブサイトで見ることができる (http://www.drivingotservices.com/off-road-assessment.html)。とはいえ、検査で判明した問題を補って実際に運転ができるかを判断しうるのは、専門家によるアセスメントのみである。

視覚と運転

高齢者は、定期的に眼科医による検査を受けるべきである。イギリスでは、運転に必要な視力の基準として、良好な昼光下で20メートル先の新型のナンバープレートを読めることが求められる。高齢のドライバーでは、無自覚なまま視力が着実に低下するため、定期的な目の検査(少なくとも2年おき)が必要である。また眼鏡や車の窓は常にきれいな状態にしておく必要がある。

白内障を有するドライバーは、より頻繁に検査(ナンバープレートを読む能力)を受ける必要がある。手術が必要な重度の白内障では、視力の法的な基準を下回るため、しばらく運転から離れる必要がある。また、夜間の運転は最も避けるべきものである(対向車のヘッドライトがまぶしく感じられるため。ただし冬は日中でもヘッドライトを点けるため注意が必要である)。臨床的検査で何らかの問題が認められた場合、作業療法士は、専門的な再検査のため眼科医へクライエントを紹介する。また、視覚障害(例：斜視、単眼。これらがあっても運転許可基準を満たしうるが、運転能力は低い)を有する場合、これらを代償する能力を調べるため、専門のアセスメントセンターによる検査と助言が必要である。

認知機能

臨床的検査では、安全な運転能力の正確な予測は不可能である。というのも、実際の運転では、運転課題および処理(スピード、複雑性)に様々な因子が関与するからである。路上の実技検査は、認知機能障害が明らかに認められる場合を除き、全てのクライエントで行う必要がある。というのも、運転前検査では、実際の運転時に認知機能の問題を補えるかどうかを判定できないからである。検査の点数が高く認知機能障害がないと思われるクライエントに対しても、実技検査を行うのはおかしいと思われるかもしれない。しかし、机上の臨床的検

査に比べて、実際の運転環境では、はるかに大きな負荷が認知機能に加わる。運転中は、物理的な車の操作、高速で動く視覚的世界、360度から入ってくる刺激への注意など、これらの全てを処理しなければならない。臨床的検査の結果は、単なる目安にすぎず、臨床推論や様々な情報と組み合わせて活用しうるにすぎない。一方、臨床的検査により、クライエントの認知能力（洞察、自己監視、危険の認識、公共の責任感（自分だけでなく路上の他者の安全性も重要と考えられる）など）の予後（特に悪化）を把握する必要がある。

反応時間

反応時間は、専用の機器を用いて検査し、機器の基準値と照合して評価する。ただし、他の臨床的検査の結果も併せて考慮する必要がある。例えば、反応時間は、情報処理速度や身体機能によって低下することがある。また、心理学的因子や態度の因子により、反応時間が低下することもある。

生産品と支援的な用具／アニタ・アトウォル

適切な支援的用具の適時の提供は、イネーブリングや、自立性および生活の質の維持において重要である。加齢に伴い、装置の使用は増加し、男性よりも女性の使用が多いとされる（Gitlinら 2006）。作業療法士は、作業に加えて、環境、支援的用具、高齢者についての専門知識や技能を有する唯一の専門職という意味で特殊な立場にある。カナダ作業療法士協会（Canadian Association of Occupational Therapists 2006）は、作業療法士が、クライエントの支援的用具の選択、訓練、使用を可能にし、作業の遂行を促進することを強く提唱している。ICFでは、支援的な生産品と用具は、「障害のある人の生活機能を改善するために改造や特別設計がなされた生産品、器具、装置、用具」と定義されている（WHO 2001）。この定義は、広範囲の様々な生産品を含むものであり、手すりのような単純な装置から、ビデオ監視システムのような高度な生産品が含まれる。

支援的用具の範囲は、広範かつ複雑である。支援的用具の使用の成功は、死亡率の低下（Gitlinら 2006）、機能低下の減少（Mannら 1999, Wilsonら 2009）、自己効力感の上昇（Sanfordら 2006）をもたらすとされる。また、支援的用具の適切な処方は、医療・社会的ケアの提供者側にとって、経費削減となる（Goodcareら 2008）。このように様々な利点が報告されているにも関わらず、支援的用具の使用の成功には、様々な阻害因子がある。第一に、アクセスの阻害因子がある。全ての人が、支援的用具の助言を行える専門職（作業療法士など）にアクセスできるわけではない。イギリスでは、伝統的に、支援的用具のアセスメント、処方、助言は作業療法士の役割とされているが、社会的ケアサービスで働く作業療法士の人数が少なく、これが支援的用具へのアクセスが制限される主要な理由となっている（Mountain 2000）。イングランドでは、作業療法士は、社会的ケアサービスに従事する医

療専門職の2%を占めるにすぎないにも関わらず、紹介される案件の約35%を担当しているため(Rileyら2008)、多くの待機者が出ている。このようなサービスの遅れは、患者の健康と安寧に悪影響を与え、また利用者の不満や懸念も生じる(Audit Commission 2004)。この待ち時間を減らすには、作業療法士の技能をより効率的に活用すること、また小さな装置については作業療法士以外の者がアセスメントできるようにすることが必要である(主に手すりなどの小さな装置の提供が遅れているため)。イングランドでは、パーソナライゼーションの一環として、高齢者が支援的用具の自己アセスメントを行う機会が設けられている。また、アセスメント者として信認された他の専門職も小さな支援的用具のアセスメントを行えるようになっている(WinchcombeとBallinger 2005)。

　第二の阻害因子は、装置の放棄であり、提供された支援的機器の3分の1が使われずに放棄されているとされる(SchererとGalvin 1996)。装置の放棄が生じる要因として、知識、選択過程への参加、態度、不適合性(使用者や環境との)などがある(PhillipsとZhao 1993, Gitlin 1995, WielandtとStrong 2000, Martinら2012)。作業療法士は、クライエントが装置を使うための「準備状態」をアセスメントするとともに、クライエントの環境をアセスメントする必要がある。一方、支援的用具はアイデンティティを脅かすもの、非人間的な匿名のケアであるとの見方もある(心理社会的ニーズよりも物的ニーズを優先するものとみられるため)。Peterssonら(2012)によれば、受容の重要な要因として、高齢者自身が安全のために支援的用具や住宅の改造が必要であることを認識すること、それにより自律性と自立性を実現できることを認識することが必要である。また、少し前に行われた研究によれば、転倒後の高齢者も、アイデンティティや自律性の脅かしを感じており、彼らは、自宅の安全性の検査を、押し付けや余計なお世話と感じ、合意や相談なしに住宅の改造や支援的用具の提供が行われたと考えている(Simpsonら2003)。したがって、作業療法士は、高齢者の環境に何らかの変化を加える場合、改造が必要な理由や、高齢者のニーズと感じ方を慎重に考慮す

表9.2　支援的用具の処方で考慮すべきポイント(Care Services Improvement Partnership 2005, Health and Social Care Change agent Team, 一部変更)

利用者は遠隔ケアの目的を理解しているか？
利用者に選択肢を十分に説明したか？
利用者は遠隔ケアの試用に同意したか？
身近な家族や友人は話し合いに加わったか？
当事者間で緊張や対立が生じた場合の均衡の方法を考えているか？
ニーズを特定しうる適切なアセスメントを行っているか？
遠隔ケアの導入の手順を計画したか？
遠隔ケアの設置の手順を計画したか？
設置後にどのようにして有用性を再確認するか？
廃止する場合の計画を立てているか？
遠隔ケアの使用の手順書を作っているか？

る必要がある。すなわち、個人と環境の適合性が不可欠である。表9.2に、高齢者への支援的用具(遠隔ケア)の提供において、作業療法士が考慮すべき問題を挙げた。

支援的用具のカテゴリー

支援的用具には3つのカテゴリー(補助用具、発見と反応、予測と介入)がある(Doughty 2004)。

補助用具

生産品および支援的用具のうち、従来からあるもの(運動・移動の補助具など)については、日常的にアセスメントや提供が行われている。高齢者は、運動・移動に問題が生じると、毎日の作業の実行状況が大きく制限される。これは5章で見たとおりである。運動・移動の実行状況は、運動・移動を遂行する文脈(どれだけ支援的であるか)により左右される。歩行補助具の使用を検証した研究は多いが、これは高齢者に提供された歩行補助具の不使用が報告されたからである(EdwardsとJones 1998)。したがって、歩行補助具の提供では、高齢者の機能障害(現在、将来)だけでなく、高齢者の態度や安全性の意識、環境的文脈、さらに補助具の長所と短所についても考慮する必要がある。伝統的に、歩行補助具の提供は理学療法士の領域とされているが、環境的文脈の中で歩行補助具を考察することは、作業療法士の役割である。提供される歩行補助具がクライエントの文脈に適合するかを確認することは重要であり、安全で正しい使用法の理解も不可欠である。

運動・移動の補助具(歩行杖、車いすなど)の使用は、機能障害や自信の喪失を補い、活動や参加を通じて作業の遂行の自立性を促進する。高齢者の28%以上が運動・移動の補助具を使用しており、年齢が上がるにつれ使用は増加する(Office of National Statistics 2002)。歩行杖の使用が最も多く(高齢者の25%)、高齢者の4-9%が歩行器、4-14%が車いすを使用している(EdwardsとJones 1998, Iezonniら 2001, Office of National Statistics 2002)。歩行杖と歩行器は、バランス能力に問題を有する高齢者にとって有用である。また、下肢の筋力低下や疼痛を有する高齢者が、上肢を通じて体重を再配分するのに役立つ。また、筋骨格系障害を有する多くの高齢者も使用している(Iezonniら 2001)。歩行補助具(歩行杖、松葉杖、四点杖、四輪歩行器、その他の歩行器)の使用により、広い支持基底面の中で重心を維持することができ、立位や歩行時の安定性が増す。ただし、歩行補助具の使用の成功は、上肢の筋力と制御能力、また立位の動的バランスによって決まる(6章参照)。

作業療法士は、車いすのアセスメントや提供に関わることも多い。例えば、5章のクラク氏(脳卒中)は、屋外の長期の移動で車いすが必要であった。この数年で車いす(デザイン、構造、提供の基準)は大きく変化している。これには、新技術、軽量素材、医療の改善、社会的・政治的変化、使用者の要求や期待、人口の高齢化などが影響している。車いすの使用は、関節炎や筋骨格系障害を有する高齢者、また神経障害を有する若年者で多い(Hamら

1998)。イギリスでは、運動・移動に問題を有する人に、手動車いすと電動車いす(屋内・屋外用)が提供されている。ただし、これらの提供の基準は地域により異なる。また、国による車いす提供の最低基準が設定され、年齢で差別してはならないとされている(National Wheelchair Managers Forum 2010)。車いすを使用する高齢者は、3種類に分けられ、永久的で常時の使用者(常に移動手段として車いすが必要)、時々の使用者(屋外の移動のみで使用)、一時的な使用者(術後)がいる。いずれも、使用者のニーズや提供の基準は異なる。作業療法士は、アセスメントや処方において、高齢者の考えや期待を探る必要がある。というのも、多くの高齢者は、屋外の移動の自立の手段として、最初に車いすを考えるからである。しかし、手動車いすは、歩行に比べてエネルギーの使用が9%多く(Hamら1998)、このため、エネルギーが制限されている高齢者に疲労と失望をもたらす。また、手動車いすによる屋外の移動の自立には、十分な上肢の筋力および関節可動域を有することが必要である。

　車いすの使用者は、長時間車いすに座ることが多いため、アセスメントにおいて、適切な姿勢補助や圧力軽減を検討する必要がある。他に、移乗の方法、環境(使用、アクセス、交通機関、収納)、使用の機会と頻度についても検討すべきである。また、多くの介護者(パートナー、家族、友人)は高齢であり、様々な制限や健康障害を有する。このため、車いすの折りたたみの容易さ、車いすの重量、交通機関の乗員の支援の有無(車いすを押す、持ち上げる)をアセスメントする際には、介護者のニーズも考慮すべきである。さらに、車いす、その付属品、圧力軽減のクッションのメンテナンスや安全点検は非常に重要であり、責任をもってこれらを管理する能力(クライエント、介護者)のアセスメントも必要である。このアセスメントでも、介護者のニーズを考慮する必要がある。

Box9.3　高齢者の支援的用具の使用

　身近の高齢者を例に、いかにして支援的用具の使用により日常生活活動(ADL)への参加が促進されるかを考察されたい。

　また、5章の症例研究を読み直し、支援的用具により機能的能力および生活の質は高まるか、その他にどんな因子を考慮すべきかを考察されたい。

　電動車いすは、重度の身体障害を有する場合に提供されることが多い。手動車いすと同様に、動力や重量の大きい電動車いすを正確に安全に操作するには、認知機能および知覚機能の問題を確認する必要がある。電動車いすは、普段のメンテナンスと収納(適切な環境でのバッテリーの充電)がより重要な問題となる。電動車いすの屋外の使用により、社会的活動や日課(買物など)への自立的な参加が可能となり、これにより生活の質の維持も可能になる(Brandtら2004)。リスクアセスメントは重要であり、使用者と周囲の人々の双方の安全を評価する。またメンテナンスと収納についてもアセスメントする。収納については、購入前に考えておく必要がある。

補助用具には、他にも様々なものがある。Box9.4で幾つかを紹介しているので参照されたい。

> **Box9.4　記憶機能の補助用具**
>
> 　短期記憶の喪失に対処するための支援的用具として、電子カレンダーや音声時計がある。バース医工学研究所（www.bath.ac.uk/bime/projects.htm）が開発した探し物の探知器も有用である。介護者や近親者がインターネット経由で予定や行事の日時を記入できる遠隔スケジュール管理もある（www.ihagen.no/english.htm）。また、薬を飲む時間に電子音が鳴るようプログラムされた自動服薬管理装置もある（http://www.pharmacell.se/englishk.html）。

発見と反応

　発見と反応を促す支援的用具は、短期記憶障害を有する高齢者（5章のモーリーン（学習障害）やケリー氏（認知症））にとって有用である。例えば、ガス漏れや水漏れの探知器、火災報知器、止水栓やガス栓の自動閉止、圧力で作動する水位管理システム（浴槽、台所の流し）などがある。われわれの作業療法の実践の経験から、最も厄介なのは、ガス調理器をつけたまま放置するリスクの管理である。これに対処するため、現在、作業療法士が取りうる選択肢は、ガス調理器の撤去、温かい食事の配達サービス（イギリスでは「ミールズ・オン・ウィールズ」（meals on wheels）と呼ばれている）の利用を勧めること、電子レンジの使用法を教えること、介護施設への入居を勧めることである。ただし、ガス調理器の使用状況を監視する支援的用具（鍋の過熱を検知して調理器に流れるガスが止まる）があれば、これを設置してもよい。これにより、クライエントの自立性の維持、また意味と目的のある作業の遂行が可能になる。他に、人が部屋を出ていくと自動的に作動して消える照明や、侵入者を検知するセンサーも有用である。

予測と介入

　自宅への遠隔ケアの設置は、クライエントの自立した生活を促進しうる。遠隔ケアの技術は進歩しており、作業療法士はこれらに精通する必要がある。遠隔ケアでは、アラームが発せられた場合に、直ちに対応しうる介護者およびケア支援体制が必要である。一方、自宅への遠隔ケアの設置には倫理的問題があるとされ、議論が続いている。確かに、どんな場合も、本人の同意を獲得し、倫理的指針（Box9.5を参照。Mackenzie 2007, Wey 2007, Department of Health 2007b。いずれも一部変更して引用）を説明することは不可欠である。5章の多くの症例では転倒が見られたが、例えばモーリーン（学習障害、大腿骨頸部骨折）の場合、遠隔ケアの設置が有益であり（Box9.6を参照）、自宅で暮らすことが可能と考えられる。

　予測と介入の支援的用具には、記憶を助けるものもある。5章のケリー氏（認知症）は、短期記憶の喪失を有していたが、1日の計画および実行を助けるものや、記憶の手がかりがあれば、介護者は不要と考えられる。例えば、壁に図や表を貼る、注意を促すアラームを設置する、付箋紙、日記、電子式スケジュール管理などがある（Capraniら 2006）。

> **Box9.5　遠隔ケアの倫理的問題**
>
> **無害**：遠隔ケアの装置による混乱や苦痛の増加のリスクはないか？　リスクがあれば、リスクについて理解を共有し、文書化する必要がある(Department of Health 2007b)。
>
> **恩恵**：支援的用具により、本人および介護者の健康、安寧、生活の質は増進されるか？　作業療法士は、身体的な害のリスクの管理を重視し、精神的な害のリスク(退屈、孤立)を軽視しがちである(Mackenzie 2007)。
>
> **自律性**：個人の権利(自己決定、プライバシー、自由、選択)を尊重する。作業療法士は、個人を中心としたアセスメントを行い、用具の使用により、そのニーズ、選択、嗜好を満たす。また用具の使用のリスクを文書化する。市民的自由や人権についても配慮すべきである(Mackenzie 2007)。
>
> **正義**：すべての人を公平に扱う。作業療法士は、高齢者の支援的用具へのアクセスの平等を確保する必要がある。また文化的・社会的相違を認める。一般的な法的配慮(個人の秘密やデータの保護)を順守する。一方、介護者のニーズもアセスメントしこれに対処する(Mackenzie 2007)。

> **Box9.6　認知症の転倒管理の遠隔ケア**
>
> 　圧力感知マットは、ベッドや椅子の端に設置する。介護者は、被介護者の起き上がりや立ち上がりに気づくことができ、歩行補助具の使用や介助の必要性を確認することができる。
>
> 　重量センサーやベッドモニターは、被介護者が起き上がろうとするのを介護者に知らせる。介護者は速やかに反応して介助を行える。
>
> 　赤外線センサーは、寝室の重要地点に設置する。寝室内の異変を介護者に知らせる。

支援的用具とインターネット

　高齢者にとって有用なコミュニケーションの機器は多くある。例えば、コードレス電話、福祉電話（番号ボタンの代わりに写真やアイコン（家族や友人を示す）を付けこれを押して電話をかけられるメモリーテレフォン、聴覚障害者用のテキストフォン）などである。また、メッセージ（簡単なもの、複雑なもの）を送れる電子機器もあり、高齢者がキーボード入力やタッチパネルで発した単語をディスプレーに表示したり、音声化する。また、テレビ視聴を助ける機器もある。例えば、住宅用のヒアリング・ループ・システム（補聴器をつけ、外部音声や字幕なしに音声を聞き取れる）、リスニングを誘導する機器、人の声を増幅する機器などがある。

　コンピューターの双方向機能は、高齢者の使用に合わせて改変や適応化が可能である。コンピューターの改変として、キーボードの交換、圧力で作動するスイッチ、タッチスクリーン、特殊なソフトウェア、音声の文字変換ソフトなどがある。作業療法士は、インターネットの作業促進の役割を認識する必要がある。高齢者は、インターネットにより、情報（多様なサービス、医療・社会的ケア）のアクセスおよび獲得の機会を得る。また、インターネットショッピングにより、様々な商品にアクセスできる。一方、コンピューターの適応化は、高齢者のコンピューターの有効な活用を促進することであり、特殊なキーボード（キーが大きい、明確なコントラスト）、

画面の拡大器（読める大きさに文字を拡大）などがある。車いすの使用や片手での使用のためのキーボードの適応化もある。また、音声認識機能や単語予測表示は、コミュニケーションの能力の問題を有する高齢者に有用である。さらに、家族や友人との連絡でインターネットを使用する高齢者もいる。ある調査（ONC 2010）によれば、過去3か月間にインターネットを使用した16-74歳の利用者の90%が、メールの送受信を行っている。インターネットの使用により社会的孤立を感じることがなくなれば、社会的排除の感情も低下すると考えられる。イングランドでは、Age UK（慈善団体）の取り組みにより、デイサービス、老人ホーム、介護施設、介護付き集合住宅で、インターネットが利用可能となっている。ただし、依然として、高齢者は、サービスの情報の入手のため、地方自治体のウェブサイトの閲覧よりも、窓口に出向くまたは電話をかけることが多いとされる（Hislop 2010）。ある研究によれば、インターネットの使用への欲求により、個人を4つのタイプに分類しうる。第1のタイプは、インターネットを使用しない部外者であり、嫌悪ではなく、怖さと分からなさにより、インターネットを使用しない。第2のタイプは、テクノロジーへの懐疑派であり、テクノロジーに批判的であり、インターネットの使用を迫る圧力に不快を抱いている。第3のタイプは、慎重派であり、とりあえず基本操作を行えるが、冒険はしない。第4のタイプは、デジタル技術に果敢に挑む先駆者である（HannonとBradwell 2007）。この研究によれば、75歳以上では、部外者タイプが多く、55-65歳では、懐疑派タイプが多い。作業療法士は、高齢者のインターネットの使用を検討する際、このような分類を考慮する必要がある。

バーチャルテクノロジーの活用

　バーチャルリアリティは高齢者のリハビリテーションに大きな影響を与えると予言されてきた。バーチャルリアリティは、現実世界（想像世界でもよい）のある場所のシミュレーション、視覚化、相互作用、操作を可能にする先端技術である。この技術は、治療の研究分野において様々な利益をもたらす可能性を有する一方、実際の治療過程において大きな成果を上げている（Chodosら 2010）。例えば、障害者の車いすの使用の訓練（SchultheisとRizzo 2010）や、教育の分野（Caudellら 2003, Stansfieldら 2005, Weiderhold 2006）で活用されている。

　作業療法において、バーチャルリアリティは、様々な状況のリハビリテーションで使われている。例えば、Weissら（2004）は、脳卒中後の患者の安全な道路横断の訓練で、これを用いている。ただし、この訓練により、患者は、実際の横断時間に近づくことは困難であった。また、Zhangら（2003）は、脳損傷後の回復期の患者の調理の訓練でこれを用いているが、Weissらの訓練と同様に、患者は、実際の調理過程の再現が困難であった。一方、バーチャルリアリティは、クライエントの住宅のアセスメントにも役立つ。Box9.7でその一例を紹介している。

> **Box9.7　住宅のアセスメントにおけるバーチャルテクノロジーの活用**
>
> 　3D室内設計ソフトウェア（3D interior design software：3DIDS）は、バーチャルテクノロジーを用いて、現実世界で住宅を改変する前に、仮想世界で住宅の設計や再設計を行えるソフトウェアである。このソフトウェアを使うと、直ちに患者の住宅が三次元で表示され、リアルタイムで画面上の住宅の内部を行き来しながら、双方向のシミュレーションを行うことができる。作業療法士は、パソコンの画面上で、クライエントに住宅を歩き回ってもらい、毎日の作業の遂行を妨げる阻害因子を考察し、介入の計画を立てることができる。これにより、介入についてのクライエントの理解や参加を高めることができる。さらに、アセスメントの精度が高まり、退院前の自宅訪問が不要になる場合もある（Moneyら 2011）。

視覚障害のための設計および支援的用具／
アンソニー・スレーター、サラ・ブキャナン

　イギリスでは、約200万人が毎日の生活に支障が生じる程度の視力低下を有する。75歳以上の8人に1人、90歳以上の3人に1人が重度の視力低下を有する。重度でない視力低下によっても、日常生活に重大な影響が生じる。老年期には、目の正常な老化や加齢性の眼疾患により、視力が低下し始める。年齢が上がるにつれ、視力低下の発生率は急激に上昇する。

　目の検査は、健康習慣の一つとして、少なくとも2年に1回受けるべきである。視力低下の原因の多くは、早期の眼科受診により予防または低減が可能である。視力低下の特性および重症度は、個人の目の状態と関連している。完全な失明は少なく、多くの場合、視覚が残存する。適切な計画により、残存の視覚機能の最大限の活用が可能である。

　視力低下は珍しいものではない。視力低下に対処し、残った視力を活用するには、住宅の設計、管理、メンテナンスが必要である。住宅の改善は、必ずしも、建て直しや大規模な改修を必要としない。また、多額の費用や財産を使い果たす必要はない。小さな改変（毎日使うありふれた器具や資源を活用し、日常の延長上でメンテナンスや改善を行う）により、どんな人でも利益を得ることが可能である。視力低下に対する優れた作業療法の実践とは、住宅を安全で安心して生活できる住みやすい場所にし、自立を支援するものである。これは、視力低下の有無に関わらず、多くの人にとって有用であり、特に視覚以外の感覚の低下を有する人々にも役立つ。一般に、人々は、住宅の改善を要する部分に気づいているが、どう実現すればよいか、また生活にどんな変化が生じるかが分からない。したがって、自宅で楽しく生活し、視力を最大限に活用するための住宅の改変についての情報、助言、議論は重要である。

> **Box9.8　光の重要性―ある高齢者の声**
>
> 　「私にとって自立した生活はとても重要です。食器棚から取り出した物を判別できることも、その一つです。光はこれを可能にしてくれました」

大きく、明るく、はっきりと

　物は、大きく、明るく、はっきりさせることにより見やすくなる。したがって、細部の拡大、照明の改善（まぶしくない程度）、色とコントラストの活用（背景から物を際立たせる）はいずれも役に立つ。他の感覚（触覚や聴覚）を手がかりにするのもよい。また、家の中を片づけておくと、物が見つかりやすく、動線が安全になる。家の外でも、吊り下げの鉢、垂れ下がった枝、庭や塀に置かれた家具などにより、通り道が妨げられないようにする。

　細部は、拡大すれば見やすくなる。一般に、大きな印字は小さな印字よりも読みやすい。また先の太いペンで書くと、文字が大きくなる。通常、公的機関や公益団体では、希望すれば文書の印字を大きくしてもらえる。また、自宅の日用品を選ぶ際、細部の大きさを考慮するとよい。時計は、数字が大きい方が見やすい。電話はボタンが大きい方が使いやすい。手先の器用さが低下している場合、ボタンや電気のスイッチは大きい方が使いやすい。また、物が大きく見えるようにするには、物を近づけたり、視覚補助具（拡大鏡など）を使うとよい。拡大鏡には様々な種類があり、低視覚の専門家に依頼すれば、個人や作業に適した拡大鏡が分かる。全般照明は、部屋の背景を照らす照明であり、これにより、部屋の大きさや形状、室内に置かれた物を見ることができ、室内を安全に移動できる。全般照明は、空間をほぼ均一に照らし、影や暗い部分が生じないようにする。隣り合った部屋の照明は同じ明るさにし、明るい所から暗い所への移動（またはその逆）による適応困難が生じないようにする。全般照明は、電気照明（天井や壁に設置）または自然光のいずれかであり、日中および夜間に必要な光を考慮し、電気照明と自然光のバランスを良くすることが重要である。

　全般照明は、空間全体を均一に照らすものであるが、小さい部屋を除き、1つの光源では不十分であり、2つ以上の光源を別々の場所に設置する必要がある。天井灯（通常は天井の中央に設置）の光を強めるため、天井の別の位置に調整器具を追加することも可能であるが、床置きの調整器具（天井の光を跳ね返し部屋の隅を照らす）を設置する方が実用的である。後者は壁の電気コンセントにつないで使用でき、配線工事が不要である。また、小さい台所では、調理台のスペースが限られ料理しづらい上に、調理台に多くの物を置くと、事故が起きやすい。一方、光のまぶしさにより、目がくらみ、物が見えづらくなることもある。照明シェードは、電球の直視を防止し、光のまぶしさを最小にする。また、ブラインドのスラットを垂直にすると、窓からの光のまぶしさがなくなり、太陽の直視を防止しながら昼光を取り込むことができる。

　タスク照明は、細かい作業を行うのに必要な光である。全般照明が最善の状態であっても、物をクローズアップして見る細かい作業（読書、書き物、調理、編み物や手芸などの趣味）には不十分である。暗い照明下の読書は、文字が読みづらく疲労する。細かい作業のための照明を明るくすると、物が見えやすくなり、疲労が減る。タスク照明は近距離に設置することが多い（作業する位置の1m以内）。読書では、本から50cm離れた位置にタスク照明を設置すると、2.5m離れた照明（天井など）の25倍の明るさになる。タスク照明には、可動

> **Box9.9　照明の改善についての感想**
>
> 浴室の鏡の上の照明の改善について「浴室で水を使って髭剃りが出来るようになった。以前は寝室の窓に顔を映して髭剃りをしていた」
>
> 室内の照明の改善について「コンロの上の鍋が見やすく、鍋の取っ手も見えるようになったので、鍋をひっくり返さなくてすむ。カップもよく見えるので、やかんの湯を注げる。指を切らずにサンドイッチを作れる」

型と固定型がある(Box9.9)。

　例えば、台所の調理台で調理する際、天井の光により自分の影ができ、手元が暗くなることがある。この場合、食器棚の棚板の下に小型の蛍光灯(電球を直視するとまぶしいため不透明な板で覆う)を取り付け、手元を照らすとよい。蛍光灯の電源は電気コンセントから確保すれば、配線工事は不要である。他の電化製品に電気コンセントを使用している場合、電源分配タップを使うとよい。

　食器棚が暗い場合、食器を見つけやすくするため、固定型のタスク照明を設置することもある。また、クローゼット(上から衣服を照らす)に設置することもある。小型の蛍光灯(棚板の下に取り付け不透明な板で覆う)は、使用後に点けたままにならないよう、時間が経つと自動的に消えるようにするとよい。この場合も電気コンセントから電源を確保すれば、配線工事は不要である。

　物は、類似の明るさや色の背景の中では見分けにくい。物と背景のコントラストを強めると、物は際立って見える。コントラストを強めるには、両者の明るさと色の相違を大きくする。

　色のコントラストを強めるには、類似の色を複数使うのではなく、対照的な色を一つずつ使うとよい。同じような暗い色を複数使っても、コントラストは強まらない。塗装や家具の色に配慮し、対照的な色のテープを貼るなどすれば、色のコントラストは強まる。また、室内の面(床、壁)の色のコントラストは、位置確認を容易にする。面と面上の固定物(電気コンセント、手すり)のコントラストにより、固定物を見つけやすくなる。例えば、台所では、面どうしのコントラスト、床と食器棚のコントラストにより、位置確認が容易になる。調理台と壁のコントラストにより、調理台上の物を見分けやすくなる。電気スイッチや電気コンセントは、壁とのコントラストにより、見つけやすくなる。また、食器棚の取っ手、引出、電化製品なども、コントラストにより見分けやすくなる。また、色つきの貼り付けマーカーを貼ると、コントラストに加えて、厚みがあるため触覚的手がかりにもなる。

　住宅のコントラストの改善は、簡単で比較的安価にできる改造(適応化)である。電気スイッチは、枠の塗装や色テープの貼付により、周囲の壁とのコントラストが強まり、見やすくなる。ドアは、ドアや枠の塗装により、隣接する壁とのコントラストが強まり、見つけやすくなり、位置確認が容易になる。また、階段(段鼻、階段と壁の境目)に色テープを貼り、コントラストを強めると、つまずきの危険性が低下する。さらに、コントラストは、自宅の毎日の活動でも応用できる。例えば、野菜を切る作業で、じゃがいもは暗い色のまな板、緑の野菜やトマトは白いまな板で切る

と、安全に容易に作業を行える。一方、光る物やグロス仕上げの素材(壁のタイル、調理台の上面、床材)は反射してまぶしさが生じ、コントラストも低下する。特に、浴室や台所では、艶消しされた面により、位置確認および作業が容易になる。

触覚的および聴覚的手がかり

視力低下を有する高齢者にとって、触覚的および聴覚的手がかりは有用である。簡単な触覚的手がかりの一つとして、小さな貼り付けマーカー(バンポンなど)がある。これは、位置の判別(温度調節器の最適温度の目盛に貼る)や、手すりに使われる(通路の方向の変化や高層ビルの階数を知らせるために貼る)。また、形状や質感が異なるラベルも、物の判別に役立つ。一方、電化製品には、クリックの回数で機能を切り替えられるものがあり、視力低下を有していても、機能別にクリックの回数を設定すれば、使用が可能である。他に、音声時計や音声を発する電子レンジなどの便利な機器もある。また、床材により、動線の手がかりを高齢者に与えることも可能である(ただしつまずきの危険をなくさなければならない)。例えば、カーペットから硬い床への変化により、別の空間への移動や、危険物(階段など)の存在を知ることができる。

住宅と自宅訪問

作業療法士は、他の専門職とも協力し、高齢者の住宅のニーズを、前向きなライフスタイルの選択と関連するものとして、考慮する必要がある。また、作業療法士は、住宅の改造(適応化)の助成金について高齢者に知らせ、申請を助ける役割を有する。人と住宅の関係およびつながりは、様々であり複雑である。したがって、個人にとっての住宅の意味を理解し、その上で環境の改善(適応化)や住宅への介入を開始すべきである。作業療法士は、住宅は人間関係、記憶、個人のアイデンティティと切り離しがたいものであることを理解する必要がある。実際、われわれの研究で、自宅訪問であいさつの時間を設けなかった作業療法士を高齢者が批判するケースや、打ち解けてからアセスメントに取りかかることを高齢者が希望していたにも関わらず時間的な余裕がなかったケースが見られた(Atwalら 2008a)。一方、社会政策として、住宅分野の第一次の健康増進のアプローチ(すなわちライフタイムホーム(Lifetime Homes))が実施されれば、住宅の改造は不要になるともされる。ライフスタイルホーム(Lifestyle Homes)は、一つの家族の人生を通じたニーズの変化や、同一の住宅に住み続ける所有者に生じる様々な変化に応じたニーズの変化に対応できるよう設計された住宅である(Department of Work and Pensions 2008)。イギリスでは、2013年以降、新築される全ての住宅は、ライフスタイルホームの基準にを満たさなければならないとされている(Department of Work and Pensions 2008)。ライフスタイルホームへの投資は、経費節減につながる(支援的用具の必要性が低下するため)。また、ライフスタイルホームには、スマートハウス(Smart Housing)の原理が含まれている。スマートハウスは、電動かつコン

表9.3 自宅訪問の注意点

> 全ての高齢者に対し、自宅訪問の必要性を明確かつ簡潔に説明し、自宅訪問の情報を口頭と文書の両方で提供する。
> 自宅訪問の受け入れについて考える時間を高齢者と介護者に与える。また、作業療法士は、訪問の目的および目標について、彼らと話し合い、共同の目標を設定し、これを文書にする。
> 訪問時に、高齢者と会話し議論する時間を持つ。
> 作業療法士は、自宅訪問を検査としてとらえるべきではなく、訪問の目的および目標について臨床推論を行う。
> 同行する専門職は、高齢者と話し合って決定する。同行する専門職は、訪問に相応しい衣服と靴(屋外用)を着用する。
> 時間の制約を設けず、高齢者と作業療法士による共同の目標に合わせて時間を確保する。
> 高齢者がくつろぎ、自宅の環境の詳細を思い出してからアセスメントを開始する。
> 訪問の目標が達成されたら、訪問の結果について高齢者と話し合う。
> 全ての決定は、高齢者がこれを理解し、希望を述べ、同意した上で行う。
> 作業療法士は、高齢者の在宅時でなければ決定できないことを把握しておく。
> どんな場合も、高齢者の意見と権利を尊重し、能力を欠くとみなされる場合も、高齢者が意思決定の過程に加われるようにする。
> さらなる検討を要する問題については、上司の作業療法士や治療チームの他のメンバーと話し合う。医療専門職は、高齢者を問題視したり、否定的に見てはならない。
> 作業療法士は、リスクをとってでもヒト中心のケアを促進すること。
> 作業療法士は、高齢者の作業療法において、リスクを回避せず、リスクを引き受けること。
> 作業療法士は、安全性や自律性などの重要な問題を均衡させる必要がある。イギリスでは、臨床家のリスク管理の指針となる枠組みが作成されているので参照されたい(Department of Health 2007b, 2010)。

ピューター制御により支援的用具や生産品が組み込まれた住宅であり、高齢者向けに建てられることが多い。

　自宅訪問は、患者の退院前に作業療法士が行うことが多い。自宅訪問において、作業療法士は、自立性を促すための住宅改造の可否、支援的用具の必要性、その他の支援の必要性を確認する。われわれは、作業療法士が、われわれが作成したガイドライン(表9.3)を読み、検討し、これに従って自宅訪問による環境のアセスメントを行うことを推奨する。このガイドラインは、われわれの研究の結果に基づき作成したものである（Atwalら2008a, b, Atwalら2012）。また、作業療法士は、本人の不在時に住宅を訪問する理由や訪問の日時を、高齢者に慎重に説明する必要がある。

　作業療法士は、高齢者や介護者への情報の伝達の方法にも注意する必要がある（表9.4）。コクラン・レビュー(Johnsonら2003)によれば、患者への医学的な情報の伝達は、口頭と文書の両方で行うことが望ましい。Martinら(2012)はウェブ上で調査（質問票）を

行い、支援的用具の満足度および使用率は、消費者が有する情報や、消費者の意思決定への参加により改善することを明らかにしている。この研究によれば、情報が伝えられているという感覚は、支援的用具への満足度と有意に関連する。すなわち、消費者は、情報が伝えられていると感じられれば、商品(支援的用具)に満足すると考えられる。また、ChiuとMan(2004)は、脳卒中後の回復期の高齢者の入浴補助機器の訓練プログラムを実施し、訓練により機器の使用率および満足度が上昇するかを調べている。この研究で、高齢者は治療群と対照群に分けられ、両群が病院で機器の訓練を受け、治療群はさらに退院後も自宅で訓練を受けた。その結果、自宅の訓練の追加により生活機能が有意に上昇すること、また自宅の訓練への家族の参加により機器の使用率が上昇することが分かった。介護者の包摂は、作業療法で実践すべきものの一つであるが、これについての研究は少ない(Chenら 2000)。

情報の提供は、文書と口頭の両方で行うことが望ましい。作業療法士は、情報を伝える小冊子を作成する際、高齢者のニーズに配慮して小冊子をデザインする必要がある(その他の注意点については表9.5を参照)。

最後に、これまでに述べたことをまとめると、支援的用具や生産品は、正しく処方し使用すれば、高齢者の生活の質を向上させることができる。複雑なニーズを有するクライエントの自宅での生活を支援するには、作業療法士は、支援的用具や生産品の知識を持ち、これらに精通する必要がある。作業療法士は、支援的用具が個人、生活習慣、自宅の環境に適合することを確認する必要がある。また、クライエントを個人として扱い、常にクライエントが懸念する問題を尊重し、認め、これに取り組まなければならない。作業療法士は、高齢者、介護者、リハビリテーション技術のエンジニア、学者、住宅の専門家、その他の医療・社会的ケアの専門職と協力しなければならない。その上で、高齢者にとっての支援的用具についての多職種研究も行うべきである。

表9.4 作業療法士にリスク管理の反省を促す問い(Atwalら2011b)

リスクアセスメントでどんな役割を果たしたか？
それは難しいものであったか？
リスクを適切に管理できたと感じているか？
どのようにしてリスクを考量したか？
リスクを受容可能と感じられたか？ 感じられなかった場合、理由は何か？
十分な支援を得られたか？
リスクを取ることをどのようにして正当化したか？
上手くできたことは何か？
上手くできなかったことは何か？ その理由は何か？
リスクアセスメントで何を学んだか？
リスクアセスメントを終えた後の気持ちはどうか？ 満足か、不満か、それはなぜか？
アセスメントのアウトカムは自分(作業療法士)もクライエントも満足できるものであったか？
一週間の反省の後、もう一度アセスメントするとすれば、どんな変化を加えるか？
現在のクライエントの生活の質をどう思うか？

表9.5　情報の小冊子の作成のガイダンス(Griffinら 2003, HoffmanとWorrall 2004, MarshallとWilliams 2006, National Health Service 2007)

- 明確、平明、簡潔な内容にする(全体の6分の5が読解可能であるようにする)
- 専門家を加え、エビデンスを確保する
- バランスのとれた情報を提供する。細部も意味のある内容にする
- 標的となる読者のニーズに合った情報を提供する
- クライエントの疑問を参考にして情報を組み立てる
- 情報の有効性を確保する(発行年月日の記載、定期的な見直しおよび刷新)
- 文字の大きさ(フォントは12ポイント以上)、レイアウト(見出しは節や文頭のみにつける)を工夫する
- 段落を短くする。最初に要点を述べる
- 背景を明るい色に、文字を暗い色にする。行間を適度に空ける
- 見出しを大胆な色で表示し目立たせる
- 文章を短くする
- イラストを活用する(分かりやすくする、内容の整理、参考情報の追加、本文の補足)
- 読者に作成過程に参加してもらい内容を評価してもらう
- 専門用語や見下した表現を避ける
- 要約をつける(箇条書き)
- 読者を取り上げた特集記事を組み込む
- 散文体で記述する(比喩を使わない)
- 専門家から内容の裏づけをとる
- 予防的行動による良い結果を強調する
- 短期的なリスクを強調する

自然災害と人的災害／マーカス・シヴェルミュラ

　工業化社会において、作業療法士が考慮すべき環境(自然環境、人工の環境)は、クライエントの住宅、クライエントが利用する公的な建物、これらの周囲の物的環境である。本章ではこれまでに、自宅の環境が高齢者の活動と参加の阻害因子または促進因子として作用しうることを見た。一方、物的環境とそこで生活する高齢者の生活機能を損なう可能性のある自然災害や人的災害についても考える必要がある。

　疫病、飢饉、災厄、戦争。聖書学者ならこれらを黙示録の四騎士と呼ぶだろう。現代では、これらは、ICFが提示する自然災害と人的災害という2つのカテゴリーに入れられる。自然災害は、物的環境の劇的変化をもたらす自然の極端な側面である。自然災害は、定期的または不定期に発生し、地震や、厳しく猛烈な天候(竜巻、ハリケーン、台風、洪水、森林火事、着氷性嵐)がこれにあたる。人的災害は、自然ではなく、人間が生み出すものであり、混乱、避難、破壊をもたらす。紛争の結果として生じる環境的災害は、土地や住宅だけでなく、社会的生産基盤をも損なう。ICFが提示する自然災害と人的災害は、個人や地域社会の安寧を損なうものであり、生命を否定し、死滅させることもある。

　作業療法士は、個人と環境の相互関係を理解するよう教育を受けている。さらに、活動・作業・事象の文脈や、個人にとっての文脈の直接的な意義について、知識を有し、これらを敏感に感じ取ることができる。

人類は、生存のため、居住し開発しうる環境を探し求めてきた。水と定期的に得られる食物がなければ、人間は繁栄できない。それにも関わらず、地球上では、きわめて過酷な気候の地域で生活する人間もいる。シベリアでは、人々は、長い時間をかけて厳しい冬に適応し、単に生存するだけではなく、仕事や他の生産的活動を継続するための戦略を練り上げてきた。原始以来、人類は、レジャーへの欲求を有し、楽しみや喜びを得る機会を求めてきた。極寒のシベリアでも、灼熱のエチオピア砂漠でも、ゲームや社会的レジャー活動は、社会的生活の基盤をなしている。これらの地域のコミュニティでは、文化の様式として、高齢の構成員（社会的交流だけでなく生存をも妨げる阻害因子を多く有する）の能力を補い、支援することが慣例となっている。高齢者の活動が制限されると、昔から伝わる戦略や、文化的意味を有する慣習を応用して、機能障害や活動制限の悪化を食い止める。

　極端な気候の環境で生活する人々は、個人および集団として作業を遂行する習慣を有する。彼らは、極端な気候がもたらす災害を、集団として学習し理解し受容する。災害（地震、津波、台風、ハリケーン）に襲われた場合の備えと事後の処理が、習慣化された様式となっている。これにより、個人もコミュニティも、また高齢者も若年者も、災害時に生活習慣をほぼ正常な状態で維持する戦略を身につけることができる。ただし、過酷な気候の中でも、さらに極端な温度に達することがあり、これは、過酷な寒さまたは暑さ（数カ月続く）の中で生活することに慣れている人々にとっても、活動参加の阻害因子となる。作業療法士が、この極端な温度の意義に気づくことは難しい。

　非常時の計画や対策プログラムを作成しても、多くの高齢者は、感覚の機能障害（視覚や聴覚の低下）や、運動・移動の制限を有するため、これらを活用できない。多くの虚弱な高齢者にとって、他者に頼ることは、不可避であり、選択の余地はない。また、非常時の食物の支給も、配布の方法や栄養面で、高齢者にとって不適切である（Help Age International 2012）。

　一方、戦争は最も明らかな人的災害であり、人々の毎日の生活を破壊し、避難を余儀なくさせる。紛争地域では、物的破壊や汚染（土地、水、空気）が生じ、その結果として社会的基盤が損なわれる。また、直接的・間接的に健康状態が悪化する。被害を受けた個人は、生活機能が低下し、障害が生じることもまれではない。実際、このように個人に害を与えることが、戦争や紛争の主な目的であると指摘する専門家もいる。紛争は、本質的に、正常な日々の活動（仕事、レジャー）への参加を制限するものであり、直接的な個々の事象や全体的な環境的文脈を通じて、活動への参加を制限する。

　現代では、報道を通じて、高強度紛争（大量資源を投入して編成される連合軍による戦争。第一次および第二次世界大戦、最近のアフガニスタンやイラクでの戦争など）を想像し、それが個人に与える影響を知ることは容易である。また、断続的なゲリラ攻撃による戦争（パレスチナ、東ティモール）では、負傷や死亡だけでなく、正常な毎日の活動（個人、集団）への影響は避けられない。一方、大規模な産業事故（1984年のユニオンカーバイド社のボパール化学工場事故、1986年4月のチェルノブイリ原発事故）も人的災害であり、多くの人々が多大

な影響を受ける。これらの事故の被害は現在も続いている。

　大災害で個人および社会が戦略的に対処できた成功例は銘記すべきである。ただし、こういった災害への対処は、過去の経験や曝露（同種の危機や災害）に左右されることが分かっている。極端な気候の地域に住む人々が、そこで生存するための対処法を習慣として身につけているのと同様に、人的災害に対処する戦略の作成には、過去の経験が役立つと考えられる。これまでの人道的介入では、高齢者の無視、ジェンダーや社会的・文化的な問題への配慮の欠如、差別を助長するシステムの活用、被災者の自助能力のさらなる弱体化などが批判されてきた（Help Age International 2012）（Box9.10を参照）。

　意味のある作業を集団で行うことが、広く大きな治療的結果をもたらすことを示す好例として、1993年のボスニア紛争で避難した高齢女性たちの編み物グループの例がある。ボスニア紛争は、この地域の多くの人々にとって（事情は異なるにせよ）、自らの記憶に残る直接的被害を蒙った3度目の紛争であった。彼らは、運命論的な覚悟をもって、自分たちに残されたものにより、この一時的な避難（彼らはそうとらえていた）に適応しようとし、その姿は、多くの監視団や救援部隊に感銘を与えた。特に、高齢者は、いわゆる「弱者」ではなく、変化する現実に立ち向かう個人として際立っていた。Box9.11のナラティブは、旧ユーゴスラビアで救援部隊の一員として活動した際の日記からの引用である。ここには、文脈の重要性、高齢者の経験、個人とコミュニティの外傷（残虐行為や喪失による）の克服が具体的に示されている。

　意味のある現実的な作業を高齢女性に提供することを主な目的として、一つの活動が導入され、それが高齢女性以外の女性にも治療的環境を与え、女性たちは追い立てられるように避難を余儀なくされた経緯について語り合い始めた。それと同時に、外からは弱者に見える高齢女性は、自分の経験を熟考し、他者に共感と励ましを与えるだけでなく、困難に立ち向かう戦略を体現する生きたモデルとなっていた。

　本章では、高齢者に関わる様々な環境的因子について考察した。あらゆる因子を網羅するのではなく、それぞれの執筆者が、現在の自らの関心に基づいて、高齢者の活動や参加が環境による影響を受けることを述べた。これらの環境中の促進因子および阻害因子は、高齢者が、作業的に公正な環境において、サクセスフル・エイジングを実現するための寄与因子として非常に重要である。

Box9.10　紛争下の高齢者支援のガイダンス

　Help Age Internationalは、紛争下の高齢者支援のガイダンスを発表している。詳細はウェブサイトを参照。http://www.helpage.org/resources/publications/
- 高齢化と開発
- 危機の影響を受けているケニアやソマリアの高齢者
- 老年期に暴力を受けることなく生きる権利
- 非常時の高齢者の保護の実践ガイド

Box9.11　作業と紛争──マーカス・シヴェルミュラのナラティブ

　UNHCR（国連難民高等弁務官事務所）に協力する救援部隊の一員として、ボスニア地域の避難所で働くことになりました。1993年9月、ボスニアとクロアチアの国境にあるポスシェという町で、ボスニア人の避難者（180-200人）の支援を行いました。彼らは「難民」とされ、閉校になった中学校の校舎に収容されました。拡大家族ごとに分かれ、教室や事務所をそれぞれの居住場所にしました。世界中の難民のコミュニティと同様に、彼らの多くは女性と子どもでした。詳しい内訳を言えば、高齢男性が29人、16歳以上70歳未満の男性が3人、その他は子どもか女性でした。一見したところ、彼らの多くは大家族のようでした。難民支援は、幾つかの理念に基づいて行うのが通例です。まずマズローの欲求の階層論に基づき、難民となった個人のニーズに向き合います。次に、「弱者」は特有の問題を有するとの認識の下、これらを探り出し対応します。最後に、可能な限り、個人とその所属集団の双方をエンパワーし、話し合いと協力を促し、相互にとって有益な決定を行い、成果を得られるようにします。われわれは、幼児と妊婦を集めてグループにし、また高齢者や健康障害や障害を有する人々に特に配慮するようにしました。一方、避難所の開設の2か月前に、欧州の新聞が、残虐行為の広まり、強制収容所、武装集団による市民の惨殺について報道しました。それにより、女性（女児を含む）の組織的レイプの噂が広まっていました。

　支援活動（若い難民が行える活動の準備、地元の町議会と難民が潜在的な問題を継続的に対話する場の設定など）の合間に、数人の高齢女性とともに町の大通りを散歩することがよくありました。当時、私の現地語の能力は限られていましたが、この山岳地域の高齢女性たちは、私に話しかけ助言するのを止めようとはしませんでした。彼女たちはロンドンについて知りたがり、特に私が着ていたウールの手編みのジャンパー（祖母がバルカン半島の冬に備えて送ってくれたもの）に関心を持ちました。数週間後、高齢女性たちは、同じものを編むため、毛糸と編み針を見つけてきました。また、慈善団体を通じて、編み物に必要な道具が見つかり、女性たちに手渡されました。私が避難所の会議室に行くと、数人の高齢女性がくつろいだ様子で座り、編み物の手を休め、コーヒーを飲んでいました。私は、意味のある作業に従事するための物資の提供により、「忘れられた弱者」とされることの多い高齢女性をイネーブルすることができ、彼女たちの安寧を改善できたとうぬぼれていました。

　それから数週間経ち、救援チームは、多くの女性が、共同での家事的な日常生活活動（ADL）を終えた後、会議室に向かい、そこで一日の大半を過ごしていることに気づきました。ある時、私は、一人の若い女性が涙を流しながら会議室を出ていくのを見つけました。何があったのかを別の女性に尋ねると、彼女は、編み物グループが有益な集まりになっているので会議室に行って見てくるように言いました。私は、無邪気にも、寒くなってきたので女性たちが防寒に役に立つジャンパーを編んでいるのだろうと考えていました。私が70人ほどの女性の中に混じって座ると、編み物をしたりコーヒーを飲む女性たちの中で、一人の女性が勢いよく語りだしたので驚きました。それは高齢の女性で、戦争が彼女と家族にもたらしたことについて話していることが分かってきました。ただし、それは現在の紛争ではなく、約50年前の戦争についてでした。別の高齢女性も同様の体験を語りました。私が慣れない現地語による語りを聞き取ろうとしていると、20代後半の若い女性が泣きながら感情的に話し始めました。彼女は自分の家にやって来た数人の男たちが彼女にしたことを話しているのだと誰か説明してくれました。それから次々と女性たちが語り始め、その場に悲しみがあふれました。そこにいた男性は、私を除くと、かなり高齢の男性が一人だけで、口髭をいじりながら座っていました。私が会議室を出る前、一人の高齢女性が、涙を流すことなく、きわめて実際的な助言を行っていたのが印象に残りました。

参考文献

Atwal, A., Murphy, S., McIntyre, A., Hunt, J. and Craik, C. (2008a) Older adults and carer perceptions' of pre-discharge occupational therapy home visits in acute care: A qualitative study. *Age and Ageing* **37(1)**, 72–76.

Atwal, A., McIntyre, A., Craik, C. and Hunt, J. (2008b) Occupational therapists' perceptions of pre-discharge home assessments with older adults in acute care. *British Journal of Occupational Therapy* **71(2)**, 52–58.

Atwal, A., McIntyre, A. and Wiggett, C. (2011a) Risks with older adults in acute care settings: UK occupational therapists' and physiotherapists' perceptions of risks associated with discharge and professional practice. *Scandinavian Journal of Caring Science* **26(2)**, 381–393, doi: 10.1111/j.1471-6712.2011.00946.x

Atwal, A., Wiggett, C., McIntyre, A. (2011b) Risks with older adults in acute care settings: occupational therapists' and physiotherapists' perceptions. *British Journal of Occupational Therapy*, **74(9)**, 412–418.

Atwal, A., Spiliotopoulou, G., Plastow, N., McIntyre, A. and McKay, E.A. (2012) Older adults' experiences of occupational therapy pre-discharge home visits: A systematic thematic synthesis of qualitative research. *British Journal of Occupational Therapy* **75(3)**, 118–127.

Audit Commission (2004) Independence and Wellbeing. Available at: http://www.audit-commission.gov.uk/SiteCollectionDocuments/AuditCommissionReports/NationalStudies/OlderPeople_overarch.pdf

Brandt, A., Iwarsson, S. and Stahle, A. (2004) Older people's use of powered wheelchairs for activity and participation. *Journal of Rehabilitation Medicine* **36(2)**, 70–72.

Canadian Association of Occupational Therapists (2006) CAOT position statement: Assistive technology and occupational therapy. Available at: http://www.caot.ca/default.asp?pageid=598

Caprani, N., Greaney, J. and Porter, N. (2006) A review of memory aid devices for an ageing population. *PsychNology* **4(3)**, 205–243.

Care Services Improvement Partnership, Health and Social Care Change Agent Team (2005) Factsheet: Telecare and Ethics. London: Department of Health.

Caudell, T.P., Summers, K.L., Holten, I.V.J., Hakamata, T., Mowafi, M., Jacobs, J., Lozanoff, B.K., Lozanoff, S., Wilks, D. and Keep, M.F. (2003) Virtual patient simulator for distributed collaborative medical education. *Anatomical Record Part B: The New Anatomist* **270(1)**, 23–29.

Chen, L.P., Mann, W.C., Tomita, M.R. and Burford, T.E. (1998) An evaluation of reachers for use by older persons with disabilities. *Assistive Technology* **10(2)**, 113–125.

Chiu, C.W.Y. and Man, D.W.K. (2004) The effect of training older adults with stroke to use home-based assistive devices. *Occupational Therapy Journal of Research* **24(3)** 113–120.

Chodos, D., Stroulia, E., Boechler, P., King, S., Kuras, P., Carbonaro, M. and de Jong, E. (2010) Healthcare education with virtual-world simulations. In: Proceedings of the 2nd Workshop on Software Engineering in Health Care, SEHC Washington DC, USA: The IEEE Computer Society.

College of Occuaptional Therapists (2012) Briefing 26 – Confidentiality and a Service User's Fitness to Drive. London: College of Occuaptional Therapists.

Department for Transport (DfT) (2000) Understanding People's Needs. Older people: Their transport needs and requirements – Summary report, London: DfT.

Department of Health (2007a) *Putting People First: A shared vision and commitment to the transformation of adult social care*. London: Department of Health.

Department of Health (2007b) *Independence, Choice and Risk: A guide to best practice in supported decision making*. London: Department of Health.

Department for Work and Pensions (2008) *Lifetime Homes, Lifetime Neighbourhoods. A National Strategy for Housing in an Ageing Society*. London: Department for Work and Pensions. London.

Doughty, K. (2004) Supporting independence: The emerging role of technology. *Housing, Care & Support* **7(1)**, 11–17.

Dunbar, G., Holland, C.A. and Maylor, E.A. (2004) *Road Safety Research Report No. 37 Older Pedestrians: A critical review of the literature*. Department of Transport. London

Edwards, N.I. and Jones, D.A. (1998) Ownership and use of assistive devices amongst older people in the community. *Age and Ageing* **27(4)**, 463–468.

Hoffman, T. and Worrall, L. (2004) Designing effective written health education materials: Consideration for health professionals. *Disability and Rehabilitation* **26(19)**, 1166–1173.

Gardezi, F., Wilson, K.G., Man-Son-Hing, M., Marshall, S.C., Molnar, F.J., Dobbs, B.M. et al. (2006). Qualitative research on older drivers. *Clinical Gerontologist* **30(1)**, 5–22.

Gilhooly, M., Hamilton, K., O'Neill, G.J., Webster, N. and Pike, F. (2003) *Transport and Ageing. Extending Quality of Life via Public and Private Transport*. Economic Social Research Council Growing Older Programme.

Gitlin, L.N. (1995) Why older people accept or reject assistive technology. *Journal of the American Society of Aging* **1(19)**, 41–47.

Gitlin, L.N., Winter, L., Dennis, M.P., Corcoran, M., Schinfeld, S. and Hauck, W.W. (2006) A randomized trial of a multicomponent home intervention to reduce functional difficulties in older adults. *Journal of the American Geriatrics Society* **54(5)**, 809–816.

Goodacre, K., McCreadie, C., Flanigan, S. and Lansley, P. (2008) Enabling older people to stay at home: The costs of substituting and supplementing care with assistive technology. *British Journal of Occupational Therapy* **71(4)**, 130–140.

Griffin, J., McKenna, K. and Tooth, L. (2003) Written health educational materials: Making them more effective. *Australian Occupational Therapy Journal* **50(3)**, 170–177.

Ham, R., Aldersea, P. and Porter, D. (1998) *Wheelchair Users and Postural Seating: A clinical approach*. London: Churchill Livingstone.

Hannon, C, and Bradwell, P. (2007) *Web I'm 64: Ageing, the internet and digital inclusion*. London: Demos.

Hawley, C. (2010) The attitudes of health professionals to giving advice on fitness to drive Department for Transport Road Safety Report 91. London: Department of Transport. Available at: http://assets.dft.gov.uk/publications/pgr-roadsafety-research-rsrr-theme6-report91-pdf/report91.pdf

Help Age International (2012) Older people in emergencies – identifying and reducing risks. Help Age International. Available at: www.helpage.org/download/4fd728a1b410b

Hislop, C. (2010) Improving access to information: A key requirement for reducing social exclusion. *Working with Older People* **14(4)**, 38–43.

Johnson, A., Sandford, J. and Tyndall, J. (2003) Written and verbal information versus verbal information only for patients being discharged from acute hospital settings to home. *Cochrane Database 4*, CD003716.

Korner-Bitensky, N., Menon, A., von Zweck, C., Van Benthem, K. (2010) Occupational therapists' capacity-building needs related to older driver screening, assessment, and intervention: A Canada-wide survey. *The American Journal of Occupational Therapy* **64(2)**, 316–324.

Iezzoni, L.I., McCarthy, E.P., Davis, R.B. and Siebens, H. (2001) Mobility difficulties are not only a problem of old age. *Journal of General Internal Medicine* **16(4)**, 235–243.

Mackenzie, M. (2007) Telecare Factsheet: Ethics and assessment, Edinburgh: Scottish Government.

Mann, W.C., Ottenbacher, K.J., Frass, L., Tomita, M. and Granger, C.V. (1999) Effectiveness of assistive technology and environmental interventions in maintaining independence and reducing home care costs for the frail elderly. A randomised controlled trial. *Archives of Family Medicine* **8(3)** 210–217.

Martin, J.K., Martin, L.G., Stumbo, N.J. and Morrill, J.H. (2012) The impact of consumer involvement on satisfaction with and use of assistive technology. *Disability & Rehabilitation: Assistive Technology* **6(3)**, 225–242.

Marshall, L.A. and Williams, D. (2006) Health information: Does quality count for the consumers? *Librarianship and Information Science* **38(3)**, 141–156.

Money, A. McIntyre, A., Atwal, A., Spiliotopoulou, G., Elliman, T. and French, T (2011) Bringing the home into the hospital: Assisting the pre-discharge home visit process using 3D Home Visualization software. *Universal access in human-computer interaction; Applications and services*, **6768**, 416–426.

Mountain, G. (2000) *Occupational Therapy in Social Services Departments: A review of the literature.* London: College of Occupational Therapists.

National Health Service (2007) *Toolkit for Producing Patient Information*. London: National Health Service.

The National Wheelchair Managers Forum (2010) Healthcare Standards for NHS-Commissioned Wheelchairs. London: NHS. Available at: Serviceshttp://www.wheelchairmanagers.nhs.uk/pubs.html

Office for National Statistics (2002) *Living in Britain*. Results from the 2001 General Household Survey. London: Office for National Statistics.

Office for National Statistics (2010) UK National Statistics. Available at: http://www.statistics.gov.uk/hub/index.html

Office for National Statistics (2011) Statistical Bulletin. Older People's Day. Office for National Statistics. Available at: http://www.ons.gov.uk/ons/dcp171778_235000.pdf

Petersson, I., Lilja, M. and Borell, L. (2012) To feel safe in everyday life at home – a study of older adults after home modifications. *Ageing and Society* **32(5)**, 791–811.

Phillips, B. and Zhao, H. (1993) Predictors of assistive technology abandonment. *Assistive Technology* **5(1)**, 36–45.

Riley, J., Whitcombe, S. and Vincent, C. (2008) *Occupational Therapy in Adult Social Care in England*. London: Department of Health.

Sanford, J.A., Griffiths, P.C., Richardson, P., Hargraves, K.,Butterfield, T. and Hoenig, H. (2006) The effects of in-home rehabilitation on task self-efficacy in mobility-impaired adults: A randomized clinical trial. *Journal of the American Geriatrics Society* **54(11)**, 1641–1648.

Scherer, M.J. and Galvin, J.C. (1996) An outcomes perspective of quality pathways to most appropriate technology. In: Galvin, M.J. (ed.) *Evaluating, Selecting and Using Appropriate Assistive Technology*. Gaithersburg: Aspen Publishers, Inc, pp. 1–26.

Schneidert, M., Hurst, R., Miller, J. and Ustun, B. (2003) The role of environment in the International Classification of Functioning, Disability and Health (ICF). *Disability and Rehabilitation* **25(11–12)**, 588–595.

Schultheis, M.T. and Rizzo, A.A. (2001) The application of virtual reality technology in rehabilitation. *Rehabilitation Psychology* **46(3)**, 296–311.

Simpson, J.M., Darwin, C. and Marsh, N. (2003) What are older people prepared to do to avoid falling? A qualitative study in London. *British Journal of Community Nursing* **8(4)**, 152–159.

Stansfield, S., Butkiewicz, T., Suma, E. and Kane, M. (2005) Interactive virtual client for teaching occupational therapy evaluative processes. In: Proceedings of the 7th International ACM SIGACCESS Conference on Computers and Accessibility

Stav, W., Weidley, L.S. and Love, A. (2011) Barriers to developing and sustaining driving and community mobility programs. *American Journal of Occupational Therapy* **65(4)**, 38–45.

Unsworth, C. (2007) Development and current status of occupational therapy driver assessment and rehabilitation in Victoria, Australia. *Australian Occupational Therapy Journal* **54(2)**, 153–156.

Vrkljan, B.H. and Anaby, V.A. (2011) What vehicle features are considered important when buying an automobile? An examination of driver preferences by age and gender. *Canadian Journal of Occupational Therapy* **42(1)**, 61–65.

Weiderhold, B.K. (2006) The potential of virtual reality to improve healthcare. Available at: http://iactor.eu/downloads/WP%20The%20Potential%20for%20VR%20to%20Improve%20Healthcare.pdf

Weiss, P.L., Rand, D., Katz, N. and Kizony, R. (2004) Video capture virtual reality as a flexible and effective rehabilitation tool. *Journal of Neuroengineering and Rehabilitation* **1(1)**, 12.

Wey, S. (2007) The Ethical Use of Assistive Technology for People with Dementia. Trent Dementia Services Development Centre. Available at: http://www.atdementia.org.uk/editorial.asp?page_id=47

White, D.K., Jette, A.M., Felson, D.T., Lavalley, M.P., Lewis, C.E., Torner, J.C., Nevitt, M.C. and Keysor, J.J. (2010) Are features of the neighborhood environment associated with disability in older adults? *Disability and Rehabilitation* **32(8)**, 639–645.

Whitehead, B., Howie, L. and Lovell, R.K. (2006) Older people's experience of driver licence cancellation: A phenomenological study. *Australian Occupational Therapy Journal* **53(3)**, 173–180.

Wielandt, T. and Strong, J. (2000) Compliance with prescribed adaptive equipment: A literature review. *British Journal of Occupational Therapy* **63(2)**, 65–75.

Wilson, D.J., Mitchell, J.M., Kemp, B.J., Adkins, R.H. and Mann, W. (2009) Effects of assistive technology on functional decline in people aging with a disability. *Assistive Technology* **21(4)**, 208–217.

Winchcombe, M. and Ballinger, C. (2005) *A Competence Framework for Trusted Assessors.* London: Assist UK.

World Health Organization (2001) *The International Classification of Functioning Disability and Health.* Geneva: World Health Organization.

Zhang, L., Abreu, B.C., Seale, G.S., Masel, B., Christiansen, C.H. and Ottenbacher, K.J. (2003) A virtual reality environment for evaluation of a daily living skill in brain injury rehabilitation: Reliability and validity. *Archives of Physical Medicine and Rehabilitation* **84(8)**, 1118–1124.

索引

3D室内設計ソフトウェア(3DIDS)　237
AIDSとHIV　161, 162, 175
CONFBalスケール　108
HIV疾患とAIDS　161, 162
King's Fundの提言　69
NEoLIN (National End of Life Intelligence Network)　30
NICE　国立医療技術評価機構を参照
PLISSIT介入モデル　175
『QIPP』(質、イノベーション、生産性、予防)(保健省)　66
SF-36健康調査票、心不全　83
WHO　世界保健機関を参照

あ

アウトカム評価　アセスメントとアウトカム評価を参照
悪性腫瘍(がん)　77-9
アクティブ・エイジング　22-3, 25, 29, 30, 60, 62, 73-119
　健康状態と　73-119
　重要概念　62
　WHOのプログラム　2, 21, 22, 23, 202, 212
アクティブ・エイジングの一般的概念　23
足のケア　200
アセスメントとアウトカム評価
　うつ病　88-9
　運転能力　227-30
　課題の遂行　190
　学習障害　91-3
　がん　79
　筋骨格疾患のケア　94
　心疾患　82, 83, 83-4
　上肢骨折　89
　双極性障害　76, 77

転倒　107, 108
統合失調症　101
認知症　85-6
脳卒中　103, 104
パーキンソン病　98
慢性閉塞性肺疾患　80, 81
圧迫のリスク(皮膚の)　153
アテローム性動脈硬化　154, 170, 171, 174
アポトーシス　122
アラーム　234, 235
アルコール乱用　127, 174
アルツハイマー病　61, 67, 85, 92, 123, 124, 130, 133, 134, 135
　免疫系と　161
アレン認知機能評価の拡大版(LACLs)　86, 190
安寧　健康を参照
胃　167
イギリス
　イングランド、ウェールズも参照
　ケアラー戦略　208
　健康増進　60-1
　社会政策　63-7
　寿命　60
　NEoLIN (National End of Life Intelligence Network)　30
移行、作業的　27-30
意識　127-8
意思決定能力法(2005)　66
意志質問票(VQ)、双極性障害　76, 77
移乗　194, 196
痛み　135-6
　上肢骨折　90
遺伝学の老化理論　19
遺伝と老化　19
衣服、更衣　201
意味記憶　131, 132, 135

医療及び社会的ケア法(2012) 66
医療専門職　多職種チーム、専門職を参照
『イングランドの終末期ケア戦略』 30, 214
インスリン 150, 167, 170, 171
陰性症状、統合失調症 99, 100
インターネット 235-6
インフルエンザワクチン 158, 160, 204
ウェストミード住まい安全性評価 108
ウェールズ、北、社会的ネットワーク 45-6
ウエストコーツ個別化アウトカム評価(WIOM)、がん 79
うつ病 87-9
　注意の選択 130
　における注意 130
　パーキンソン病 98
　慢性閉塞性肺疾患 80, 81
腕、肩、手の障害評価質問票(DASH) 90
腕　上肢を参照
運転(と適性) 225-30
　認知症と 86
運動・移動 163, 165-6, 194-9
　神経筋骨格系疾患により損なわれる 165
　ICFにおける 187, 194
　を助ける生産品 197, 232-3
運動(エクササイズ)　身体活動と運動を参照
運動機能 133
　運動課題の遂行 191
　運動とプロセス技能モデルも参照
　抗精神病薬の副作用 100
　パーキンソン病における 96, 97
運動とプロセス技能モデル(AMPS) 190
　学習障害 92
　心疾患 83
　双極性障害 76, 77
　統合失調症 101
　認知症 86
　脳卒中 104
　慢性閉塞性肺疾患 81
運動ニューロン、下位(LMNs) 149, 163
衛生管理 200

口腔の 167, 169
栄養(と食事) 177-8, 202
　食物も参照
　統合失調症 101
　皮膚と 152
　不足 177-8, 202
栄養不良 177-8, 202
エキスパート患者プログラム 66, 95
エストロゲン 123, 150, 163, 174
　補充療法 170
エネルギー(活力) 129
　保存のテクニック、慢性閉塞性肺疾患における 81
エビデンスに基づく実践 4-7
エピソード記憶 132
エラーの保存 191
遠隔ケア 234-5
嚥下障害 168, 168-9
欧州
　高齢者の人口 61
　終末期戦略(WHO欧州地域による) 30
欧州連合(EU)
　『アクティブ・エイジングと世代間の連帯のための欧州年』(2012) 23
　『健康寿命』 60
お茶をいれること 206
オン・オフ現象、パーキンソン病 96, 97, 204
恩恵と遠隔ケア 234
音声 126
温度
　極端な環境 243-4
　体温、調節不全 178-9
温度(体温)調節不全 178-9
オーストラリア、ケアラ戦略 208
　終末期 30

か

下位運動ニューロン(LMN) 149, 163
介護
　介護施設または施設(老人ホームを含む) 2,

38, 52
　高齢者による他者の（介護の互恵性）
　　39-40, 44, 48, 51, 192, 207-8
　作業療法士　52
　スピリチュアリティの指導者の訪問　214
　仲間の支援　44
　認知症　85
　配偶者も参照
　ペット　47
階段を昇ること　198-9
快適性と不快　174, 201, 203
海馬　123
買物　206
　食料品　8, 169
家族（と友人）　38, 43, 49
　異文化間の視点　39-41
　カップル、心情的関係　209
　社会的ネットワーク、北ウェールズ　45
価値観　39, 44
カップル　209-10
　の介護者の役割　配偶者の介護者を参照
活動　21, 120
　機能障害／制限
　　うつ病　88
　　関節炎　95, 166
　　学習障害　91-3
　　がん　78
　　心疾患　83
　　上肢骨折　91
　　双極性障害　75
　　統合失調症　100
　　ICFにおける　10, 185
　　認知症　85
　　脳卒中　103
　　パーキンソン病　98
　　慢性閉塞性肺疾患　80
　サクセスフル・エイジングと　23, 24, 185-7
　性差と　18
　に影響を与える社会的因子　49-50

　ICFにおける　8, 9, 185
　　制限　10, 185
　老化理論における　21, 22
活動固有のバランス能力自信尺度　108
家庭生活　187, 205-6
カナダ作業遂行測定（COPM）　74
　うつ病　88, 89
　がん　79
　筋骨格疾患のケア　94
　心疾患　83
　認知症　86
　慢性閉塞性肺疾患　81
感覚系（構造と機能）　121, 122, 135-9,
　　188-9
　脳卒中と　103
　目的をもった感覚的経験　188-9
環境　224-50
　感覚的知覚　感覚系を参照
　災害（自然災害）　243-5
　心血管系の反応　156
　転倒の査定　108
　統合失調症と　100
　ICFにおける　8, 9, 10, 224
関係（対人／社会的）　208-10
　互恵性　WHOのICFにおける互恵性
　　187, 208を参照
　カップルも参照
患者健康質問票（PHQ-9）　89
関節　149, 164
　関節炎も参照
　保護　94-5
関節炎　93-5, 166, 199
　性機能と　174
関節可動域測定法　90
肝臓　167
冠動脈心疾患　82-4, 155
外傷／損傷
　骨折も参照
　脳　脳を参照
　皮膚　152, 153

課題　186-192
　タスク照明　238-9
　の遂行　遂行を参照
監督的注意システム　131-3
臥位　195
外皮系(皮膚および皮膚付属器)　148, 151-3
　病原体の侵入と　160, 161
学習障害　91-3, 124
　注意と　130
　転倒と　105, 107
学習と教育　188-9, 210-11
　ICFにおける　186, 188-9
家事　206-7
感染症
　呼吸器　157-8
　性　175
　の原因となる病原体に対する防御としての皮
　　膚　160, 161
がん　77-9
記憶　131-3
　意味　131, 132, 135
　作動　131
　短期　131, 132, 234, 235
　長期　131
　展望　132, 134
　を助ける用具／機器　233, 234, 235
気質　129
　統合失調症　100
基礎代謝率　169
基底核　124, 130, 173
　パーキンソン病　96, 124
機能およびリハビリテーション環境の安全性評価
　(SAFER)　108
機能と構造(身体)　120-84
　機能障害／制限　10
　　うつ病　88
　　関節炎　95
　　学習障害　92
　　がん　78
　　心疾患　82, 83

上肢骨折　91
双極性障害　75
超高齢者　28
統合失調症　99, 100
認知症　85
脳卒中　103
パーキンソン病　98
慢性閉塞性肺疾患　80
国際生活機能分類(ICF)、生理学的変化も
　参照
定義　120
ICFの構成要素としての　8-9, 10, 120
嗅覚　167, 188, 189
教育　学習と教育を参照
協働的実践　67-8
恐怖　不安と恐怖を参照
極端な気候　243-4, 245
虚血性脳卒中　102
虚弱　29, 176-7
虚弱に対するライフコース・アプローチ　177
筋(骨格)　149, 150, 163, 164, 165, 166
　サルコペニアも参照
　脳卒中と　103
筋骨格系　150-1, 163-5
　加齢変化　150-1, 163-5
　疾患　93-5, 165
　心血管系と　154
虐待
　高齢者の　47-8, 153
薬(薬物療法)　203-4
　自動服薬管理装置　234
　副作用　159, 204
　　運転と　228
　　性機能障害　174
　　不眠症　128
　副作用以外の問題　204
クライエント中心の実践　25, 52, 65, 66,
　186, 193
　阻害因子　26
車いす　232-3

車の運転　運転を参照
クロザピン　100
グループ　31
　フォーカス、研究で用いる　5
ケア
　遠隔　234-5
　終末期　29-30, 73, 214
　中間期　65
　ヒト中心の　64-5
　病院の　病院のケアを参照
ケアの質委員会　63
『ケアの尊厳』　64
経済不況、世界的な　6, 68-9
軽躁病、双極性障害　75
継続性理論　21, 211
血管　148
血圧、高い（高血圧）　154, 155
血液　148
　ガスのホメオスタシス　157
結合組織　164
研究
　北ウェールズの高齢者の社会的ネットワーク　45-6
　超高齢者の　28
　によるエビデンス　4-6
研究におけるインタビュー　5
『健康寿命』（EU）　60
健康増進　60-1
　心の　66-7
　身体活動　104-5
健康（と安寧）
　アクティブ・エイジングと健康状態　73-119
　国際生活機能分類（ICF）も参照
　社会的状況と　48-50
　寿命　寿命を参照
　に注意すること　202-5
　によい生活習慣　50, 204
　の増進における作業療法士の役割　179-80
　のモデルとしてのICF　8
健康評価調査票（HAQ）、筋骨格疾患ケア　94

見当識　129
ゲイの男性　209
言語　134-5
『現代の社会的ケア制度の展望』　64
更衣　201
公共交通機関　225, 226
口腔の衛生管理　167, 169
高血圧　154, 155
甲状腺機能障害　171
甲状腺機能亢進症　171
甲状腺機能低下症　171
公正
　遠隔ケアと　234
　作業的、サクセスフル・エイジング　31-2
抗精神病薬　100
構造　機能と構造を参照
拘束誘発性運動療法　105
交通手段　225-30
　運転も参照
口頭の情報　241, 242
『高齢化に関するマドリッド国際行動計画』62-3
高齢者差別　差別を参照
高齢者の活動および転倒恐怖感調査（SAFFE）　108
『高齢者のナショナル・サービス・フレームワーク』　64, 65, 66, 73
　学習障害　92
後弯　195
呼吸器系　149, 157-9
　神経筋骨格系と　164
　心血管系と　154
　肺も参照
呼吸リハビリテーション　81
　肺も参照
国際運動障害学会によるパーキンソン病統一スケール（UPDRS）の改訂版　98
国際生活機能分類（ICF）　2, 7-11, 73-4
　個人因子も参照
　心身機能・身体構造　8-9, 10, 120
　実践の枠組みとしての　10-12

索引

　　上肢骨折と　90
　　における活動　活動を参照
　　における環境　8, 9, 10, 224
　　における個人因子　8, 9, 10, 17
　　における参加　185
　　における領域　185-223
　　認知症と　85
　　の定義による能力VS実行状況　185
国際的な問題　世界的な問題を参照
国立医療技術評価機構（NICE）
　　『精神的な安寧と高齢者』(2008)　60
　　転倒の危険因子　106
国連の政策　62-3
心の健康　66-7
　　精神障害　74-7, 87-9, 99-101
個人因子（老年期の）　17-18
　　ICFにおける　8, 9, 10, 17
個人インタビュー（研究のための）　5
個人の衛生管理　衛生管理を参照
骨格筋　筋を参照
骨折と骨粗鬆症　89-91
骨　149, 150, 163
　　塩／量　163, 164-5, 169
　　　　ミネラル喪失　163, 169, 170, 176
骨粗鬆症　163, 169, 172
　　と骨折　89-91
固定観念　39, 40, 41, 44, 51, 52, 53
孤独　41-2, 44, 46, 51, 192
　　孤立も参照
コミュニケーション　193-4
　　技能　78, 135
　　高齢者への情報の伝達　241-2
　　ICFにおける　187
　　皮膚の役割　153
コミュニティ　地域社会を参照
雇用（仕事）　210-11
　　退職　27
孤立型の社会的ネットワーク　46
孤立、社会的　41-2, 51, 78
　　孤独も参照

コンピューターとインターネット　235-6
互恵性（社会的関係の）　38, 43
　　介護／支援の　39, 44, 48, 51, 192, 207-8

さ

最適化（サクセスフル・エイジングにおける）　23, 24
細胞　121
　　アポトーシス　122
細胞と老化　19
作業機能状態評価法協業版（AOF-CV）、双極性障害　76, 77
作業的移行　27-30
作業的公正とサクセスフル・エイジング　31-2
作業に関する自己評価（OSA）、統合失調症　101
作業療法運転能力アセスメント（OT-DORA）　229
作業療法士協会（COT）
　　運転と　227
　　がんと　79
　　政策展開と　59, 63
　　転倒管理と　107, 197
　　ICFについてのガイダンス　9
　　の推奨する健康増進の活動　78
　　パーキンソン病と　96, 98
サクセスフル・エイジング　22, 23-4, 25, 27, 28, 185-223
　　作業的公正と　31-2
　　死と　29, 30
作動記憶　131, 132, 133
差別、年齢（高齢者差別）　17, 38, 39, 64
　　LGBTの人々と　209
サルコペニア　150, 197
　　肥満と　178
参加　120
　　研究への　5
　　サクセスフル・エイジングと　23, 185-7
　　制限／制約

256

うつ病　88
　　学習障害　92
　　がん　78
　　上肢骨折　91
　　双極性障害　75
　　統合失調症　100
　　ICFにおける　10, 185
　　認知症　85
　　脳卒中　103
　　パーキンソン病　98
　　慢性閉塞性肺疾患　80
　性差と　18
　ICFにおける　8, 9
　　制限　10, 185
　　を促す社会的接触　50
座位、からの立位　196
サービス（OT）
　種類　1-2, 11
　世界的な経済不況と　6, 68-9
　に関する政策展開　59-72
　入手　206
支援（社会的）　43-6
　家族の　家族を参照
　健康への影響　48-50
　種類　43-5
　における医療専門職　47
　の互恵性　39, 44, 48, 51
支援的用具　230-43
視覚機能　136
　運転と査定　228
　障害　146-7, 188, 189
　　支援的用具　237-40
視覚機能障害と触覚的手がかり　239-40
士気、に影響を与える社会的因子　43, 44, 48, 51
仕事　雇用を参照
死（終末期）　29-30, 73, 214
視床下部　171
姿勢
　調整　138

　　変換　196-7
　　保持　195-6, 197
　　前かがみの　196
施設　介護施設を参照
自然災害　243-5
失禁
　尿　173
　便　168
失神　127
死亡（死亡率）
　心血管疾患による　155
　自殺も参照
　に影響を与える社会的因子　48-9, 50
死亡率　死亡、死、自殺を参照
市民生活、ICFにおける　187, 212-13
社会的状況　38-59
　イギリスの社会政策　63-7
　作業療法士にとっての意味　51-3
　社会的孤立　41-2, 51, 79
　社会的支援　支援を参照
　における関係　関係を参照
　の機能不全　47-8
習慣　146, 205
宗教　213-14
終末期　29-30, 73, 214
手術と性機能　174
出血性脳卒中　102
消化　167
消化器系　150, 167
障害
　国際生活機能分類（ICF）も参照
　のモデルとしてのICF　8
　を有する人の老年期　24-5
生涯学習　210
食事　食物、栄養を参照
食物
　栄養も参照
　買物　8, 169
　摂取と消化　167
　食べること　201-2

索引

調理 206
触覚 135, 188
処理(中枢神経系) 133
視力　視覚機能を参照
進化論の老化理論 19
神経学　神経系を参照
神経筋骨格系 149, 163-166
神経系(神経構造) 121-6, 149, 163-5
　疾患と損傷 122, 165
　自律 170
　脳、脊髄も参照
神経遮断薬(抗精神病薬) 100
神経伝達物質 124
神経の伝導速度 123, 124, 125, 133, 137, 138
心血管系 148, 153-6
　外皮系と 151
　神経筋骨格系と 164
　心臓も参照
心臓 148, 154, 156
　冠動脈心疾患 82-4, 155
　心血管系も参照
　心不全 82-4, 158
身体
　機能　機能を参照
　を洗うこと、各部の手入れ 200
身体活動と運動 194-5
　心不全における 84
　の推進 194-5
　の喪失または大幅な減少 175-6
身体系に生じる生理学的変化 147-51
身体的虐待 47-8, 153
心不全における息切れ(呼吸困難) 84
親密な関係および性的関係 174-5, 208-9
心理学的な影響
　社会的支援の 48
　ストレスも参照
　転倒の 106
　慢性閉塞性肺疾患の 80, 81
心理社会的な老化理論 21-2

心理社会的発達 22
心理的要求、対処 192-3
自覚的運動強度のボルグ・スケール 81
自己管理、関節炎 95
自己免疫疾患 161
自殺 87, 193
自宅 240-3
　での生活(家庭生活) 187, 205-6
　訪問 240-3
　　転倒予防と 94
　　バーチャルテクノロジーと 236
自宅の転倒および事故のスクリーニングツール
　(HOME FAST) 108
実行機能 133-4
実行状況
　ICFの定義 185
実践
　エビデンスに基づく 4-7
　協働的 67-8
　クライエント中心の　クライエント中心の実践
　　を参照
　の課題 3-7
　の枠組みとしてのICF 10-12
自分の身体を洗うこと 200
　入浴も参照
ジャマー握力測定法 90
寿命
　イギリス 60
　健康 62
　VS 実際の寿命 20
先進国 59
上肢(腕)
　拘束誘発性運動療法(Constraint Induced Movement Therapy) 105
　骨折と骨粗鬆症 89-91
　物の運搬・移動・操作 197
情動の安寧 134
　心情的支援 43, 48
情報、高齢者への伝達 241-2
女性(高齢)

課題の遂行　191
　　高血圧　155
　　社会的支援　43
　　男性との比較　18, 60, 191, 212
　　レジャー活動　212
　　レズビアン　209
自律神経系　170
自律性　23, 25, 26, 62, 205, 206, 231, 234
自立性　62, 63
　　遠隔ケアと　234
　　セルフケアの　199
　　放棄　134
人格　129
　　統合失調症　100
人権　23, 62, 63, 66
人口の高齢化　1, 62
　　欧州　61
　　心疾患と　82
　　双極性障害と　75
人生の後期　老年期を参照
腎臓　150, 170, 172
人的災害　243-5
遂行機能障害症候群の行動評価（BADS）　104
遂行（作業／課題）
　　一般的な課題　187, 189-93
　　家事　206-7
　　薬物療法と　204
膵臓　167
水分のバランス　169
睡眠および睡眠障害　127-8
『健やか高齢者研究』31, 211
ストレス　50, 171, 192-3
　　心血管系と　156, 171
　　対処　192-3
　　免疫系と　161
ストレスによる失禁　173
スピリチュアリティ　213-14
性

　　性差、男性、女性を参照
生活習慣、健康的な　49, 204
生活の質　59
生活領域
　　家庭生活　187, 205-6
　　主要な、ICFにおける　187
性機能　174-5, 208-9
政策展開　59-72
性差と老化　18, 60, 191, 212
　　男性、女性も参照
生産性　65-6, 210
生産品　230-40
　　歩行　197, 232
精神運動機能　133
精神機能　121, 126-35
　　個別的　121, 129-35
　　全般的　121, 127-9
　　認知機能も参照
　　認知症における、アセスメント　85
精神疾患　74-7, 87-9, 99-102
精神障害の診断・統計マニュアル（DSM-IV）
　　うつ病　88
　　統合失調症　99
『精神的な安寧と高齢者』（NICE 2008）　60
政治活動　187, 212-13
生物医学的な老化理論　23
生物学的な老化理論　19-20
生物心理社会的な老化理論　22-4, 186
生物心理社会的モデル
　　健康および生活機能の　2, 8
　　老化の　22-4, 186
西洋社会　24, 39
　　心血管疾患　154
世界人権宣言（1948）　62
世界的・国際的な問題
　　経済的不況の危機　6, 68-9
　　政策展開　59-63

世界保健機関
　　アクティブ・エイジングのプログラム　2, 22,

23, 31, 62, 202, 212
　　協働的実践の定義　67
　　ICF　国際生活機能分類を参照
　　コミュニティへの参加と　211
　　終末期戦略（WHO欧州地域による）　30
　　生活の質の定義　59
　　長期ケアのツールキット　61
脊髄　122
世代間交流のプロジェクト　52
摂取　167
セルフケア　199-205
　　統合失調症、問題　100
　　ICFにおける　187, 199
セルフネグレクト　50
潜在記憶　131, 132
先進国、寿命　59
戦争と紛争　243, 244, 245, 246
選択、最適化、補償（SOC）（サクセスフル・エイジングの）　23, 24
先天免疫　149, 159-60
セント・ジョージ呼吸器質問票　81
せん妄　128
専門職（医療、その他）　38, 42
　　多職種チームも参照
　　による社会的支援　47
　　リスクを取ること　26
全身麻酔　128
前庭系　138
双極性障害　74-7
装置　189
　　放棄　231
躁病、双極性障害における　74, 75, 76

た

退院　6, 26, 65-66, 237, 241
代謝　169
　　骨　165
　　肥満と　178
退職　27
対人関係　関係を参照

態度　1, 8, 17, 18, 19, 21, 25, 38, 39, 41, 48, 52, 53, 64, 68, 175, 207, 209
多組織の協働　多組織の多職種のチームを参照
多組織の多職種のチーム　3, 68, 106
　　うつ病　88
　　がん　78
　　筋骨格疾患のケア　94
　　骨粗鬆症による上肢骨折　90
　　心疾患　83, 84
　　統合失調症　101
　　COPDにおける呼吸リハビリテーション　81
　　認知症　85, 86
　　脳卒中　103, 104, 105
　　パーキンソン病　96, 98
多発性硬化症　25
食べること　201-2
単一課題　189-92
短期記憶　131, 132, 234
第一次の健康増進　61
大災害　243-5
第三次の健康増進　61
第二次の健康増進　61
ダウン症候群　91-3
男性（高齢）
　　介護者としての　192
　　課題の遂行　191
　　ゲイ　209
　　高血圧　155
　　社会的支援　43
　　女性との比較　18, 60, 191, 212
　　レジャー活動　212
地域社会　11, 38
　　活動、ICFにおける　187
　　社会的ネットワーク　45-6
チェシントン作業療法神経学的評価バッテリー（COTNAB）、脳卒中　104
知覚　134
　　リバーミード知覚評価バッテリーも参照
知識

移転　6
　の応用、ICFにおける　187, 188-9
知的機能　129
注意　97, 130-1
　リバーミード行動性無視検査、監督的注意システム、日常の注意力テストも参照
注意の維持　130
注意の維持　130
注意の選択　130
注意の配分　130-1
中間期ケア　65
中枢神経系　122-3, 124
　記憶と　132
　処理　133
　脳、脊髄も参照
腸　168
聴覚機能　137
　を助ける手がかり　240
長期記憶　131, 132
長期ケアのツールキット（WHO）　61
超高齢者における障害の逆説　28
調理　206
聴力　聴覚機能を参照
陳述記憶　131, 132
低栄養　177-8
低体温　178-9
手先の器用さ　173, 197, 202, 238
テストステロン　150, 174
　補充療法　170
手続き記憶　131, 132
手のスプリント、脳卒中患者の　105
てんかん　128
転倒　66, 105-9, 198, 231, 234
　階段における　198
　恐怖感　106, 108, 198
　自宅訪問と予防　94
　つまずき時の転倒防止メカニズム　125
　認知症と　105, 106, 107, 235
　床からの起き上がり　196-7
展望記憶　132, 134

電解質のバランス　169
電動車いす　233
伝導（神経）、速度　122, 124, 125, 133, 137, 138
統合失調症　99-101
糖尿病　154, 174
　2型　171
　肥満と　178
投票　213
特異的免疫　149, 160
動機づけ　129
同質性　17, 21
ドーパミン　124
　パーキンソン病　96, 124

な

内分泌系　150, 169-72
　神経筋骨格系と　165
二重課題　131, 133, 191
日常生活活動（ADLs）　186
日常の注意力テスト（TEA）　104
日課、遂行　192
　日常生活活動も参照
入院患者の不安・抑うつ状態評価尺度（HADS）
　心疾患　83
　パーキンソン病　98
　慢性閉塞性肺疾患　81
入浴　200
　補助機器　242
ニューヨーク心臓協会の心機能分類　83
尿の随意調節／失禁　173
人間作業モデル　61
人間作業モデルスクリーニングツール
　（MOHOST）　86, 101
認知機能（と機能障害）　127
　アセスメント
　　運転能力と　228, 229-30
　　精神機能も参照
　　認知症　86
　　脳卒中　104

認知行動療法、うつ病　89
認知症　32, 61, 63, 67, 84-6, 123, 135
　アルツハイマー病も参照
　栄養不良　202
　学習障害と　91-3
　転倒　105, 106, 107, 235
　における痛み　136
　配偶者の介護者　161, 208
ネグレクト　48
　セルフネグレクトも参照
ネットワーク、社会的　41-46
年金　16, 60, 209
年齢差別　差別を参照
脳　123-4
　萎縮　123, 133
　記憶と　132
　主要な領域　122
　損傷　122
　　バーチャルテクノロジー　236
　注意と　130
　脳卒中も参照
脳卒中　55, 102-5, 122
　性機能　174
　食べることと飲むこと　201-2
　転倒　105, 106
　バーチャルテクノロジー　236
能力、ICFの定義　185
飲むこと　201-2

は

配偶者の介護者　207-8
　男性　192
　認知症における　161, 208
　カップルも参照
排泄　168, 200-1
排尿筋過活動　173
肺胞　149, 157
肺（無血管の肺組織）　157
　慢性閉塞性疾患　80-81, 158
白質の変化や喪失　123, 124, 133

発汗　179
発話　126
反応時間　133
　運転と　228, 230
バランス　138-9, 195, 197
　自信、アセスメント　108
　つまずき時の修正　125
　耳と　137, 138
バーチャルテクノロジー　236
パーキンソン病　95-8, 124, 133, 135, 191
　転倒　105, 106
パーキンソン病統一スケールの改訂版（MDS-UPDRS）、国際運動障害学会による　98
パーソナライゼーション　64-5
パートナーシップ　65
光と照明　237-9
膝、変形性関節症　166
非特異的（先天）免疫　149, 159-160
ヒト中心のケア　64-5
ヒト免疫不全ウイルス（HIV）とAIDS　161, 162
泌尿生殖器系　151, 172-5
皮膚　外皮系を参照
肥満　177-8
疲労　25, 77-105, 128, 156, 158, 176, 206, 213
ビタミンD　150, 151, 165, 167, 170, 176
　補給　170, 172
病院のケア
　精神疾患、双極性障害　75
　総合病院　65-6
不安と恐怖
　イベント後不安、性機能に影響を与える　174
　転倒と　106, 108, 198
　慢性閉塞性肺疾患　80, 81
フォーカスグループ、研究で用いる　5
不快　174, 201, 203
副甲状腺ホルモン（PTH）　165, 170, 176
複数課題　189-92
負傷　外傷を参照

不当な扱い(虐待) 47-8, 153
不眠症 128
フリーラジカル理論 19, 121, 123
紛争と戦争 243, 244, 245, 246
物品の入手 206
　　買物も参照
文化 38, 39-41
文書の情報 241, 242
プール活動レベル評価法(PAL) 86
閉塞性肺疾患、慢性 80-81, 158
ヘイフリック限界の理論 19
変形性関節症 93-5, 166
便失禁 168
便秘 168
ペット 46-7
法と法律 64, 66
訪問、自宅 自宅を参照
歩行 191, 194, 198
　　生産品 197, 232
補償(サクセスフル・エイジングにおける) 23, 24
ホメオスタシス(平衡／均衡の維持) 146, 175-80
　　血液ガス 157
　　障害 175-80
　　代謝 169
ホルモン補充療法 170
　　内分泌系も参照
膀胱 失禁173を参照
勃起障害 174
ボランティア 23, 44-5, 51, 210, 211, 212
保護
　　関節 94-5
　　高齢者の 64
補助用具 232
ポストポリオ症候群 25, 225
ポリオおよびポストポリオ症候群 25, 225

ま

前かがみの姿勢 196

末梢神経系 122, 125-6
慢性疾患及び障害者法(1970) 64
慢性閉塞性肺疾患 79-81, 158
味覚 167
ミドルセックス高齢者精神状態評価(MEAMS)、脳卒中 104
ミニメンタルステート検査 85
ミネソタ認知機能評価(CAM)、脳卒中 104
耳
　　聴覚機能　聴覚機能を参照
　　バランス能力 137, 138
無害と遠隔ケア 235
目 136
　　視覚機能も参照
免疫系 149、159-62
面接インタビュー(研究のための) 5
妄想型統合失調症 99-102
目標の設定、がん 79
物
　　運搬、移動、操作 197-8
　　家庭用品の管理 207
　　を見る 238, 239
物の移動 197-8
物の運搬 197-8
物の操作 197-8

や

薬物乱用 127-8
薬物療法　薬を参照
友人　家族(と友人)を参照
友人、の喪失 43-4
有髄神経の変化 123
有病状態、圧縮理論 20-1, 22
要求(一般的な)、ICFにおける 187, 189-92
用具、支援的 230-43
陽性症状、統合失調症 99

予防接種(ワクチン)、インフルエンザ 158, 160, 204

ヨーロッパ人権条約(1951) 62

ら

『ライフスタイル再構築プログラム』(『ライフスタイル・マターズ』) 31
ライフスタイルホーム 240
乱用
　薬物 127-8
リカバリー・スター 76, 101
リスクを取ること 26
離脱理論、老化の 21
立位 195, 232
　座位からの 196
リバーミード行動記憶検査 104
リバーミード行動性無視検査 104
リバーミード知覚評価バッテリー 104
倫理的問題と遠隔ケア 235
レクリエーションとレジャー 211-12
レジャーとレクリエーション 211-12
レズビアン、ゲイ、バイセクシュアル、トランスジェンダー(LGBT) 209
老嚥(嚥下障害) 168, 168-9
老化 1
　アクティブな　アクティブ・エイジングを参照
　異文化間の視点 39-41
　サクセスフルな　サクセスフル・エイジングの理論19-24を参照
　老年期も参照
老化の社会的モデルと医学モデルの統合(生物心理社会的モデル) 22-4, 186
老人性難聴 137
老人斑 123
老人ホーム　施設または介護施設を参照
老年期うつ病評価尺度(GDS) 89, 98
老年期(人生の後期)
　個人因子と　個人因子を参照
　障害を有する人の 24-5
　超高齢期への移行 27-8
　定義／意味 16-7
老年的超越理論 22

わ

ワクチン、インフルエンザ 158, 160, 204

編著者：

アニタ・アトウォル (Anita Atwal)

アン・マッキンタイア (Anne McIntyre)

プロフィールは執筆者一覧 (p.viii〜xii) 参照。

監修者：

金子 唯史 (かねこ ただふみ)

1981年長崎市生まれ。長崎医療技術専門学校（作業療法学科）卒業後、高知県の近森リハビリテーション病院入職。2004年より中枢神経疾患において世界的に認知されている治療的アプローチ「ボバース概念」と医療の最先端を学ぶため、順天堂大学医学部附属順天堂医院に入職。2012、13、14年イギリス（マンチェスター2回、ウェールズ1回）にて国際ボバース上級講習会修了。2015年3月で10年間勤務した順天堂医院を退職し、2015年4月より東京都内にて脳卒中やパーキンソン病などの神経難病疾患を対象に、麻痺の改善、疼痛緩和、機能回復に向けたリハビリテーション・セラピーを自由診療（自費診療）にて提供する治療院「STROKE LAB（すとろーくらぼ）」を開設。ブログ「脳卒中・神経疾患専門 -STROKE LAB-official blog」（http://strokelab.blog.fc2.com/）、ホームページは冬頃完成。Twitter @thinkable77、@LABSTROKE. PT・OT・ST働き方・学び方発見サイト「POST」メールマガジン英語文読解講座 講師担当。翻訳書に『近代ボバース概念 理論と実践』『エビデンスに基づく脳卒中後の上肢と手のリハビリテーション』（いずれもガイアブックス）がある。

翻訳者：

吉水 淳子 (よしみず じゅんこ)

奈良女子大学文学部社会学科哲学専攻を卒業後、大阪府立大学大学院綜合科研究学科文化学専攻を修了。医薬翻訳者として、独語および英語の翻訳を手掛ける。訳書に、『クラニオセイクラル・オステオパシー』（ガイアブックス）など。

Occupational Therapy and Older People

エビデンスに基づく高齢者の作業療法

発　　　行　2014年11月1日
発　行　者　平野　陽三
発　行　所　株式会社 **ガイアブックス**
　　　　　　〒107-0052 東京都港区赤坂1-1-16 細川ビル
　　　　　　TEL.03(3585)2214　FAX.03(3585)1090
　　　　　　http://www.gaiajapan.co.jp
印　刷　所　シナノ書籍印刷株式会社

Copyright GAIABOOKS INC. JAPAN2014
ISBN978-4-88282-931-7 C3047

落丁本・乱丁本はお取り替えいたします。
本書を許可なく複製することは、かたくお断わりします。

ガイアブックスの本

近代ボバース概念　理論と実践

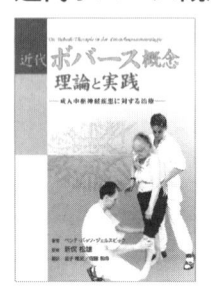

監修者：
新保 松雄

著者：
ベンテ・バッソ・
ジェルスビック

翻訳者：
金子 唯史／
佐藤 和命

国際ボバース講習会講師会議認定アドバンス・インストラクターの著者による、ボバース概念の理論と実践を理解する手引書。中枢神経系に障害を呈した患者に対する治療法を紹介。臨床現場の治療場面写真など、240にも及ぶ図版を用い、わかりやすさとあらゆる現場で活用できる。

248頁／B5変型／上製／オールカラー
本体価格：5,800円

英国ボバース講師会議による ボバース概念

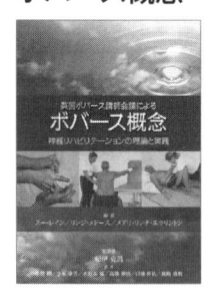

監訳者：紀伊 克昌

著者：メアリ・リンチ・
エラリントン／
スー・レイン／
リンジ・メドース

翻訳者：
小野 剛／小室 幸芳／
木野本 誠／高橋 幸治／
日浦 伸祐／真鍋 清則

ボバース概念の基礎を図解入りで倫理的に解説した実践書。神経生理学的原則を応用して、座る・立つなどの動作や移動、上肢機能の回復などの全般的原則と具体的な運動再教育の方法を紹介する。神経リハビリテーションに関連するすべての人に有益な本。

248頁／B5変型／並製／本文1色刷り
本体価格：3,800円

ボバースコンセプト　実践編

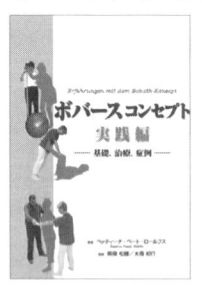

監修者：
新保 松雄／大橋 知行

著者：
ベッティーナ・ペート・
ロールフス

片麻痺、外傷性脳損傷、中枢運動障害等、治療にボバース概念を取り入れるための具体的な指針を示す。著者の貴重な経験をもとに、正常運動の基本原則、診断記録における患者の問題の分析と解釈、基本原則を考慮した治療計画の策定、治療症例による提案、それらを正常運動と神経生理学に関連づけて解説。

328頁／B5変型／並製／本文2色刷り
本体価格：4,800円

緩和ケアの本質と実践

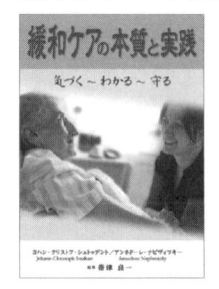

監修者：
帯津 良一

著者：
ヨハン・クリストフ・
シュトゥデント／
アンネドーレ・
ナピヴォツキー

終末期を迎える患者に、看護者として習得しておきたいケアと心構え。「気づく」「わかる」「守る」という3つの主となる看護能力に焦点を当て、緩和ケアの歴史やコンセプトから、臨床に役立つ状況に応じたケア方法、心や痛みに寄り添うケアや倫理、モラル、権利を守るケアまでを幅広く網羅した専門書。

296頁／B5変型／上製／オールカラー
本体価格：3,800円